Englische Apotheken-Praxis

Eine Anleitung für Rezeptur, Handverkauf und
Umgangssprache in den englischen Apotheken

Von

Franz Capelle ✢

Dritte, neubearbeitete Auflage

herausgegeben von

G. P. Forrester

Chefredakteur von „The Chemist & Druggist"
London

Mit 10 Abbildungen im Text

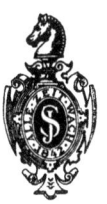

Berlin
Verlag von Julius Springer
1931

ISBN 978-3-642-50637-6   ISBN 978-3-642-50947-6 (eBook)
DOI 10.1007/978-3-642-50947-6

Alle Rechte, insbesondere das der
Übersetzung in fremde Sprachen, vorbehalten.
Softcover reprint of the hardcover 4th edition 1931

Vorwort zur dritten Auflage.

In dem seit dem Erscheinen der zweiten Auflage verflossenen Zeitraum von 25 Jahren hat sich so vieles verändert, daß eine durchgreifende Neubearbeitung der bewährten „Englischen Apothekenpraxis" erforderlich wurde. An den Grundlagen des von Capelle geschaffenen Werkes wurde nichts Wesentliches geändert, denn diese haben sich in der Praxis durchaus bewährt. Dagegen haben das Erscheinen neuer Ausgaben der Arzneibücher in Deutschland und England, die erweiterten Ansprüche des englischen Publikums in Bezug auf Handverkaufsartikel, die es gewohnt ist in Apotheken zu kaufen, und endlich auch die in den letzten Jahren zu beobachtenden Veränderungen in der englischen Umgangssprache eine umfassende Neubearbeitung der einzelnen Abschnitte erforderlich gemacht.

Da die neue Auflage auch von dem Gesichtspunkt aus bearbeitet worden ist, den deutschen Apotheker in den Stand zu setzen, die Bedürfnisse seiner englischen Kundschaft zu befriedigen und diesen Geschäftszweig auszudehnen, habe ich besonderen Wert darauf gelegt, daß die „Englische Apothekenpraxis" auf die vielen auf diesem Gebiete auftretenden Fragen rein praktischer Art erschöpfende Auskunft gibt. So ist in der neuen Auflage eine Reihe von englischen Originalrezepten wiedergegeben, während die veralteten Vorschriften für englische Handverkaufsartikel durch in der Praxis bewährte neuere Vorschriften ersetzt und außerdem weitere Vorschriften hinzugefügt worden sind.

London, im Juni 1931.

G. P. Forrester.

Inhaltsverzeichnis.

Seite

I. Die englische Rezeptur 1

   A. Gewicht und Maß in der englischen Rezeptur 1

   B. Die englische und englisch-lateinische Nomenklatur. ... 8

   C. British Pharmacopœia und Deutsches Arzneibuch 18

      1. Verzeichnis der Arzneimittel der British Pharmacopœia und des D. A. B. VI., die im wesentlichen miteinander übereinstimmen................. 18

      2. Verzeichnis der Arzneimittel der British Pharmacopœia, 1914, die entweder nicht im D. A. B. VI. enthalten sind oder dem Namen nach miteinander übereinstimmen, aber in bezug auf Zusammensetzung, Stärke usw. in den beiden Arzneibüchern verschieden sind 31

   D. Das englische Rezept 87

      1. Die Signatur..................... 87

      2. Beachtenswerte Äußerlichkeiten 93

      3. Arzneien und Arzneiformen 94

      Pharmazeutische Spezialpräparate und Patentmedizinen . . 109

II. Der englische Handverkauf 110

   A. Englische Aufmachungen 110

   B. Englische Handverkaufs-Artikel............. 111

   C. Englische Handverkaufs-Spezialitäten 128

   D. Vorschriften zu englischen Handverkaufsartikeln..... 132

   E. The English draught, eine besondere englische Handverkaufs-Spezialität.................. 144

   F. Reklamemittel 144

III. Anleitung zum Englischsprechen 147

   A. Allgemeine Winke.................. 147

   B. Vokabularium.................... 149

      1. Technische Ausdrücke................ 149

      2. Der menschliche Körper und seine Teile usw...... 152

      3. Im geschäftlichen Verkehr viel gebrauchte Ausdrücke . 156

      4. Diverses 159

      5. Gespräche..................... 163

Sachverzeichnis..................... 183

I. Die englische Rezeptur.
A. Gewicht und Maß in der englischen Rezeptur.

Von größter Wichtigkeit für die richtige Anfertigung von englischen Rezepten ist eine genaue Kenntnis der in der englischen Rezeptur gebräuchlichen Gewichte und Maße eine unerläßliche Notwendigkeit. Obwohl der Gebrauch des metrischen Systems seit 1897 gesetzlich zulässig ist, kommt diese in der Praxis kaum in Anwendung, und nur in wissenschaftlichen Arbeiten ist es jetzt üblich, sich des metrischen Systems zu bedienen. Die British Pharmacopœia von 1898 entsprach diesem Fortschritt dadurch, daß bei den Prüfungen der offizinellen Arzneimittel die Gewichte und Maße im metrischen System angegeben wurden, ferner in den Zubereitungen wurden die Mengenangaben sowohl im Imperial- wie im metrischen System nebeneinander angeführt. In der Ausgabe von 1914 ist der Gebrauch des Imperial-Systems gänzlich fortgefallen (nur in den Angaben über die üblichen Dosen der einzelnen Arzneimittel ist es beibehalten worden), und das metrische System kommt allein in Anwendung. Die an diese Neuerung geknüpfte Hoffnung, daß ,,das metrische System im allgemeinen von den britischen Ärzten in der nahen Zukunft verwendet wird", hat sich in der Praxis kaum verwirklicht, denn nur selten begegnet man einem englischen Rezept, in welchem die Mengen in Gramm und Kubikzentimeter verschrieben sind. Nur wenige englische Apotheker bedienen sich des metrischen Systems bei der Herstellung der offizinellen Arzneimittel; aus diesem Grunde wurden gleich nach Erscheinen der British Pharmacopœia von 1914 die Vorschriften zu den Zubereitungen im Imperial-System umgerechnet.

In der englischen Rezeptur werden sowohl die Gewichte und Maße des Imperial- (auch Avoirdupois genannten) Systems wie auch diejenigen des alten Apothecaries System gebraucht, wobei zu berücksichtigen ist, daß flüssige Arzneimittel stets gemessen und nicht gewogen werden. Eine Gewichtseinheit haben beide Systeme gemein: das Grain (= Gran), abgekürzt gr. = 0,0648 g. Die Einheiten des Imperial-Systems sind:

Die englische Rezeptur.

Gewichte:

1 Pound (lb.) = 16 ounces (oz.) = 7000 grains (gr.), wobei
1 pound = 453,59 g
1 ounce = 28,35 g
1 grain = 0,0648 g

Maße:

1 Gallon (C) = 8 pints (O)
1 Pint = 20 fluid ounces (fl. oz. = ℥)
1 Fluid ounce = 8 fluid drachms (fl. dr. = ʒ)
1 Fluid drachm = 60 minims (min. = ♏)

wobei

1 Gallon = 4546 ccm
1 Pint = 568,245 ccm
1 Fluid ounce = 28,412 ccm
1 Fluid drachm = 3,551 ccm
1 Minim = 0,0592 ccm

Die Gewichtseinteilungen des Apothecaries System, die allein bei der Anfertigung von Rezepten im Gebrauch sind und deshalb eine ganz besondere Beachtung beanspruchen, sind folgende:

1 Ounce (℥) = 8 drachms (ʒ)
1 Drachm (ʒ) = 3 scruples (℈)
1 Scruple (℈) = 20 grains (gr.)

wobei

℥j = 31,10 g   ʒj = 3,88 g
℈j = 1,296 g   gr. j = 0,0648 g

Die Verwendung des Scruple (℈) in Rezepten kommt heute nur selten vor, und das zum Apothecaries System gehörende Pfund (Pound = 12 Troy ounces = 373,24 g) kommt für unsere Zwecke kaum in Betracht.

Aus obiger Darstellung erhellt, daß in beiden Gewichtssystemen das Grain (= 0,0648 g) den gleichen Wert besitzt, die Unze dagegen verschieden ist, denn die Imperial ounce entspricht dem Gewicht von 437,5 grains (= 28,35 g), die Apothecaries ounce dagegen 480 grains (= 31,10 g). Dabei ist zu berücksichtigen, daß in englischen Rezepten die Zeichen ℥ (ounce) und ʒ (drachm) stets für die Gewichte des Apothecaries Systems gelten, während die Abkürzung „oz." allein für die Unze des Imperial Systems in Anwendung kommt. Für Flüssigkeiten werden diese beiden Zeichen ebenfalls gebraucht, wobei der Zusatz „fluid" meistens fortgelassen wird.

Zur Erleichterung der Umrechnung der in englischen Rezepten vorkommenden Gewichte und Maße in die entsprechenden Einheiten des metrischen Systems diene folgende Tabelle:

Gewichte des Apothecaries Systems:

Gr. $^1/_{100}$	=	0,00065 g	℈j.	=	1,296 g
Gr. $^1/_{64}$	=	0,001 g	ℨss.	=	1,944 g
Gr. $^1/_{30}$	=	0,0022 g	ℨj.	=	3,888 g
Gr. $^1/_6$	=	0,011 g	ℨiss.	=	5,832 g
Gr. $^1/_4$	=	0,016 g	ℨij.	=	7,775 g
Gr. j.	=	0,064 g	ℨiiss.	=	9,719 g
Gr. iss.	=	0,097 g	ℨiij.	=	11,663 g
Gr. ij.	=	0,129 g	ℨiv.	=	15,551 g
Gr. iiss.	=	0,162 g	ℨv.	=	19,439 g
Gr. iij.	=	0,194 g	ℨvj.	=	23,327 g
Gr. iv.	=	0,259 g	ℨvij.	=	27,215 g
Gr. v.	=	0,324 g	℥j.	=	31,103 g
Gr. vj.	=	0,389 g	℥ij.	=	62,207 g
Gr. vij.	=	0,454 g	℥iij.	=	93,310 g
Gr. ix.	=	0,583 g	℥viij.	=	248,828 g
Gr. xv.	=	0,972 g			

Flüssigkeitsmaße:

♏j.	=	0,059 ccm	ℨiss.	=	5,328 ccm
♏ij.	=	0,118 ccm	ℨij.	=	7,103 ccm
♏iiss.	=	0,15 ccm	ℨiiss.	=	8,879 ccm
♏iij.	=	0,178 ccm	ℨiij.	=	10,655 ccm
♏iv.	=	0,237 ccm	ℨiv.	=	14,206 ccm
♏v.	=	0,296 ccm	ℨv.	=	17,758 ccm
♏vj.	=	0,355 ccm	ℨvj.	=	21,309 ccm
♏viij.	=	0,474 ccm	ℨvij.	=	24,861 ccm
♏x.	=	0,592 ccm	℥j.	=	28,412 ccm
♏xij.	=	0,710 ccm	℥iss.	=	42,618 ccm
♏xv.	=	0,888 ccm	℥ij.	=	56,825 ccm
♏xx.	=	1,184 ccm	℥iij.	=	85,237 ccm
♏xxv.	=	1,479 ccm	℥iv.	=	113,649 ccm
ℨss.	=	1,776 ccm	℥v.	=	142,061 ccm
♏xl.	=	2,368 ccm	℥vj.	=	170,474 ccm
♏xlv.	=	2,664 ccm	℥viij.	=	227,298 ccm
ℨj.	=	3,552 ccm	℥xx.	=	568,245 ccm

Die Maße spielen in der englischen Rezeptur eine weit bedeutendere Rolle als die Gewichte, da die flüssigen Arzneien durchweg gemessen und nicht gewogen werden. Nach den schönen Waagen, die der Stolz und die Freude des deutschen Rezeptars ebenso wie die schönste Zierde des Rezeptiertisches sind, sieht man sich in einer englischen Apotheke vergeblich um; an ihre Stelle treten die Maßgläser, die sog. measure-glasses. Dieselben werden in vier bis fünf verschiedenen Größen vorrätig gehalten:

1. Von ℨii Inhalt mit 24 Teilstrichen, so daß der Raum zwischen zwei Teilstrichen 5 minim entspricht.

2. Unzen-Gläser mit Drachmenteilung.
3. ʒiv-Gläser mit Einteilung der unteren zwei Unzen in Drachmen, der oberen in halbe Unzen.
4. ʒx-Gläser mit Einteilung in halbe Unzen.
5. ʒxx-Gläser mit Einteilung der unteren Hälfte in halbe, der oberen in ganze Unzen.

Diese Mensuren stellen, da sie sorgfältig graduiert und wie die Gewichte geeicht sein müssen, ziemlich wertvolle Einrichtungsgegenstände dar, die, zerbrechlich wie sie sind, das ganze Jahr hindurch eine laufende Ausgabequelle bilden. Trotzdem sollte man in deutschen Geschäften mit einigermaßen nennenswerter englischer Kundschaft vor ihrer Anschaffung nicht zurückschrecken; sie bringen durch die Genauigkeit und Zeitersparnis, welche ihr Vorhandensein ermöglicht, reichlich die durch sie veranlaßten Unkosten ein. Muß man sich jedoch ohne sie behelfen und die englischen Maße in deutsche Gewichte umrechnen, so vergesse man nicht, dem spezifischen Gewichte der verschiedenen Flüssigkeiten in genügender Weise Rechnung zu tragen. Eine Unze Sirup 30 g gleichsetzen zu wollen, würde ebenso verkehrt sein, wie wenn man bei Spiriten usw. die Unze in 30 g umrechnen wollte, was natürlich nur bei wäßrigen Flüssigkeiten zulässig ist. In allen anderen Fällen halte man fest, daß z. B.:

ʒi Aether. . . . = 22,0
ʒi Bals. Copaiv. . = 28,0
ʒi Bals. Peruvian. = 35,0
ʒi Chloroform . = 45,0
ʒi Glycerinum . = 38,0
ʒi Mel despum. . = 40,0
ʒi Mucilago . . = 40,0

ʒi Olea div. . . . = 27,5
ʒi Sirup. . . . . = 40,0
ʒi Spiritus . . . = 25,0
ʒi Spiritus dil. . = 27,5
ʒi Tinctura
ʒi c. Sp. dil. par. = 27,5
ʒi c. Sp. rectf. p. = 26,0 ist.

Es empfiehlt sich, diese kleine Liste aus der Praxis heraus zu ergänzen und zum jederzeitigen Gebrauch am Rezeptiertisch bereitzuhalten.

Oft gestaltet sich das Umrechnen sehr einfach, so bei den in minims und Drachmen verschriebenen Tinkturen, wie Tinct. Opii, den ätherischen Ölen usw., die sich tropfen lassen; man rechne das minim gleich einem Tropfen. Bei anderen Gelegenheiten wieder wird man bei der Umrechnung von einem ganz anderen Gesichtspunkt auszugehen haben. Kommt einem z. B. ein Rezept in die Hand, auf dem Liq. Hydr. perchl. B. P. verordnet steht, so wird man sich erinnern, daß derselbe eine wäßrige Sublimatlösung ist, deren Drachme $1/_{18}$ grain Quecksilberchlorid enthält, und sich nicht fragen, wieviel Liq. Hydr. man zu nehmen hat, sondern vielmehr, wieviel Sublimat in Substanz. Ähnlich verhält es sich z. B. bei Liq. Morph. usw. Besondere Genauigkeit ist denjenigen Stoffen zu schenken, die durch starken Geruch oder Geschmack ausgezeichnet sind, und bei denen ein geringes Mehr oder Weniger in der Mixtur dem Patienten unmittelbar auffällt.

Bei stark wirkenden Arzneimitteln empfiehlt es sich jederzeit, die Richtigkeit der gemachten Rechnung durch einen Vergleich mit der sonst üblichen Dosis zu prüfen. Bei den Säuren bleibt neben dem spezifischen Gewichte noch die verschiedene Stärke der B. P.-Präparate zu berücksichtigen. So enthält

Acid.	hydrochloric.	D. A. B.	25%	Chlorwasserstoff
,,	,,	B. P.	31,79%	,,
,,	,,	dil. D. A. B.	12,5%	,,
,,	,,	dil. B. P.	10%	,,
,,	nitricum	D. A. B.	25%	Salpetersäure
,,	,,	B. P.	70%	,,
,,	phosphoricum	D. A. B.	25%	Phosphorsäure
,,	,,	B. P.	66,3%	,,

Weitere Verschiedenheiten in der Stärke von D. A. B. und B. P.-Präparaten sind in der vergleichenden Übersicht der beiden Pharmakopöen aufgeführt. Im Interesse eines sicheren und schnellen Arbeitens ist es anzuraten, diese Unterschiede auf einer Etikette an der Rückseite der respektiven Standgefäße zu vermerken; man erspart sich dadurch viel Nachschlagen, Umrechnen u. dgl. m. und hat den nicht zu unterschätzenden Vorteil, auf die bestehenden Differenzen jedesmal aufmerksam gemacht zu werden.

Das Messen der Flüssigkeiten nun würde doch nicht ganz so einfach sein, wie es manchem auf den ersten Blick scheinen mag, käme einem dabei nicht die Übung zu Hilfe und fände man in englischen Apotheken nicht alles darauf berechnet. Übung ist insofern notwendig, als man bei einem Blick aufs Rezept auch sofort übersehen muß, welche Mensurgröße sich zum Abmessen möglichst aller Teile der Verordnung gebrauchen läßt. Abgesehen von der Zeit, die durch das In-die-Handnehmen und Fortsetzen der Mensurengläser verlorengeht, würde ein ohne Überlegung arbeitender Rezeptar durch das Benutzen eines halben Dutzend Mensuren für eine Mixtur sehr viel measure-glasses, für diese wieder sehr viel Raum und, um sie zu spülen, einen steten Bedienten hinter sich haben müssen. Wo der Gebrauch mehrerer Maßgläser nötig ist, wäre es natürlich verkehrt, damit zum Schaden der Genauigkeit oder Güte der Arznei sparen zu wollen. Wer meint, bei der Anfertigung eines Rezeptes wie

Zinc. sulph.
Plumb. acet. aa gr. xx
Aquam ad ℥ vj

mit einem ℥ii-Glas zum Abmessen der Zink- und Bleilösungen auskommen zu wollen, und dann bereits im measure-glass schwefelsaures Blei fällt, würde nur zu tadeln sein. Richtig handelt man dagegen, wenn man die Zinklösung in eine ℥vi-Flasche mißt, mit dem zum Verdünnen zu ℥vi dienenden Wasser das measure-glass umschwenkt, was ja unbeschadet um die Güte der Injektion geschehen mag, dann erst kann man dieselbe Mensur auch zu der Bleilösung nehmen. Dies Beispiel ist ein wenig derb, jeder Pharmazeut wird auf den ersten Blick sehen, was er zu tun hat. Oft ist das nicht so, und wer nicht mit seinen ganzen Gedanken bei der Sache bleibt, wird Fehler zu machen kaum vermeiden. Z. B.: offizinell und entsprechend unserer Tinct. Ferri pomata viel gebraucht ist in England Tinct. Ferr. perchlor.; man findet sie häufiger in Mixturen zugleich mit Sir. cort. Aurantii verordnet. Man darf auch in diesem Falle nicht für beide Flüssigkeiten dasselbe Maßglas in unmittelbarer Folge benutzen, die resultierende Medizin würde sonst durch das bei direkter Einwirkung der Tinktur auf den Sirup sich bildende Eisentannat fast schwarz aussehen und ganz verschieden von einer lege artis bereiteten ausfallen. In gleicher Weise vermeide man, Muc. Gummi arabic. und spirituöse Flüssigkeiten oder Boraxlösung, Plumb. acet. sol. und Tinctura Catechu, Sirup. Limonis und Karbonat-Lösungen, Spir. Ammon. arom., Liq. Amm. anis., Tinct. Quininae ammoniat., harzige Tinkturen wie Tinctura Benzoes, -Guajaci usw. und wäßrige Flüssigkeiten unmittelbar hintereinander in demselben measure-glass abzumessen. Die tägliche Übung, wie gesagt, hilft einem wesentlich, derartigen Fehlern vorzubeugen. Nicht selten ist es auch die Weise der englischen Ärzte zu verschreiben, welche einen unbewußt der Gefahr derartige Klippen umschiffen läßt. Man findet nämlich vielfach Arzneien als Dosis aufgeschrieben, z. B.

Pot. brom. gr. xx
Syrup. tolut. ʒj
Aquam ad ℥j
m. t. d. no. viij.

Dadurch macht es sich wie ganz von selbst, daß Sirupe u. dgl. m. gerade auf eine Unze auskommen, die sich leicht ohne Benutzung eines measure-glass direkt in der Flasche abmessen läßt, da graduierte Medizingläser für jede Arznei verwendet zu werden pflegen. Übung erfordert es ferner, die Mensurengläser da zu umgehen, wo man mit öligen, starkriechenden oder dickflüssigen Substanzen wie Balsam. Copaivae, Ol. Ricini usw. zu arbeiten hat, denn einerseits bleibt zuviel davon in dem Meßglas zurück, andererseits unterlassen die mit dem Spülen beauftragten Hausknechte aus

Bequemlichkeit gar zu gern, ölige usw. measure-glasses von den übrigen gesondert zu halten und zu reinigen. Und selbst wenn dies geschieht, so gehen doch beim Ausscheuern mit Sand und heißem Wasser eine große Menge Mensuren entzwei. Man geht diesen Unannehmlichkeiten aus dem Wege, wenn man entweder jene Stoffe in dem für die Medizin zur Verwendung kommenden Glase direkt abmißt oder besser sich für dieselben in ℨii geteilte Flaschen zum Rezepturgebrauch einrichtet, aus denen man leicht mit Genauigkeit jede Quantität herauszumessen vermag. Beim Reinigen der Maßgläser gebe man auch darauf acht, daß dieselben nach dem Spülen getrocknet und nicht einfach naß umgestülpt werden, da bei Benutzung noch feuchter Mensuren harzige Tinkturen, wie Tinctura Myrrhae usw., durch Harzabscheidung dieselben in der lästigsten Weise verunreinigen.

Eine unendliche Vereinfachung der Maßmethode liegt, wie schon oben bemerkt ward, darin, daß man in englischen Apotheken alles darauf zugeschnitten findet. So nimmt z. B. die British Pharmacopœia darauf Rücksicht, indem sie eine ganze Reihe von Stoffen, wie Atropin, Hydr. bichlor., Kal. permanganic., Morphin, Strychnin, in Lösungen bestimmter Stärke vorrätig halten läßt. Da der englische Arzt dementsprechend verschreibt, wird dem Rezeptar manche Wägung und Auflösung erspart. Noch dankbarer muß man ihr für die Extracta fluida sein, durch die auf eine ebenso angenehme wie schöne Weise die umständliche und oft genug wenig genaue Methode der Wiederauflösung dicker Extrakte vermieden wird. Ein nicht geringer Faktor ist fernerhin die Stärke, in denen Salzlösungen, konzentrierte Infusionen, Dekokte, Essenzen usw. vorrätig gehalten werden. Das in Deutschland übliche, dem Dezimalsystem angepaßte Verhältnis 1:10 kann dem englischen Rezeptar nur in dem Falle angenehm sein, wo es sich um stark wirkende, nur in geringen Dosen zu verordnende Arzneimittel handelt; so enthält z. B. der Liq. Morphin. hydrochl. 1 g Morphinhydrochlorid in 100 ccm Lösung = 1 grain in 110 minims. Für in größeren Mengen verschriebene Salzlösungen, für konzentrierte Wässer, Infusionen usw. muß allgemein das Verhältnis 1:8 durchgeführt werden, so daß eine Drachme Salz einer Unze Lösung entspricht, denn nichts ist störender für ein genaues und schnelles Rezeptieren, als beständig mit Brüchen rechnen zu müssen. Bei Anfertigung der Lösungen beachte man wohl, daß dieselben aufgefüllt werden müssen, d. h. acht Unzen einer Sol. Kal. bromati 1:8 werden nicht so zu bereiten sein, daß man eine Unze Bromkalium in sieben Unzen Wasser löst, sondern indem man eine Unze Bromkalium in eine acht Unzen-Mensur gibt und so viel Wasser hinzufügt, daß der Flüssigkeitsrand mit dem Markierungsstrich der achten Unze abschneidet.

Auch zwischen den deutschen und englischen Längenmaßen existieren Unterschiede; man rechnet in England nach yard, foot und inch, und zwar sind

     1 yard = 0,9 m
     1 foot = 0,3 m
     1 inch = 0,025 m
  oder 1 mm = 0,039 inch
     1 cm = 0,39 inch
     1 dcm = 3,9 inches
     1 m = 39 inches oder 1 yard 3,4 inches.

B. Die englische und englisch-lateinische Nomenklatur.

Die englische Nomenklatur bietet nur geringe Schwierigkeiten, da neben den englischen die lateinischen Bezeichnungen vielfach im Gebrauche sind. Zur Orientierung auf diesem Gebiete diene folgendes:

Bei den Säuren wird das dieselben näher bezeichnende Adjektiv anstatt nach- vorgestellt. So sagt man z. B. für

  Acidum hydrochl.   Hydrochloric acid
  Ac. hydr. dil.   Diluted hydrochloric acid
  Ac. phosph. conc.   Concentrated phosphoric acid
  Acidum sulfuricum   Sulphuric acid.

Ähnlich verhält es sich mit den aus aqua, cortex, flores, folia, fructus, radix, rhizoma usw. mit nachfolgendem Genitiv sich zusammensetzenden Ausdrücken; aus

Aqua flor. Aur. wird Aq. Aur. fl. oder Orange-flower water
Cortex Aurantii wird Aurantii cortex oder Bitter Orange peel
Radix Aconiti wird Aconiti radix oder Aconite root
Flores Chamomillae wird Chamomillae fl. oder Camomile flowers
Radix Belladonnae wird Belladon. rad. oder Belladonna root
Lignum Quassiae wird Quassiae lign. oder Quassia wood
Flores Arnicae wird Arnicae flor. oder Arnica flowers
Semen Colchici wird Colchici semina oder Colchicum seeds
Semen Strychni wird Nux vomica (Lateinisch und Englisch).

Beim Nachschlagen englischer Bücher werde dieser Eigentümlichkeit der Wortstellung Rechnung getragen, man würde sonst leicht vergebens suchen oder etwas übersehen.

Die englische und englisch-lateinische Nomenklatur.

Auch andere Adjektiva, wie die der Säuren, werden stets vor das Substantiv gestellt, so:

Adeps benzoatus oder Benzoated lard
Adeps praeparatus oder Prepared lard
Aether aceticus oder Acetic Ether
Alcohol absolutum oder Absolute Alcohol
Aloe socotrina oder Socotrine Aloes
Alumen exsiccatum oder Dried (exsiccated) Alum
Amygdala amara oder Bitter Almond
Amygdala dulcis oder Sweet Almond
Antimonium nigr. dep. oder Purified black Antimony
Cera alba oder White wax
Cera flava oder Yellow wax
Charta epispastica oder Blistering paper
Collodium flexile oder Fexible Collodion
Decoctum Sarsae cpt. oder Compound Decoction of Sarsaparilla
Empl. Saponis fusc. oder Brown soap plaster
Extractum Belae liq. oder Liquid extract of Bael
Extractum Bellad. siccum oder Dry extract of Belladonna
Ferri carb. sacch. oder Saccharated Iron Carbonate
Ferri sulphas exsiccatus oder Exsiccated ferrous sulphate
Ferrum redact. oder Reduced Iron
Mel depurat. oder Purified Honey
Mistura Ferr. comp. oder Compound mixture of Iron
Ol. Myristic. express. oder Expressed oil of nutmeg
Paraffin. durum oder Hard Paraffin
Paraffin. molle oder Soft Paraffin
Pilula Hydrargyri oder Mercury pill
Piper nigrum oder Black pepper usw.

Die Nomenklatur der Balsame und Öle richtet sich nach den Beispielen:

Bals. peruvianum = Balsam of Peru
Oleum Anisi = Oil of Anise,

doch sagt man stets

Almond oil für Oleum Amygdal.
Castor oil ,, ,, Ricini
Cod-liver oil ,, ,, Jec. Aselli
Croton oil ,, ,, Crotonis
Fir wool oil ,, ,, Pini silv.
Linseed oil ,, ,, Lini
Olive oil ,, ,, Olivarum.

Als Musterbeispiel für die richtige Bezeichnung der Linimente diene
    Liniment of Ammonia für Lin. ammon.
der Liquores
    Solution of dialysed Iron für Liq. Ferr. dialys.
der Mixturae
    Compound mixture of Senna für M. Sen. cp.
der Mucilagines
    Mucilage of Gum Acacia für M. Gumm. Arab.
der Oleata
    Oleate of Zinc für Oleatum Zinci
der Pilulae
    Pills of Carbonate of Iron für Pil. Ferri carb.
der Pulveres
    Compound powder of almonds für P. Amyg. cp.
der Spiritus
    Spirit of nitrous Ether für Sp. Aether. nitr.
der Succi
    Juice of Taraxacum für Succ. Taraxaci
der Sirupi
    Syrup of Orange peel für Syr. c. aur.
der Tincturae
    Tincture of Aconite für Tinct. Aconiti
der Trochisci
    Benzoic acid lozenges für Troch. ac. benz.
der Unguenta
    Boric acid Ointment für Ungt. ac. bor.
der Vina
    Wine of Iron Citrate für Vin. ferri citr.

Doch sagt man stets
        Antimonial wine für Vin. Antim.
        Orange wine   ,,   ,, Aurantii.

Die Nomenklatur der Oxyde und Salze weicht von derjenigen des deutschen Arzneibuches insofern ab, als aus den Adjektiven oxydatum, hydratum, aceticum usw. Substantiva auf um bzw. ide, as bzw. ate zu bilden sind, je nachdem man sich lateinisch oder englisch auszudrücken wünscht. Für Kalium hat man Potassium (Potash) für Natrium Sodium zu setzen. Demnach lautet:

    Argentum oxydat. entweder Argenti oxidum oder Silver Oxide

    Calcium hydrat. entweder Calcii hydras oder Calcium Hydroxide

Ammon. acetic. entweder Ammonii acetas oder Ammonium Acetate
Plumb. subacet. entweder Plumbi subacetas oder Lead Subacetate
Natrium arsenicic. entweder Sodii arsenas oder Sodium Arsenate
Ammonium benzoic. entweder Ammonii benzoas oder Ammonium Benzoate
Kal. bichromic. entweder Potassii bichromas oder Potassium Bichromate (auch Dichromate)
Ammonium bromatum entweder Ammonii bromidum oder Ammonium Bromide
Natrium carbonicum entweder Sodii carbonas oder Sodium Carbonate
Natrium bicarbonic. entweder Sodii bicarbonas oder Sodium Bicarbonate
Natrium sesquicarbon. entweder Sodii sesquicarbonas oder Sodium Sesquicarbonate
Kal. chloricum entweder Potassii chloras oder Potassium Chlorate
Ammonium chlorat. entweder Ammonii chloridum oder Ammonium Chloride
Hydrargyr. bichlor. entweder Hydrargyri perchloridum oder Perchloride of Mercury oder Mercuric Chloride
Hydrarg. subchlor. entweder Hydrargyri subchloridum oder Subchloride of Mercury oder Mercurous Chloride
Bismuth. citric. entweder Bismuthi citras oder Bismuth Citrate
Ferrum et Chin. citr. entweder Ferri et Quininae citras oder Iron and Quinine Citrate
Kalium jodat. entweder Potassii iodidum oder Potassium iodide
Kalium ferrocyan. entweder Potassii ferrocyanidum oder Potassium Ferrocyanide
Apomorphin. mur. entweder Apomorphinae Hydrochloridum oder Apomorphine Hydrochloride
Arsen. jod. entweder Arsenii iodidum oder Arsenious iodide
Ammon. nitr. entweder Ammonii nitras oder Ammonium Nitrate
Ferrum pernitric. entweder Ferri pernitras oder Iron Pernitrate
Bismuth. subnitric. entweder Bismuthi subnitras oder Bismuth Oxynitrate
Kalium permanganic. entweder Potassii permanganas oder Potassium Permanganate

Natrium phosphor. entweder Sodii phosphas oder Sodium Phosphate
Calcium hypophosph. entweder Calcii hypophosphis oder Calcium Hypophosphite
Natrium salicylic. entweder Sodii salicylas oder Sodium Salicylate
Natrium sulfur. entweder Sodii sulphas oder Sodium Sulphate
Natrium sulfuros. entweder Sodii sulphis oder Sodium Sulphite
Natrium subsulfuros. entweder Sodii hyposulphis oder Sodium Hyposulphite
Zincum sulfocarbolic. entweder Zinci sulphocarbolas oder Zinc Sulphocarbolate
Kal. tartaricum entweder Potassii tartras oder Potassium Tartrate
Zinc. valerianic. entweder Zinci valerianas oder Zinc Valerianate.

Die früher übliche Ausdrucksweise, die auf ate und ide gebildeten Substantiva mit nachfolgendem of voraufzusetzen, z. B.

für Ammonii Acetas   Acetate of Ammonium
,, Ammonii Bromidum Bromide of Ammonium,
ist veraltet.

Nur in vereinzelten Fällen wird der in Deutschland üblichen lateinischen Ausdrucksweise entsprechend auch im Englischen die adjektivische beibehalten, so z. B.

Ferrum sulfuricum — Ferri Sulphas — Ferrous Sulphate
Hydrargyrum perchloridum — Hydrargyri Perchloridum — Mercuric Chloride
Hydrargyrum subchloridum — Hydrargyri Subchloridum — Mercurous Chloride.

Man ersieht aus den gegebenen Beispielen, die Umsetzung in die englische oder lateinisch-englische Ausdrucksweise geht sehr leicht und erfordert, wie die ganze Nomenklatur überhaupt, nichts mehr und nichts weniger, als sich das Prinzip derselben einmal klarzumachen; sie ist lediglich eine Sache der Überlegung, nicht des Gedächtnisses. Ganz ohne dies letztere kommt man allerdings nicht aus. Es bleibt eine gewisse Anzahl Bezeichnungen teils für Drogen, teils für pharmazeutische Präparate, denen man oft nicht ansehen kann, was sie bedeuten, und die daher, wenn nicht geradezu wie Vokabeln eingeprägt werden, doch dem Rezeptar so weit bekannt sein müssen, daß er ohne Zuhilfenahme eines Nachschlagebuches genügend sicher und klar über das gewünschte Präparat o. dgl. m. ist. Die Liste derselben ist folgende:

Almond	Amygdala
Anodyne Spirit	Spir. aethereus
Araroba powder	Chrysarobin
Barbitone	Ac. diaethylbarbit.
Barley	Hordeum
Bearberry leaves	Fol. Uvae Ursi
Benzamine lactate	Eucain. lact.
Benzene	Benzol
Benzoin	Benzoe
Bile	Fel bovinum
Black draught	Mixtura Sennae cp.
,, Haw	Viburnum prunifol.
,, mercurial lotion	Lotio Hydr. nigri
,, mustard seed	Sem. Sinap. nigr.
,, pepper	Piper nigr.
,, wash	Lotio Hydr. nigr.
Blistering Collodion	Collod. vesicans
,, Liquid	Liq. epispasticus
Blue pill	Pilul. Hydrargyri
Bone ash	Carbo animalis
,, black	Os ustum
Brandy	Spiritus vini gallic.
Broom tops	Cucumina Scopar.
Burgundy pitch	Pix burgund.
Calabar bean	Faba calabarica
Caraway fruit	Fruct. Carvi
,, water	Aqua ,,
Calumba root	Rad. colombo
Castor oil	Ol. Ricini
Caustic potash	Kal. caustic.
Cevadilla	Sem. Sabadill.
Chamomile flowers	Anthemis nobilis
Charcoal	Carbo ligni
Cherry-laurel leaves	Fol. Laurocerasi
,, ,, water	Aqua ,,
Chiretta	Hb. Chirettae
Chloric Ether	Spir. Chlorof.
Chlorinated lime	Calcar. chlor.
Clove	Fruct. Caryoph.
Coal tar	Pix carbonis
Coccus	Coccionella
Cod-liver oil	Ol. Jecoris
Common Frankincense	Thus american.

Compound Spirit of Ether	Spir. Aeth. comp.
,, ,, ,, Horse-radish	Spir. Armorac. cp.
Compound Squill Pill	Pilul. Scill. cp.
Copper	Cuprum
Cotton, Cotton wool	Gossypium
Couch grass	Agropyrum
Cream of Tartar	Tartar. dep.
Crumb of bread	Mica panis
Cucumber	Cucumis sativ.
Curd soap	Sapo animalis
Cutch	Catechu nigrum
Dandelion	Taraxac. offic.
Decoction of Logwood	Dec. lign. Campech.
Diamorphine hydrochloride	Diacetylmorphin. hydrochl.
Dill fruit	Fruct. Anethi
,, water	Aqua ,,
Donovan's solution	Liq. arsen. et hydrarg. iod.
Dried Alum	Alumen exsicc.
Dutch drops	Ol. Lini sulf.
East Indian Senna	Fol. Senn. Tinev.
Elder flowers	Flor. Sambuci
,, water	Aqua ,,
Elixir of Vitriol	Ac. sulfur.
Epsom salts	Magn. sulf.
Ergot	Secal. cornut.
Ethyl hydroxide	Alcohol absol.
Fennel seed	Fruct. Foeniculi
,, water	Aqua ,,
Fetid spirit of Ammonia	Spir. Ammon. fetidus
Figs	Caricae
Fir wool oil	Ol. Pini silvestris
Flowers of Sulphur	Sulfur sublimatum
Fluid Magnesia	Liq. Magn. bicarb.
Foxglove	Digitalis purp.
French Brandy	Spir. vin. gallic.
Friar's Balsam	Tinct. Benzoin. cp.
Gamboge	Gutti
Ginger	Zingiber
Gluside	Saccharin
Goa powder	Chrysarobin
Golden syrup	Sirupus communis
Goulard's extract	Liq. Plumb. subac. for.

Goulard's lotion }	Liq. Plumb. subac. dil.
,, water }	
Gregory's powder	Pulv. Rhei cp. B. P.
Grey powder	Hydrarg. c. Creta
Gum acacia	Gummi arabicum
Gummi rubr.	Kino Eucalypti
Heavy Magnesia	Magn. ust. pond.
Harlem oil	Ol. Lini sulf.
Hartshorn and oil	Lin. ammoniae
Hemlock	Con. macul.
Henbane	Hyoscyamus
Hexamine	Hexamethylentetramin.
Hips	Fruct. Rosar. sine sem.
Honey	Mel
Hop	Humulus lupulus
Horseradish root	Rad. Cochlear. Armor.
Hydrous wool fat	Lanolin. c. aqua
India rubber	Cautchouc
Indian Hemp	Cannabis Indica
Infusum Diosmae	Inf. fol. Bucchu
Iron	Ferrum
Isinglass	Ichthyocolla
Krameria root	Rad. Ratanhiae
Lactose	Sacchar. Lactis
Larch bark	Cort. Laricis
Lard	Adeps
Laudanum	Tinct. opii
Leeches	Hirudines
Lead	Plumbum
Lemon juice	Succ. Citri
,, peel	Cort. ,,
Lettuce	Lactuca virosa
Light magnesia	Magnesia levis
Lime	Calcar. usta
Lime water	Liq. calcis
Linseed	Sem. Lini
Liquor Donovani	Liq. arsen. et hydrarg. iod.
Liquorice root	Rad. Liquiritiae
Liver of Sulphur	Kal. sulfurat.
Logwood	Lign. Campechian.
Lunar caustic	Arg. nitric.
Male fern	Filix Mas
Mercurial plaster	Empl. Hydrargyri

Mercury ointment	Ungt. Hydrargyri
Mercury	Hydrargyrum
,, with Chalk	,, c. Creta
Mezereon bark	Cort. Mezerei
Milk of Sulphur	Sulfur. praecip.
Mitigated Caustic	Argent. nitric c. Kal. n.
Mulberry juice	Succ. mororum
Musk	Moschus
Mustard paper	Charta Sinapis
,, seeds	Sem. Sinapis
Nutmeg	Myristica frag.
Oak bark	Cort. Quercus
Oil of Amber	Ol. Succini
,, ,, Mace	,, Macidis
,, ,, Rue	,, Rutae
,, ,, Spearmint	,, Menth. vir.
Orange flower	Flor. Aurantii
,, peel	Cort. ,,
,, water	Aqua ,,
Otto of Rose	Ol. Rosar. opt.
Oxymel of Squill	Oxymel Scillae
Panama bark	Cort. Quillayae
Paregoric	Tinct. Camph. cp.
Pearl barley	Hord. excort.
Pellitory root	Rad. Pyrethri
Peppermint leaves	Fol. Menth. pip.
Phenazone	Antipyrin
Plummer's pill	Pilul. Hydr. subchlor. cp.
Pomegranate bark	Cort. Granati
Poppy capsules } ,, heads }	Capita Papaveris
Prepared Chalk	Cret. praepar.
Prunes	Fruct. Pruni
Quicklime	Calc. ust.
Quince seeds	Sem. Cydoniae
Raisins	Uvae
Red Gum	Kino Eucalypti
,, Poppy Petals	Flor. Rhoeados
,, Precipitate ointment	Ungt. Hydr. rubr.
,, Sandal wood	Lign. Santali
Reduced Iron	Ferr. redact.
Rhatany root	Rad. Ratanhiae
Rhubarb	Rad. Rhei

Rochelle salt	Tartarus natronatus
Sacred bark	Cort. Cascar. Sagr.
Sal volatile	Spir. Ammon. arom.
Salt of Tartar	Kal. carbon.
Sandal wood	Lign. Santali
Sanders wood	,, Pterocarpi
Savin tops	Sum. Sabinae
Seidlitz powder	Pulv. sod. tart. eff.
Silver	Argentum
Slaked Lime	Calc. hydric.
Solution of Ethyl Nitrite	Spiritus Aeth. nitros.
Spirit of Hartshorn	Liq. Ammon. caust.
,, ,, Horseradish	Sp. Armoraciae
,, ,, Nutmeg	,, Myristicae
,, ,, Sal volatile	,, Ammon. arom.
Spirit of Salt	Acid. mur.
Squill	Bulb. Scillae
Star Anise fruit	Fr. Anisi stellat.
Starch	Amylum
Stavesacre seeds	Sem. Staphisagriae
Sucrose	Saccharum
Suet	Sebum
Sugar	Saccharum
Tartar emetic	Tartarus stibiatus
Tartarated antimony	Tartarus stibiatus
Tincture of Pellitory	Tinct. Pyrethri
Toughened Caustic	Arg. nitr. c. Kal. nitr.
Traumatic balsam	Tinct. Benz. cp.
Treacle	Sirup. commun.
Trinitrin	Nitroglyzerin
Vinegar	Acetum
,, of Squill	,, Scillae
Virginian prune bark	Cort. Pruni virg.
Warming plaster	Empl. calefaciens
Wheaten Flour	Farina Tritici
White Bismuth	Bismuth. subn.
,, Precipitate	Hydr. praec. alb.
,, ,, ointment	Ungt. Hydr. alb.
Wild cherry bark	Cort. pruni virgin.
Witch Hazel bark	Cort. Hamamelidis virgin.
,, ,, leaves	Fol. ,, ,,
Wood charcoal	Carb. ligni
Wool fat	Adeps lanae

Yellow beeswax	Cera flava
,, mercurial lotion	Lotio Hydr. flav.
.. mercuric oxide	Hydr. oxid. flav.
.. ,, ointment	Ungt. ,, ,,
,, wash	Lotio Hydr. ox. flav.
Yolk of egg	Vitellum ovi

C. British Pharmacopœia und Deutsches Arzneibuch.

Allen modernen Arzneibüchern muß eine gewisse Anzahl von Präparaten gemeinsam sein. Die Pharmakopöen vergangener Zeiten konnten sich eine größere Eigenart bewahren, weil sie an Vorschriften zur Herstellung von Präparaten reicher waren; heute dagegen, wo die Fabrikation einer ganzen Reihe von Arzneimitteln, und nicht der am wenigsten verbreiteten und angewandten, Sache der Großindustrie ist, begegnen wir in den Arzneibüchern aller Länder einer Menge entweder direkt identischer oder dem Sinne nach übereinstimmender Präparate. Bei einem vergleichenden Überblick über die B. P. (wie die British Pharmacopœia kurz bezeichnet zu werden pflegt, entsprechend unserem D. A. B.) und das Deutsche Arzneibuch finden wir folgende Arzneimittel, die entweder miteinander identisch sind oder nur unwesentliche Abweichungen aufweisen; die englischen Bezeichnungen sind unter den lateinischen Benennungen der B. P. angegeben.

1. Verzeichnis der Arzneimittel der British Pharmacopœia 1914 und des D.A.B. VI, die im wesentlichen miteinander übereinstimmen.

B. P. 1914	D. A. B. VI
Acaciae Gummi Gum Acacia	Gummi arabicum
Acetanilidum Acetanilide	Acetanilidum
Acetonum Acetone	Acetonum
Acidum Aceticum Glaciale Glacial Acetic Acid	Acidum aceticum
Acidum Acetylsalicylicum Acetylsalicylic Acid	Acidum acetylosalicylicum
Acidum Arseniosum Arsenious Anhydride; Arsenic; Arsenious Acid	Acidum arsenicosum

Acidum Benzoicum Benzoic Acid	Acidum benzoicum
Acidum Boricum Boric Acid; Boracic Acid	Acidum boricum
Acidum Carbolicum Carbolic Acid; Phenol	Phenolum

Acidum Chromicum
  Chromic Anhydride;
  Chromic Acid
	Acidum chromicum

Acidum Citricum Citric Acid	Acidum citricum
Acidum Lacticum Lactic Acid	Acidum lacticum
Acidum Salicylicum Salicylic Acid	Acidum salicylicum
Acidum Sulphuricum Sulphuric Acid	Acidum sulfuricum
Acidum Tannicum Tannic Acid; Tannin	Acidum tannicum
Acidum Tartaricum Tartaric Acid	Acidum tartaricum
Adeps Lanae Wool Fat; Anhydrous Lanolin	Adeps lanae anhydricus
Adeps Praeparatus Prepared Lard	Adeps suillus
Adrenalinum Adrenalin	Suprarenin
Aether Ether	Aether
Aether Aceticus Acetic Ether	Aether aceticus
Aether Purificatus Purified Ether	Aether pro narcosi
Alcohol Absolutum Absolute Alcohol	Alcohol absolutus
Alumen Exsiccatum Exsiccated Alum	Alumen ustum
Alumen Purificatum Purified Alum	Alumen, und Alumen ammoniacum
Ammoniacum Ammoniacum	Ammoniacum
Ammonii Bromidum Ammonium Bromide	Ammonium bromatum

Ammonii Carbonas Ammonium Carbonate	Ammonium carbonicum
Ammonii Chloridum Ammonium Chloride	Ammonium chloratum
Amygdala Dulcis Sweet Almond	Amygdalae dulces
Amyl Nitris Amyl Nitrite	Amylium nitrosum
Amylum Starch (wheat, rice, maize)	Amylum Tritici, Amylum Oryzae und Amylum maidis
Anisi Fructus Anise Fruit	Fructus Anisi
Antimonium Sulphuratum Sulphurated Antimony	Stibium sulfuratum aurantiacum

Antimonium Tartaratum
   Tartarated Antimony:
   Tartar Emetic
	Tartarus stibiatus

Apomorphinae Hydrochloridum Apomorphine Hydrochloride	Apomorphinum hydrochloricum
Aqua Destillata Distilled Water	Aqua destillata
Argenti Nitras Silver Nitrate	Argentum nitricum
Argenti Nitras Mitigatus Mitigated Caustic	Argentum nitricum cum Kalio nitrico
Arnicae Flores Arnica Flowers	Flores Arnicae
Asafetida Asafetida	Asa foetida
Atropinae Sulphas Atropine Sulphate	Atropinum sulfuricum
Aurantii Cortex Siccatus Dried Bitter-Orange Peel	Pericarpium Aurantii
Balsamum Peruvianum Balsam of Peru	Balsamum peruvianum
Balsamum Tolutanum Balsam of Tolu	Balsamum tolutanum
Barbitonum Barbitone; Diethyl-barbituric Acid; Malonurea	Acidum diaethylbarbituricum
Belladonnae Folia Belladonna Leaves	Folia Belladonnae

Benzoinum	Benzoe
Benzoin	
Bismuthi Carbonas	Bismutum subcarbonicum
Bismuth Oxycarbonate	
Bismuthi Salicylas	Bismutum subsalicylicum
Bismuth Salicylate	
Bismuthi Subnitras	Bismutum subnitricum
Bismuth Oxynitrate	
Borax Purificatus	Borax
Purified Borax;	
Biborate of Sodium	
Caffeina	Coffeinum
Caffeine	
Calcii Carbonas Praecipitatus	Calcium carbonicum praecipitatum
Precipitated Calcium Carbonate;	
Precipitated Chalk	
Calcium Hypophosphis	Calcium hypophosphorosum
Calcium Hypophosphite	
Calcii Lactas	Calcium lacticum
Calcium Lactate	
Calcii Phosphas	Calcium phosphoricum
Calcium Phosphate	
Calumbae Radix	Radix Colombo
Calumba Root	
Calx	Calcaria usta
Lime	
Calx Chlorinata	Calcaria chlorata (30% Cl.)
Chlorinated Lime	
Camphora	Camphora
Camphor	
Carbo Ligni	Carbo Ligni pulveratus
Wood Charcoal	
Cardamomi Semina	Fructus Cardamomi
Cardamom Seeds	
Carui Fructus	Fructus Carvi
Caraway Fruit	
Caryophyllum	Flores Caryophylli
Cloves	
Catechu Nigrum	Catechu
Black Catechu	
Cera Alba	Cera alba
White Beeswax	

Cera Flava Yellow Beeswax	Cera flava
Cetaceum Spermaceti	Cetaceum
Chloral Hydras Chloral Hydrate	Chloralum hydratum
Chloroformum Chloroform	Chloroformium
Chrysarobinum Chrysarobin	Chrysarobinum
Cinchonae Rubrae Cortex Red Cinchona Bark	Cortex Chinae
Cinnamomi Cortex Cinnamon Bark	Cortex Cinnamomi
Cocainae Hydrochloridum Cocaine Hydrochloride	Cocainum hydrochloricum
Codeinae Phosphas Codeine Phosphate	Codeinum phosphoricum
Colchici Semina Colchicum Seeds	Semen Colchici
Colocynthidis Pulpa Colocynth Pulp	Fructus Colocynthidis
Copaiba Copaiba	Balsamum Copaivae
Creosotum Creosote	Kreosotum
Cresol Cresol	Cresolum crudum
Cupri Sulphas Copper Sulphate	Cuprum sulfuricum
Cusso Kousso	Flores Koso

Diamorphinae Hydrochloridum
  Diamorphine Hydrochloride;
  Diacetyl-morphineHydrochloride
	Diacetylmorphinum hydro-
	  chloricum

Digitalis Folia Digitalis Leaves	Folia Digitalis
Ergota Ergot	Secale cornutum
Ethyl Chloridum Ethyl Chloride	Aether chloratus
Extractum Filicis Liquidum Liquid Extract of Male Fern	Extractum Filicis

Extractum Opii Siccum Dry Extract of Opium	Extractum Opii
Ferri Sulphas Ferrous Sulphate	Ferrum sulfuricum
Ferri Sulphas Exsiccatus Exsiccated Ferrous Sulphate	Ferrum sulfuricum siccatum
Ferrum Redactum Reduced Iron	Ferrum reductum
Filix Mas Male Fern	Rhizoma Filicis
Foeniculi Fructus Fennel Fruit	Fructus Foeniculi
Galla Galls	Gallae
Gelatinum Gelatin	Gelatina alba
Gentianae Radix Gentian Root	Radix Gentianae (Gent. lutea)
Glycyrrhizae Radix Liquorice Root	Radix Liquiritiae
Gossypium Cotton; Cotton Wool	Gossypium depuratum
Guaiaci Lignum Guaiacum Wood	Lignum Guajaci (Kernholz)
Guaiacol Carbonas Guaiacol Carbonate	Guajacolum carbonicum
Hexamina Hexamine; Hexamethylenetetramine	Hexamethylentetraminum
Homatropinae Hydrobromidum Homatropine Hydrobromide	Homatropinum hydrobromicum
Hydrargyri Iodidum Rubrum Red Mercuric Iodide; Biniodide of Mercury; Mercuric Iodide	Hydrargyrum bijodatum
Hydrargyri Oxidum Flavum Yellow Mercuric Oxide	Hydrargyrum oxydatum via humida paratum
Hydrargyri Oxidum Rubrum Red Mercuric Oxide; Red Precipitate	Hydrargyrum oxydatum
Hydrargyri Perchloridum Mercuric Chloride; Corrosive Sublimate;	Hydrargyrum bichloratum

Bichloride of Mercury; Perchloride of Mercury	
Hydrargyri Subchloridum Mercurous Chloride; Calomel; Subchloride of Mercury	Hydrargyrum chloratum
Hydrargyrum Mercury	Hydrargyrum
Hydrargyrum Ammoniatum Ammoniated Mercury; White Precipitate	Hydrargyrum praecipitatum album
Hydrastis Rhizoma Hydrastis Rhizome	Rhizoma Hydrastis
Hyoscinae Hydrobromidum Hyoscine Hydrobromide; Scopolamine Hydrobromide	Scopolaminum hydrobromicum
Hyoscyami Folia Hyoscyamus Leaves; Henbane Leaves	Folia Hyoscyami
Iodoformum Iodoform	Jodoformium
Iodum Iodine	Jodum
Ipecacuanhae Radix Ipecacuanha Root	Radix Ipecacuanhae
Jalapa Jalap	Tubera Jalapae
Jalapae Resina Jalap Resin	Resina Jalapae
Kaolinum Kaolin	Bolus alba
Krameriae Radix Krameria Root; Rhatany Root	Radix Ratanhiae
Lini Semina Linseed	Semen Lini
Linimentum Camphorae Liniment of Camphor; Camphorated Oil	Oleum camphoratum forte
Liquor Ammoniae Solution of Ammonia	Liquor Ammonii caustici
Liquor Calcis Solution of Lime; Lime Water	Aqua Calcariae

British Pharmacopœia und Deutsches Arzneibuch. 25

Liquor Formaldehydi	Formaldehyd solutus
Solution of Formaldehyde	
Liquor Hydrogenii Peroxidi	Hydrogenium peroxydatum
Solution of Hydrogen Peroxide	solutum
Liquor Plumbi Subacetatis Fortis	Liquor Plumbi subacetici
Strong Solution of Lead	
Subacetate	
Liquor Trinitrini	Nitroglycerinum solutum
Solution of Trinitrin;	
Solution of Nitroglycerin	
Lithii Carbonas	Lithium carbonicum
Lithium Carbonate	
Lobelia	Herba Lobeliae
Lobelia	
Magnesia Levis	Magnesia usta
Light Magnesia;	
Light Calcined Magnesia;	
Light Magnesium Oxide	
Magnesii Carbonas Levis	Magnesium carbonicum
Light Magnesium Carbonate	
Magnesii Sulphas	Magnesium sulfuricum
Magnesium Sulphate;	
Epsom Salts	
Mel Depuratum	Mel depuratum
Purified Honey	
Menthol	Mentholum
Menthol	
Methyl Salicylas	Methylium salicylicum
Methyl Salicylate	
Methylsulphonal	Methylsulfonalum
Methylsulphonal	
Morphinae Hydrochloridum	Morphinum hydrochloricum
Morphine Hydrochloride	
Myrrha	Myrrha
Myrrh	
Naphthol	Naphtholum
Beta-naphthol	
Nux Vomica	Semen Strychni
Nux Vomica	
Oleum Amygdalae	Oleum Amygdalarum
Almond Oil	
Oleum Anisi	Oleum Anisi
Oil of Anise	

Oleum Arachis	Oleum Arachidis
Arachis Oil; Earth-nut Oil;	
Ground-nut Oil: Pea-nut Oil	
Oleum Carui	Oleum Carvi
Oil of Caraway	
Oleum Caryophylli	Oleum Caryophylli
Oil of Cloves	
Oleum Cinnamomi	Oleum Cinnamomi
Oil of Cinnamon	
Oleum Crotonis	Oleum Crotonis
Croton Oil	
Oleum Eucalypti	Oleum Eucalypti
Oil of Eucalyptus	
Oleum Juniperi	Oleum Juniperi
Oil of Juniper	
Oleum Lavandulae	Oleum Lavandulae
Oil of Lavender	
Oleum Limonis	Oleum Citri
Oil of Lemon	
Oleum Lini	Oleum Lini
Linseed Oil	
Oleum Menthae Piperitae	Oleum Menthae Piperitae
Oil of Peppermint	
Oleum Morrhuae	Oleum Jecoris Aselli
Cod-liver Oil	
Oleum Myristicae	Oleum Myristicae aethereum
Oil of Nutmeg	
Oleum Olivae	Oleum Olivarum
Olive Oil	
Oleum Ricini	Oleum Ricini
Castor Oil	
Oleum Rosae	Oleum Rosae
Oil of Rose; Otto of Rose	
Oleum Rosmarini	Oleum Rosmarini
Oil of Rosemary	
Oleum Santali	Oleum Santali
Oil of Sandalwood	
Oleum Sesami	Oleum Sesami
Sesame Oil	
Oleum Sinapis Volatile	Oleum Sinapis
Volatile Oil of Mustard	
Oleum Terebinthinae Rectificatum	Oleum Terebinthinae rectificatum
Rectified Oil of Turpentine	

Oleum Theobromatis	Oleum Cacao
Oil of Theobroma; Cacao Butter	
Opium	Opium (10% Morphingehalt)
Opium	
Paraffinum Durum	Paraffinum solidum (Schm. P.
Hard Paraffin	50—60°)
Paraffinum Liquidum	Paraffinum liquidum
Liquid Paraffin	
Paraffinum Molle	Vaselinum album et flavum[1]
Soft Paraffin	
Paraldehydum	Paraldehyd
Paraldehyde	
Phenacetinum	Phenacetinum
Phenacetin	
Phenazonum	Phenyldimethylpyrazolonum
Phenazone	
Phenolphthaleinum	Phenolphthaleinum
Phenolphthalein	
Phosphorus	Phosphorus
Phosphorus	
Physostigminae Sulphas	Physostigminum sulfuricum
Physostigmine Sulphate;	
Eserine Sulphate	
Pix Carbonis Praeparata	Pix Lithanthracis
Prepared Coal Tar	
Pix Liquida	Pix liquida
Tar	
Plumbi Acetas	Plumbum Aceticum
Lead Acetate; Sugar of Lead	
Plumbi Oxidum	Lithargyrum
Lead Oxide; Litharge	
Podophylli Resina	Podophyllinum
Podophyllum Resin	
Potassa Caustica	Kali causticum fusum
Potassium Hydroxide;	
Caustic Potash	
Potassa Sulphurata	Kalium sulfuratum
Sulphurated Potash;	
Liver of Sulphur	
Potassii Bicarbonas	Kalium bicarbonicum
Potassium Bicarbonate	

---

[1] „Vaseline" ist in Großbritannien ein eingetragenes Warenzeichen.

Potassii Bichromas
  Potassium Bichromate;
  Potassium Dichromate
	Kalium dichromicum

Potassii Bromidum Potassium Bromide	Kalium bromatum
Potassii Carbonas Potassium Carbonate	Kalium carbonicum
Potassii Chloras Potassium Chlorate	Kalium chloricum
Potassii Iodidum Potassium Iodide	Kalium jodatum
Potassii Nitras Potassium Nitrate	Kalium nitricum
Potassii Permanganas Potassium Permanganate	Kalium permanganicum
Potassii Sulphas Potassium Sulphate	Kalium sulfuricum
Potassii Tartras Potassium Tartrate	Kalium tartaricum

Potassii Tartras Acidus
  Acid Potassium Tartrate;
  Purified Cream of Tartar
	Tartarus depuratus

Pulvis Glycyrrhizae Compositus Compound Powder of Liquorice	Pulvis Liquiritiae compositus

Quassiae Lignum
  Quassia Wood
	Lignum Quassiae (nur von
	  Picraena excelsa Lindley)

Quillaiae Cortex Quillaia Bark	Cortex Quillaiae
Quininae Hydrochloridum Quinine Hydrochloride	Chininum hydrochloricum
Quininae Sulphas Quinine Sulphate	Chininum sulfuricum
Resina Resin	Colophonium
Resorcinum Resorcin; Resorcinol	Resorcinum
Rhei Rhizoma Rhubarb	Rhizoma Rhei
Saccharum Lactis Milk Sugar; Lactose	Saccharum Lactis
Saccharum Purificatum Refined Sugar; Sucrose	Saccharum

British Pharmacopœia und Deutsches Arzneibuch. 29

Salol Salol	Phenylum salicylicum
Santoninum Santonin	Santoninum
Scilla Squill	Bulbus Scillae
Senegae Radix Senega Root	Radix Senegae
Sennae Folia Senna Leaves	Folia Sennae
Sevum Praeparatum Prepared Suet	Sebum ovile
Sodii Benzoas Sodium Benzoate	Natrium benzoicum
Sodii Bicarbonas Sodium Bicarbonate	Natrium bicarbonicum
Sodii Bromidum Sodium Bromide	Natrium bromatum
Sodii Carbonas Sodium Carbonate	Natrium carbonicum
Sodii Chloridum Sodium Chloride	Natrium chloratum

Sodii et Potassii Tartras
  Sodium Potassium Tartrate;
  Tartarated Soda; Rochelle Salt
	Tartarus natronatus

Sodii Iodidum Sodium Iodide	Natrium jodatum
Sodii Nitris Sodium Nitrite	Natrium nitrosum

Sodii Phosphas
  Sodium Phosphate;
  Di-Sodium Hydrogen Phosphate
	Natrium phosphoricum

Sodii Salicylas Sodium Salicylate	Natrium salicylicum
Sodii Sulphas Sodium Sulphate; Glauber's Salt	Natrium sulfuricum

Spiritus Aetheris Nitrosi
  Spirit of Nitrous Ether;
  Sweet Spirit of Nitre
	Spiritus Aetheris nitrosi

Spiritus Rectificatus
  Alcohol (90 per cent);
  Rectified Spirit
	Spiritus

Stramonii Folia Stramonium Leaves	Folia Stramonii
Sulphonal Sulphonal	Sulfonalum
Sulphur Praecipitatum Precipitated Sulphur; Milk of Sulphur	Sulfur praecipitatum
Sulphur Sublimatum Sublimed Sulphur; Flowers of Sulphur	Sulfur sublimatum
Syrupus Syrup	Sirupus simplex (66,66%)
Syrupus Ferri Iodidi Syrup of Ferrous Iodide	Sirupus Ferri jodati
Tamarindus Tamarinds	Pulpa Tamarindorum cruda
Theobrominae et Sodii Salicylas Theobromine and Sodium Salicylate	Theobromino-natrium salicylicum
Thymol Thymol	Thymolum
Thyroideum Siccum Dry Thyroid	Glandulae Thyreoideae siccatae (mit Petroleumäther entfettet)
Tinctura Arnicae Florum Tincture of Arnica Flowers	Tinctura Arnicae
Tinctura Cinchonae Tincture of Cinchona	Tinctura Chinae
Tinctura Cinnamomi Tincture of Cinnamon	Tinctura Cinnamomi
Tinctura Colchici Tincture of Colchicum	Tinctura Colchici
Tinctura Digitalis Tincture of Digitalis	Tinctura Digitalis
Tinctura Krameriae Tincture of Krameria; Tincture of Rhatany	Tinctura Ratanhiae
Tinctura Myrrhae Tincture of Myrrh	Tinctura Myrrhae
Tinctura Nucis Vomicae Tincture of Nux Vomica	Tinctura Strychni
Tinctura Opii Tincture of Opium; Laudanum	Tinctura Opii simplex

Tinctura Scillae	Tinctura Scillae
Tincture of Squill	
Tragacantha	Tragacantha
Tragacanth	
Uvae Ursi Folia	Folia Uvae Ursi
Bearberry Leaves	
Valerianae Rhizoma	Radix Valerianae
Valerian Rhizome	
Zinci Chloridum	Zincum chloratum
Zinc Chloride	
Zinci Oxidum	Zincum oxydatum
Zinc Oxide	
Zinci Sulphas	Zincum sulfuricum
Zinc Sulphate	
Zingiber	Rhizoma Zingiberis
Ginger	

2. Verzeichnis der Arzneimittel der British Pharmacopœia, 1914, die entweder nicht im D.A.B. VI enthalten sind, oder dem Namen nach miteinander übereinstimmen, aber in bezug auf Zusammensetzung, Stärke usw. in den beiden Arzneibüchern verschieden sind.

Denselben ist eine besondere Aufmerksamkeit zu widmen, da es sich zum Teil um stark wirkende Mittel handelt, deren Substituierung gefahrbringend ist, zum Teil um Zubereitungen, die im Aussehen und Geschmack so voneinander abweichen, daß dem Publikum der Unterschied sofort auffällt, ganz abgesehen vom Auftreten von unerwarteten Unverträglichkeiten in der Rezepturarbeit.

Bei den pharmazeutischen Zubereitungen, die Präparate enthalten, welche allein in der British Pharmacopœia vorkommen, dient die Beifügung der Abkürzung „B. P." als Hinweis, das betreffende Mittel unter der angegebenen Bezeichnung in diesem Verzeichnis aufzusuchen.

Acaciae Cortex. Acacia Bark. — Die getrocknete Rinde von Acacia arabica Willd. und Acacia decurrens Willd.

Acetum Cantharidini. Vinegar of Cantharidin. — (Cantharidinessig.) 1 g Cantharidin wird in 200 ccm Essigsäure (96%) durch Erwärmen auf dem Wasserbad gelöst und die Lösung durch Zusatz von Essigsäure (33%) auf 2000 ccm gebracht.

Acetum Scillae. Vinegar of Squill. — (Meerzwiebelessig.) Eine Mazeration von 1000 g Meerzwiebel mit 1000 ccm Essigsäure (33%) und 3200 ccm Wasser.

Acetum Urgineae. Vinegar of Urginea. (Urgineaessig.) Eine Mazeration von 1000 g Zwiebel von Urginea indica Kunth (B. P.) mit 1000 ccm Essigsäure (33%) und 3200 ccm Wasser.
Acidum Aceticum. Acetic Acid. — Essigsäure mit einem Gehalt von 33%.
Acidum Aceticum Dilutum. Diluted Acetic Acid. — Essigsäure mit einem Gehalt von 5%.
Acidum Carbolicum Liquefactum. Liquefied Phenol, Liquefied Carbolic Acid. — 100 g Phenol und Wasser q. s. ad 115 g.
Acidum Hydriodicum Dilutum. Diluted Hydriodic Acid. — Jodwasserstoffsäure mit einem Gehalt von 10%, außerdem 1% unterphosphorige Säure.
Acidum Hydrobromicum Dilutum. Diluted Hydrobromic Acid. — Bromwasserstoffsäure mit einem Gehalt von 10%.
Acidum Hydrochloricum. Hydrochloric Acid. — Salzsäure mit einem Gehalt von 31,79%.
Acidum Hydrochloricum Dilutum. Diluted Hydrochloric Acid. — Salzsäure mit einem Gehalt von 10%.
Acidum Hydrocyanicum Dilutum. Diluted Hydrocyanic Acid. Dilute Prussic Acid. — Cyanwasserstoffsäure mit einem Gehalt von 2%.
Acidum Nitricum. Nitric Acid. — Salpetersäure mit einem Gehalt von 70%.
Acidum Nitricum Dilutum. Diluted Nitric Acid. — Salpetersäure mit einem Gehalt von 10%.
Acidum Nitro-Hydrochloricum Dilutum. Diluted Nitro-hydrochloric Acid. — 60 ccm Salpetersäure (70%), 80 ccm Salzsäure (31,79%), 500 ccm Wasser.
Acidum Oleicum. Oleic Acid. — Acidum oleinicum, Ölsäure.
Acidum Phosphoricum Concentratum. Concentrated Phosphoric Acid. — Phosphorsäure mit einem Gehalt von 66,3%.
Acidum Phosphoricum Dilutum. Diluted Phosphoric Acid. — Phosphorsäure mit einem Gehalt von 10%.
Acidum Picricum. Picric Acid, Carbazotic Acid. — Pikrinsäure.
Acidum Sulphuricum Aromaticum. Aromatic Sulphuric Acid. — 250 ccm Tinctura Zingiberis (B. P.), 15 ccm Spirit. Cinnamomi (B. P.), 70 ccm Schwefelsäure (95%), Weingeist q. s. ad 1000 ccm.
Acidum Sulphuricum Dilutum. Diluted Sulphuric Acid. — Schwefelsäure mit einem Gehalt von 10%.
Acidum Sulphurosum. Sulphurous Acid. — Schweflige Säure mit einem Gehalt von 5% SO_2 (= 6,4% H_2SO_3).

Aconiti Radix. Aconite Root. — Tubera Aconiti, mit einem Gehalt von mindestens 0,4% ätherlösliche Alkaloide.
Aconitina. Aconitine. — Kristallisiertes Aconitin.
Adeps Benzoatus. Benzoated Lard. — (Benzoeschmalz.) 1000 g Schweineschmalz, 30 g Benzoë.
Adeps Lanae Hydrosus. Hydrous Wool Fat, Lanolin. — 70 g Wollfett, 30 ccm Wasser.
Agropyrum. Couch Grass, Triticum. — Rhizoma Graminis, Wurzelstock von Agropyron repens Beauvais.
Aloe. Aloes. — Nur Curaçao, Sokotra und Zanzibar-Aloë-Sorten sind offizinell.
Aloinum. Aloin. — Aloin.
Alstonia. Alstonia. — Die Rinde von Alstonia scholaris und von Alstonia constricta (Cortex Dita).
Ammonii Benzoas. Ammonium Benzoate. — Ammonium benzoicum.
Amygdala Amara. Bitter Almond. — Bittere Mandeln.
Anethi Fructus. Dill Fruit. — Fructus Anethi, Dillsamen.
Anthemidis Flores. Chamomile Flowers. — Flores Chamomillae romanae (Anthemis nobilis L.).
Antimonii Oxidum. Antimonious Oxide. — Antimontrioxyd (Sb_2O_3).
Aqua Anethi. Dill Water. — (Dillwasser.) 100 g Dillsamen, 2000 ccm Wasser; davon werden 1000 ccm abdestilliert.
Aqua Anisi. Anise Water. — (Aniswasser.) 100 g Anis, 2000 ccm Wasser; davon werden 1000 ccm abdestilliert.
Aqua Aurantii Floris. Orange-flower Water. — Orangenblütenwasser (konz.) des Handels, welches vor Gebrauch mit dem doppelten Volum Wasser zu verdünnen ist.
Aqua Camphorae. Camphor Water. — (Kampferwasser.) 1 g Kampfer wird in 2 ccm Weingeist gelöst und in kleinen Anteilen in 1000 ccm Wasser eingegossen.
Aqua Carui. Caraway Water. — (Kümmelwasser.) 100 g Kümmel, 2000 ccm Wasser; davon werden 1000 ccm abdestilliert.
Aqua Chloroformi. Chloroform Water. — (Chloroformwasser.) Chloroform 2,5 ccm, Wasser q. s. ad 1000 ccm.
Aqua Cinnamomi. Cinnamon Water. — (Zimtwasser.) 100 g Zimtrinde, 2000 ccm Wasser; davon werden 1000 ccm abdestilliert.
Aqua Foeniculi. Fennel Water. — (Fenchelwasser). 100 g Fenchel, 2000 ccm Wasser; davon werden 1000 ccm abdestilliert.
Aqua Laurocerasi. Cherry-Laurel Water. — (Kirschlorbeerwasser.) 800 g frische zerquetschte Kirschlorbeerblätter, 2500 ccm

Wasser; davon werden 1000 ccm abdestilliert und auf einen Gehalt von 0,1% Cyanwasserstoffsäure eingestellt.

Aqua Menthae Piperitae. Peppermint Water. — (Pfefferminzwasser.) 1 ccm Pfefferminzöl, 1500 ccm Wasser; davon werden 1000 ccm abdestilliert.

Aqua Menthae Viridis. Spearmint Water. — (Krauseminzwasser.) 1 ccm Ol. Menthae crispae (viridis), 1500 ccm Wasser; davon werden 1000 ccm abdestilliert.

Aqua Rosae. Rose Water. — (Rosenwasser.) Das Rosenwasser des Handels (eine gesättigte wässerige Lösung von Rosenöl) wird vor Gebrauch mit dem doppelten Volum Wasser verdünnt.

Araroba. Araroba, Goa Powder, Crude Chrysarobin. — Araroba, mit einem Mindestgehalt von 50% Chrysarobin.

Argenti Nitras Induratus. Toughened Caustic. — 95 g Silbernitrat und 5 g Kaliumnitrat werden zusammengeschmolzen und die Schmelze in Stangen ausgegossen.

Armoraciae Radix. Horseradish Root. — (Meerrettichwurzel.) Die frische Wurzel von Cochlearia armoracia L.

Arsenii Iodidum. Arsenious Iodide. — Arsentrijodid (AsJ_3).

Atropina. Atropine. — Atropinum.

Aurantii Cortex Indicus. Indian Orange Peel. — Die getrocknete und auch die frische, äußere Schicht der Fruchtwand von in Ceylon und Indien angebauten Varietäten von Citrus Aurantium L.

Aurantii Cortex Recens. Fresh Bitter-Orange Peel. — Die frische äußere Schicht der Fruchtwand der Früchte von Citrus Aurantium var. Bigaradia Hook, f., = Pericarpium Aurantii recens.

Belae Fructus. Bael Fruit. — Fructus Belae indicae, Indische Quitten. Die frischen halbreifen Früchte von Aegle Marmelos Correa.

Belladonnae Radix. Belladonna Root. — Radix Belladonnae.

Benzaminae Lactas. Benzamine Lactate. — Eucain lacticum.

Benzenum. Benzene, Benzol. — Benzol.

Berberis. Berberis. — Berberis, die getrockneten Zweige von Berberis aristata D. C.

Betel. Betel. — Die getrockneten Blätter von Piper Betle L.

Buchu Folia. Buchu Leaves. — Folia Bucco, von Barosma betulina Bartling.

Buteae Gummi. Butea Gum, Bengal Kino. — Bengalisches oder Balasa-Kino, von Butea frondosa Roxb. gewonnen.

Buteae Semina. Butea Seeds. — Die Samen von Butea frondosa Roxb.

Butyl-Chloral Hydras. Butyl-Chloral Hydrate. — Butylchloralhydrat.
Caffeinae Citras. Caffeine Citrate. — Coffeinum citricum.
Caffeinae Citras Effervescens. Effervescent Caffeine Citrate. — 40 g Koffeinzitrat, 270 g Weinsäure und 180 g Zitronensäure werden gemischt, dann fügt man hinzu eine Mischung von 510 g Natriumbikarbonat und 140 g Zucker. Die Mischung wird auf 90—105° erwärmt, durch ein Sieb granuliert und dann bei einer nicht 55° übersteigender Temperatur getrocknet. Das Produkt soll ungefähr 1000 g wiegen.
Calcii Chloridum. Calcium Chloride. — Calcium chloratum anhydricum.
Calcii Hydras. Calcium Hydroxide. — Kalziumhydroxyd.
Calx Sulphurata. Sulphurated Lime. — Calcium sulfuratum crudum.
Cannabis Indica. Indian Hemp. — Herba Cannabis indicae.
Cantharidinum. Cantharidin. — Cantharidinum.
Capsici Fructus. Capsicum. — Kayennepfeffer, die getrockneten reifen Früchte von Capsicum minimum Roxb.
Carbon Disulphidum. Carbon Disulphide, Carbon Bisulphide. — Schwefelkohlenstoff.
Cascara Sagrada. Cascara Sagrada. — Cortex Rhamni Purshianae.
Cascarilla. Cascarilla. — Cortex Cascarillae.
Cassiae Fructus. Cassia Pods. — Fructus Cassiae Fistulae.
Cassia Pulpa. Cassia Pulp. — (Kassienmus.) Die Früchte von Cassia fistula werden mit Wasser perkoliert, das Perkolat koliert und auf dem Wasserbad zu einem weichen Extrakt eingedampft.
Catechu. Catechu. — Gambir, aus Uncaria Gambier Roxb. gewonnen.
Chirata. Chiretta. — Herba Chiratae indicae, die getrocknete, während der Blütezeit gesammelte Pflanze, Swertia Chirata Buch.-Ham.
Chloral Formamidum. Chloral Formamide. Chloralamide. — Chloralformamid.
Cocaina. Cocaine. — Cocainum.
Coccus. Cochineal. — Coccionella.
Codeina. Codeine. — Codeinum.
Colchici Cormus. Colchicum Corm. — Tubera Colchici.
Collodium. Collodion. — Kollodium. Zu bereiten aus 21 g Pyroxylin (B. P.), 250 ccm Weingeist und 750 ccm Äther.
Collodium Flexile. Flexible Collodion. — (Collodium elasticum.) 940 ccm Collodium (B. P.), 40 g Kanadabalsam, 20 g Rizinusöl.

Collodium Vesicans. Blistering Collodion. — (Blasenziehendes Kollodium.) 25 g Pyroxylin (B. P.) und 10 g gepulverte Cochenille werden mit Liquor Epispasticus (B. P.) q. s. ad 1000 ccm geschüttelt, bis das Pyroxylin gelöst ist, läßt absetzen und gießt die klare Flüssigkeit ab.

Confectio Piperis. Confection of Pepper. — (Pfefferlatwerge.) 100 g gepulverter schwarzer Pfeffer, 150 g gepulverter Kümmel und 750 g gereinigter Honig werden gemischt.

Confectio Rosae Gallicae. Confection of Roses. — (Rosenlatwerge.) 250 g frische Rosenblätter und 750 g Zucker werden in einem steinernen Mörser verrieben.

Confectio Sennae. Confection of Senna. — (Sennalatwerge.) 160 g Feigen und 80 g getrocknete Pflaumen werden mit 350 ccm Wasser 4 Stunden gekocht, das verdampfte Wasser wird ergänzt, 120 g Tamarindenmus und 120 g Cassia Pulpa (B. P.) hinzugefügt und 2 Stunden digeriert. Das erweichte Mus wird durch ein Haarsieb getrieben, wobei die Samen und harten Teile verworfen werden. Dem so erhaltenen Mus fügt man 400 g Zucker und 15 g Extractum Glycyrrhizae (B. P.) hinzu und löst durch gelindes Erwärmen, der warmen Mischung wird dann allmählich eine Mischung von 100 g gepulverte Sennesblätter und 40 g gepulverter Koriander zugesetzt. Das Ganze wird gut gemischt und durch Eindampfen oder Zusatz von Wasser auf 1000 g gebracht.

Confectio Sulphuris. Confection of Sulphur. — (Schwefellatwerge.) Eine Mischung von 450 g gefällter Schwefel, 110 g Weinstein, 5 g Traganthpulver, 210 ccm Zuckersirup, 55 ccm Tinctura Aurantii (B. P.) und 170 ccm Glycerinum (B. P.).

Coriandri Fructus. Coriander Fruit. — Fructus Coriandri.

Creta Praeparata. Prepared Chalk. — Schlämmkreide.

Cubebae Fructus. Cubebs. — Cubebae.

Cucurbitae Semina Praeparata. Melon Pumpkin Seeds. — Die nicht über einem Monat alten Samen von Cucurbita maxima Duch.

Daturae Folia. Datura Leaves. — Die getrockneten Blätter von Datura fastuosa L. var. alba Nees und Datura metel L.

Daturae Semina. Datura Seeds. — Die getrockneten Samen von Datura fastuosa L. var. alba Nees.

Decoctum Acaciae Corticis. Decoction of Acacia Bark. — 60 g zerstoßene Acaciae Cortex (B. P.) werden 10 Minuten mit 1200 ccm Wasser gekocht, koliert und durch Zusatz von Wasser auf 1000 ccm gebracht.

Decoctum Agropyri. Decoction of Couch Grass, Decoction of Triticum. — 50 g fein zerschnittenes Agropyrum (B. P.) werden mit 1200 ccm Wasser 10 Minuten gekocht, koliert und durch Zusatz von Wasser auf 1000 ccm gebracht.

Decoctum Aloes Compositum. Compound Decoction of Aloes. — 10 g gepulvertes Extractum Aloes (B. P.), 5 g gepulverte Myrrhe, 5 g Kaliumkarbonat, 40 g Extractum Glycyrrhizae (B. P.) und 400 ccm Wasser werden 5 Minuten gekocht. Nach dem Erkalten fügt man 300 ccm Tinctura Cardamomi Composita (B. P.) hinzu, läßt 2 Stunden absetzen, koliert durch Flanell, und durch Wasserzusatz wird das Volum auf 1000 ccm ergänzt.

Decoctum Gossypii Radicis Corticis. Decoction of Cotton Root Bark. — 200 g zerquetschte Gossypii Radicis Cortex (B. P.) werden mit 2000 ccm Wasser gekocht, bis das Volum 1000 ccm beträgt, koliert und wenn nötig durch Wasserzusatz auf 1000 ccm gebracht.

Decoctum Haematoxyli. Decoction of Logwood. — (Blauholzabkochung.) 50 g geraspeltes Blauholz (Haematoxyli Lignum B. P.) werden 10 Minuten mit 1200 ccm Wasser gekocht, gegen Ende des Kochens fügt man 10 g zerstoßener Ceylonzimt hinzu, koliert und ergänzt mit Wasser auf 1000 ccm.

Decoctum Ispaghulae. Decoction of Ispaghula. — 15 g Ispaghula (B. P.) werden 10 Minuten mit 1200 ccm Wasser gekocht, koliert und mit Wasser auf 1000 ccm ergänzt.

Decoctum Sappan. Decoction of Sappan. — 50 g geraspeltes Sappanholz (Sappan B. P.) werden 10 Minuten mit 1200 ccm Wasser gekocht, gegen Ende des Kochens fügt man 10 g zerstoßener Ceylonzimt hinzu, koliert und ergänzt mit Wasser auf 1000 ccm.

Embelia. Embelia. — Die getrockneten Früchte von Embelia ribes Burm. fil. und Embelia robusta Roxb.

Emplastrum Belladonnae. Belladonna Pflaster. — 50 ccm Extractum Belladonnae Liquidum (B. P.) werden auf 12,5 g eingedampft, dann 137,5 g geschmolzenem Emplastrum Resinae (B.P.) zugesetzt.

Emplastrum Calefaciens. Warming Plaster. — Eine Lösung von 0,2 g Kantharidin in 20 ccm Chloroform wird mit 40 ccm Olivenöl versetzt und diese Lösung mit 940 g geschmolzenem Emplastrum Resinae (B. P.) gemischt.

Emplastrum Cantharidini. Cantharidin Plaster. — 2 g Kantharidin werden in 100 ccm Chloroform durch Erwärmen gelöst, die Lösung zu einer im Wasserbade geschmolzenen Mischung von 450 g gelbem Wachs und 448 g Wollfett gegeben und bis zum Erkalten gerührt.

Emplastrum Hydrargyri. Mercurial Plaster. — (Quecksilberpflaster.) Eine Mischung von 18 g Olivenöl und 2 g sublimiertem Schwefel wird erhitzt, bis eine rötlichbraune Flüssigkeit entsteht, diese Lösung wird dann mit 328 g Quecksilber verrieben, bis keine Kügelchen mehr erkennbar sind, worauf man 652 g geschmolzenes Emplastrum Plumbi (B. P.) hinzufügt.

Emplastrum Menthol. Menthol Plaster. — 100 g gelbes Wachs und 750 g Kolophonium werden zusammengeschmolzen; wenn sich die Mischung auf etwa 70° abgekühlt hat, werden 150 g Menthol hinzugefügt und das Ganze bis zur vollständigen Lösung gerührt.

Emplastrum Plumbi. Lead Plaster. — (Bleipflaster.) 400 g Bleioxyd, 800 g Olivenöl und 400 ccm Wasser werden im Dampfbad unter Umrühren erhitzt. Die erhaltene Pflastermasse wird mit heißem Wasser geknetet.

Emplastrum Resinae. Resin Plaster, Adhesive Plaster. — (Heftpflaster.) 100 g Kolophonium, 850 g Emplastrum Plumbi (B. P.), 50 g Sapo Durus (B. P.) werden einzeln bei möglichst niedriger Temperatur geschmolzen und dann gemischt.

Emplastrum Saponis. Soap Plaster. — (Seifenpflaster.) 140 g Sapo Durus (B. P.), 835 g Emplastrum Plumbi (B. P.), 25 g Kolophonium werden einzeln bei niedriger Temperatur geschmolzen und dann gemischt. Die Mischung wird unter Umrühren bis zur richtigen Konsistenz eingedampft.

Euonymi Cortex. Euonymus Bark. — Cortex Evonymi, die Rinde der Wurzel von Evonymus atropurpurea Jacq.

Extractum Agropyri Liquidum. Liquid Extract of Couch Grass, Liquid Extract of Triticum. — 1000 g Agropyrum (B. P.) werden 30 Minuten mit 10000 ccm Wasser gekocht, koliert, der Auszug auf 750 ccm eingedampft, und nach dem Erkalten wird Weingeist hinzugefügt, bis das Volum 1000 ccm beträgt, und filtriert.

Extractum Aloes. Extract of Aloes. — 1000 g Aloe (B. P.) werden mit 10000 ccm kochendem Wasser gemischt, nach 24stündigem Absetzenlassen wird die Flüssigkeit abgegossen, koliert und bei 60° zur Trockne eingedampft.

Extractum Belae Liquidum. Liquid Extract of Bael. — 1000 g gequetschte Belae Fructus (B. P.) werden 12 Stunden mit 5000 ccm Aqua Chloroformi (B. P.) mazeriert; die Flüssigkeit wird abgegossen und bei Seite gestellt. Der Rückstand wird dann noch zweimal mazeriert, jedesmal eine Stunde lang mit je 5000 ccm Aqua Chloroformi (B. P.). Nach dem Abpressen werden die vereinigten, durch Flanell kolierten Auszüge auf 750 ccm eingedampft und nach dem Erkalten durch Zusatz von Weingeist auf 1000 ccm gebracht und filtriert.

Extractum Belladonnae Liquidum. Liquid Extract of Belladonna. — Enthält in 100 ccm 0,75 g Alkaloide der Belladonnawurzel. 1000 g gepulverte Belladonnawurzel werden mit einem Gemisch von 7 Volumen Weingeist (90%) mit 1 Volum Wasser durch Reperkolation ausgezogen, bis für je 3 g der Wurzel 1 ccm starkes Perkolat erhalten wird. Nach Bestimmung des Alkaloidgehaltes wird dieses starke Perkolat mit dem Gemisch von 7 Volum Weingeist und 1 Volum Wasser soweit verdünnt, daß das Fluidextrakt den vorgeschriebenen Alkaloidgehalt enthält.

Extractum Belladonnae Siccum, Extractum Belladonnae. Dry Extract of Belladonna. — Enthält 1% Alkaloide der Belladonnablätter. 1000 g gepulverte Belladonnablätter werden mit Weingeist (70 Volumprozent) perkoliert, bis 4000 ccm Perkolat erhalten worden sind. Nach Bestimmung des Trockenrückstandes und des Alkaloidgehaltes des Perkolats wird letzteres eingedampft und dem Rückstand soviel gepulverten Belladonnablättern von bekanntem Alkaloidgehalt zugesetzt, daß das Extrakt 1% Alkaloidgehalt aufweist, worauf es sorgfältig vermischt und dann gesiebt wird. 1 g Extr. Belladonna sicc. (B. P.) entspricht 0,666 g Extr. Belladonnae (D. A. B. VI).

Extractum Cannabis Indicae. Extract of Indian Hemp. — Grobgepulvertes indisches Hanfkraut wird durch Perkolation mit 90%. Weingeist ausgezogen und das Perkolat zur Konsistenz eines weichen Extraktes eingedampft.

Extractum Cascarae Sagradae Liquidum. Liquid Extract of Cascara Sagrada. — 1000 g gepulverte amerikanische Faulbaumrinde werden mit Wasser perkoliert, das Perkolat auf 600 ccm eingedampft und der Rückstand mit einer Mischung von 250 ccm Weingeist (90%) und 150 ccm Wasser versetzt (q. s. ad 1000 ccm).

Extractum Cascarae Sagradae Siccum. Dry Extract of Cascara Sagrada. — Amerikanische Faulbaumrinde wird mit Wasser perkoliert und das Perkolat zur Trockne eingedampft.

Extractum Cinchonae Liquidum. Liquid Extract of Cinchona. — Enthält in 100 ccm 5 g Chinaalkaloide. 1000 g grobgepulverte Chinarinde (Succirubra) werden mit einer Mischung von 5000 ccm Wasser, 31 ccm Salzsäure (31,79%) und 125 ccm Glyzerin durchfeuchtet; nach 48 Stunden wird mit Wasser perkoliert, bis eine Probe des Perkolats mit einem Überschuß von Natronlauge keinen Niederschlag gibt. Das Perkolat wird bei höchstens 85° auf 1000 ccm eingedampft, und nach Bestimmung des Alkaloidgehalts wird durch Eindampfen oder Zusatz von Wasser das Perkolat derart eingestellt, daß je 85 ccm 5 g Alkaloide enthalten, worauf es auf 100 ccm ergänzt wird durch Zusatz von 12,5 ccm Weingeist (90%) und Wasser q. s.

Extractum Colchici. Extract of Colchicum. — Frische, geschälte Zeitlosenknollen werden ausgepreßt, den Saft läßt man absetzen, gießt klar ab, erhitzt auf 100°, koliert und dampft bei höchstens 70° zur Konsistenz eines weichen Extrakts ein.

Extractum Colocynthidis Compositum. Compound Extract of Colocynth. — 150 g Koloquinten werden mit 4000 ccm Weingeist (60 Volumprozent) 4 Tage mazeriert und der Auszug zur Trockne eingedampft. Dem Rückstande fügt man hinzu: 300 g Extractum Aloes (B. P.), 100 g Scammoniae Resina (B. P.), 25 g gepulverte Kardamomen und 75 g Sapo Animalis (B. P.).

Extractum Ergotae. Extract of Ergot. — 1000 g gestoßenes Mutterkorn werden 12 Stunden mit 5000 ccm Wasser mazeriert, koliert, der Rückstand wird wiederum mit 2500 ccm Wasser ausgezogen, koliert und ausgepreßt. Die vereinigten Auszüge werden auf 500 ccm eingedampft, der Rückstand mit 650 ccm Weingeist (90%) versetzt. Nach 3 Tagen wird die Flüssigkeit filtriert und zu einem weichen Extrakt eingedampft.

Extractum Ergotae Liquidum. Liquid Extract of Ergot. — 1000 g gestoßenes Mutterkorn werden mit 5000 ccm Wasser 12 Stunden mazeriert, koliert, der Rückstand nochmals mit 2500 ccm Wasser ausgezogen, koliert, ausgepreßt. Die vereinigten Flüssigkeiten werden auf 700 ccm eingedampft, nach dem Erkalten wird der Rückstand mit 375 ccm Weingeist (90%) versetzt. Nach 1 Stunde wird filtriert. Das Produkt soll etwa 1000 ccm betragen.

Extractum Euonymi. Extract of Euonymus. — Gepulverte Euonymi Cortex (B. P.) wird durch Perkolation mit Weingeist (45 Volumprozent) ausgezogen, das Perkolat zur Trockne eingedampft, gepulvert und der Rückstand mit einem Viertel seines Gewichts an Kalziumphosphat gemischt und sorgfältig getrocknet.

Extractum Gentianae. Extract of Gentian. — 100 g Enzianwurzel werden 2 Stunden mit 1000 g Wasser ausgezogen, dann 15 Minuten gekocht, ausgepreßt, koliert und zu einem weichen Extrakt eingedampft.

Extractum Glycyrrhizae. Extract of Liquorice. — 1000 g gepulvertes Süßholz werden mit 2500 ccm Aqua Chloroformi (B. P.) 24 Stunden mazeriert, ausgepreßt, koliert. Der Rückstand wird nochmals mit 2500 ccm Aqua Chloroformi (B. P.) 6 Stunden ausgezogen, ausgepreßt und koliert. Die vereinigten Auszüge werden auf 100° erhitzt, koliert und zu einem weichen Extrakt eingedampft.

Extractum Glycyrrhizae Liquidum. Liquid Extract of Liquorice. — 1000 g gepulvertes Süßholz werden mit 2500 ccm Aqua Chloroformi (B. P.) 24 Stunden mazeriert, ausgepreßt, koliert, der Rückstand nochmals mit 2500 ccm Aqua Chloroformi (B. P.) 6 Stunden ausgezogen, ausgepreßt und koliert. Die vereinigten Flüssigkeiten werden auf 100° erhitzt, koliert und zum spezifischen Gewicht von 1,200 eingedampft, dann wird ein Viertel des Volums an Weingeist (90%) zugesetzt, und nach 12 Stunden filtriert.

Extractum Gossypii Radicis Corticis Liquidum. Liquid Extract of Cotton Root Bark. — 1000 g gepulverte Gossypii Radicis Cortex (B. P.) werden mit einer Mischung von 250 ccm Glyzerin und 750 ccm Wasser durchfeuchtet und perkoliert und die Perkolation mit Weingeist (90%) fortgesetzt, bis 1000 ccm Fluidextrakt erhalten worden sind.

Extractum Grindeliae Liquidum. Liquid Extract of Grindelia. — 1000 g grob gepulverte Grindelia (B. P.) werden durch Perkolation mit Weingeist (90%) erschöpft, der Weingeist wird abdestilliert, der Rückstand in einer Lösung von 100 g Natriumbikarbonat in 500 ccm Wasser gelöst. Nach dem Aufbrausen wird das Volum zuerst mit Wasser auf 750 ccm gebracht, und dann mit Weingeist (90%) auf 1000 ccm ergänzt.

Extractum Hamamelidis Liquidum. Liquid Extract of Hamamelis. — 1000 g getrocknete und grob gepulverte Hamamelisblätter werden mit Weingeist (45 Volumprozent) perkoliert, den Vorlauf von 850 ccm stellt man beiseite. Aus dem Nachlauf wird der Weingeist abdestilliert, der Rückstand zu einem weichen Extrakt eingedampft und im Vorlauf gelöst. Das Volum wird durch Zusatz von Weingeist (45 Volumprozent) auf 1000 ccm gebracht.

Extractum Hydrastis Liquidum. Liquid Extract of Hydrastis. — 1000 g grob gepulvertes Hydrastisrhizom werden mit Weingeist (60 Volumprozent) perkoliert, den Vorlauf von 850 ccm stellt man beiseite. Aus dem Nachlauf wird der Weingeist abdestilliert, der Rückstand zu einem weichen Extrakt eingedampft und im Vorlauf gelöst. Durch Zusatz von Weingeist (60 Volumprozent) wird das Fluidextrakt auf einem Gehalt von 2 g Hydrastin in 100 ccm eingestellt.

Extractum Hyoscyami. Extract of Hyoscyamus. Extract of Henbane. — Gehalt 0,3% Alkaloide. Wird wie Extractum Belladonnae Siccum (B. P.) aus getrockneten Bilsenkrautblättern hergestellt (s. S. 39). 1 g Extractum Hyoscyami (B. P.) entspricht 0,6 g Extractum Hyoscyami (D. A. B. VI).

Extractum Ipecacuanhae Liquidum. Liquid Extract of Ipecacuanha. — Enthält in 100 ccm 2 g Alkaloide der Brechwurzel.

1000 g gepulverte Brechwurzel werden mit 200 ccm Weingeist (90%) durchgefeuchtet, hierauf fügt man alle 12 Stunden 200 ccm Weingeist (90%) hinzu und perkoliert, bis 750 ccm Vorlauf erhalten worden sind, den man beiseite stellt. Die Perkolation wird dann fortgesetzt und der Nachlauf vom Weingeist durch Destillation befreit, worauf man den Rückstand im Vorlauf löst. Diese Lösung wird durch Zusatz von Weingeist (90%) verdünnt, so daß das Fluidextrakt in 100 ccm 2 g Brechwurzelalkaloide enthält.

Extractum Kavae Liquidum. Liquid Extract of Kava. — 1000 g Kavae Rhizoma (B. P.) werden mit 2000 ccm Weingeist (90%) durchfeuchtet und nach 48 Stunden perkoliert, wobei der Vorlauf von 750 ccm beiseite gestellt wird. Darauf wird die Perkolation mit Weingeist (45 Volumprozent) fortgesetzt, der Weingeist im Nachlauf abdestilliert, der Rückstand bei höchstens 80° eingedampft bis zu einem weichen Extrakt und im Vorlauf gelöst. Durch Zusatz von Weingeist (90%) wird das Volum auf 1000 ccm gebracht.

Extractum Krameriae. Extract of Krameria, Extract of Rhatany. — Gepulverte Ratanhiawurzel wird durch Perkolation mit Wasser erschöpft und das Perkolat zur Trockne eingedampft.

Extractum Nucis Vomicae Liquidum. Liquid Extract of Nux Vomica. — Enthält in 100 ccm 1,5 g Strychnin. 1000 g gepulverte Brechnuß werden durch das Reperkolations-Verfahren mit Weingeist (70 Volumprozent) ausgezogen, bis 500 ccm Perkolat erhalten worden sind. Dieses Perkolat wird mit 15 g Hartparaffin in einem geschlossenen Gefäß bei 60° einige Minuten erwärmt, unter kräftigem Umschütteln. Nach dem Erkalten wird das von Fett befreite Perkolat abgegossen und filtriert. Nach Bestimmung des Alkaloidgehaltes wird Weingeist (70 Volumprozent) zugesetzt, um das Fluidextrakt auf 1,5 g Strychnin in 100 ccm einzustellen.

Extractum Nucis Vomicae Siccum. Extractum Nucis Vomicae. Dry Extract of Nux Vomica. — Enthält in 100 g 5 g Strychnin. 10 ccm Extractum Nucis Vomicae Liquidum (B. P.) werden zur Trockne eingedampft und bei 100° nachgetrocknet. Zieht man das Gewicht dieses Rückstandes von 3 g ab, so ergibt sich die Menge Kalziumphosphat, welche jeder (eingedampften) Portion von 10 ccm Fluidextrakt zuzusetzen ist. (Praktisch entspricht 1 g Extractum Nucis Vomicae Siccum (B. P.) 0,625 g Extractum Strychni (D. A. B. VI).

Extractum Opii Liquidum. Liquid Extract of Opium. — Enthält in 100 ccm 0,75 g Morphin. 37,5 g Extractum Opii werden mit 700 ccm Wasser verrieben und die Mischung unter öfterem Umschütteln 24 Stunden in der Kälte stehengelassen. Dann werden 200 ccm Weingeist (90 Volumprozent) zugesetzt und nach 24 Stunden wird die Mischung filtriert und das Filter mit soviel Wasser nachgewaschen, daß 1000 ccm Flüssigkeit erhalten werden.

Extractum Picrorhizae Liquidum. Liquid Extract of Picrorhiza. — 1000 g gepulverte Picrorhiza (B. P.) werden mit Weingeist (60 Volumprozent) perkoliert, der Vorlauf von 850 ccm wird beiseite gestellt. Der Nachlauf wird vom Weingeist durch Destillation befreit, zu einem trockenen Extrakt eingedampft und im Vorlauf gelöst. Die Flüssigkeit wird auf 1000 ccm durch Zusatz von Weingeist (60 Volumprozent) ergänzt.

Extractum Rhei. Extract of Rhubarb. — Rhabarber wird durch Perkolation mit Weingeist (60 Volumprozent) erschöpft und das Perkolat zur Trockne eingedampft.

Extractum Strophanthi. Extract of Strophanthus. — 25 g gepulverte und bei 45° getrocknete Strophanthussamen (Strophanthus Kombé) werden mit Äther befeuchtet und nach 24 Stunden mit Äther perkoliert, bis die Flüssigkeit farblos abläuft. Der Rückstand wird dann bei höchstens 50° getrocknet, gepulvert, mit Weingeist (90%) befeuchtet und nach 48 Stunden mit Weingeist (90%) perkoliert, bis 250 ccm Flüssigkeit erhalten worden sind. Diese wird in einer tarierten Schale eingedampft bis zur Konsistenz eines dicken Extraktes, worauf soviel Milchzucker zugesetzt wird, daß das Gewicht des Extraktes 50 g beträgt.

Extractum Taraxaci. Extract of Taraxacum. — Frische Löwenzahnwurzel (Taraxacum B. P.) wird ausgepreßt, man läßt den Preßsaft absetzen, gießt ab und erhitzt auf 100° 10 Minuten lang, koliert und dampft zu einem weichen Extrakt ein.

Extractum Viburni Liquidum. Liquid Extract of Black Haw. — 1000 g gepulverte Cortex Viburni prunifolii (Viburnum B. P.) werden mit Weingeist (70 Volumprozent) perkoliert. Der Vorlauf von 850 ccm wird beiseite gestellt. Der Nachlauf wird vom Weingeist durch Destillation befreit, zu einem weichen Extrakt eingedampft und diese im Vorlauf gelöst, worauf das Volum auf 1000 ccm durch Zusatz von Weingeist (70 Volumprozent) ergänzt wird.

Fel Bovinum Purificatum. Purified Ox Bile. — 500 ccm frische Ochsengalle werden auf ein Viertel ihres Volums eingedampft; diese Flüssigkeit wird mit dem doppelten Volum Weingeist (90%) geschüttelt, die Mischung beiseite gestellt, die klare Flüssigkeit abgegossen und der Rest filtriert, wobei das Filter mit Weingeist (90%) nachgewaschen wird. Die vereinigten Flüssigkeiten werden vom Weingeist durch Destillation befreit, und der Rückstand auf dem Wasserbad zu einem dicken Extrakt eingedampft.

Ferri Carbonas Saccharatus. Saccharated Iron Carbonate. —

Man löst 15 g Stärkesirup (Glucosum B. P.) in 300 ccm siedendem Wasser und fügt der Lösung 97,5 g Ferrosulfat hinzu. Andererseits bereitet man eine Lösung von 105 g Natriumkarbonat in 150 ccm siedendem Wasser, und in diese gießt man die erste Lösung unter Umrühren. Nach dem Vermischen mit 400 ccm siedendem Wasser läßt man den Niederschlag absetzen. Die überstehende Flüssigkeit wird abgegossen, der Niederschlag zweimal mit je 400 ccm siedendem Wasser nachgewaschen, worauf der gewaschene Niederschlag mit 15 g Stärkesirup (Glucosum B. P.) gemischt wird, und bei höchstens 100° getrocknet, dann gepulvert.

Ferri et Ammonii Citras. Iron and Ammonium Citrate. — In eine Mischung von 320 ccm Ammoniakflüssigkeit (10%) mit 800 ccm Wasser gießt man eine Mischung von 200 ccm Liquor Ferri Persulphatis (B. P.) mit 800 ccm Wasser. Nach Ablauf von 2 Stunden wird der Niederschlag von Eisenhydroxyd mit Wasser gewaschen, bis das Waschwasser keine Sulfate mehr enthält. Man läßt gut abtropfen, mischt das Eisenhydroxyd mit einer warmen Lösung von 80 g Zitronensäure in 80 ccm Wasser; nach dem Erkalten fügt man 110 ccm Ammoniakflüssigkeit hinzu, koliert, dampft zur Sirupdicke ein (wobei ein kleiner Überschuß von Ammoniak zugegen sein soll) und trocknet auf Glasplatten bei höchstens 40°.

Ferri et Potassii Tartras. Ferrum Tartaratum. Iron and Potassium Tartrate, Tartarated Iron. — Eisenhydroxyd wird wie bei Ferri et Ammonii Citras beschrieben dargestellt und mit 66,5 g Weinstein gemischt. Nach 24 Stunden wird die Mischung auf höchstens 60° erwärmt, unter Zusatz, in kleinen Portionen, von 600 ccm Wasser. Die Lösung wird filtriert, bei höchstens 60° zur Sirupdicke eingedampft, und auf Glasplatten bei höchstens 40° getrocknet.

Ferri et Quininae Citras. Iron and Quinine Citrate. — Aus 180 ccm Liquor Ferri Persulphatis (B. P.) wird Eisenhydroxyd wie bei Ferri et Ammonii Citras beschrieben dargestellt. Man bereitet eine Lösung von 40 g Chininsulfat in 320 ccm Wasser und 60 ccm verdünnte Schwefelsäure (10%), fällt das Chinin durch Zusatz von Ammoniakflüssigkeit, filtriert, und wäscht den Niederschlag mit 1200 ccm Wasser aus. Das Eisenhydroxyd wird mit einer warmen Lösung von 123 g Zitronensäure in 123 ccm Wasser gemischt, nach erfolgter Lösung fügt man das gefällte Chinin hinzu und rührt das Ganze (auf dem Wasserbad), bis alles in Lösung gegangen ist. Nach dem Erkalten setzt man in kleinen Anteilen eine Mischung von 60 ccm Ammoniakflüssigkeit mit 80 ccm Wasser hinzu, unter Umrühren, wobei zu beachten ist, daß das ausgeschiedene Chinin erst in Lösung geht, bevor ein neuer Zusatz der verdünnten Ammoniakflüssigkeit erfolgt. Die Lösung wird dann filtriert, zur Sirupdicke eingedampft und auf Glasplatten bei höchstens 40° getrocknet. Enthält 15% Chinin.

Ferri Phosphas Saccharatus. Saccharated Iron Phosphate. — Man bereitet eine Lösung von 20 g Stärkesirup (Glucosum B. P.) und 120 g Ferrosulfat in 400 ccm siedendem Wasser. Andererseits löst man 110 g Natriumphosphat in 400 ccm siedendem Wasser und gießt die erste Lösung in diese, unter Umrühren, worauf eine Lösung von 50 g Natriumkarbonat in 400 ccm siedendem Wasser hinzugefügt wird. Man läßt absetzen, gießt die überstehende Flüssigkeit ab, wäscht den Niederschlag zweimal aus mit je 2000 ccm siedendem Wasser, mischt den Niederschlag mit 20 g Stärkesirup (Glucosum B. P.) und trocknet bei höchstens 100°. Enthält 60% $Fe_3(PO_4)_2 + 8 H_2O$.

Ferrum. Iron. — Eisendraht von 0,1 mm Durchmesser oder schmiedeeiserne Nägel frei von Oxyd.

Gelsemii Radix. Gelsemium Root. — Die getrockneten Wurzelstöcke und Wurzeln von Gelsemium nitidum Michaux.

Glucosum. Glucose. — Stärkesirup mit einem Wassergehalt von 20%.

Glusidum. Glusid. — Saccharin.

Glycerinum. Glycerin. — Glyzerin, spez. Gewicht 1,260.

Glycerinum Acidi Borici. Glycerin of Boric Acid. — 300 g Borsäure und 450 g Glyzerin (B. P.) werden unter Umrühren so lange auf höchstens 150° erhitzt, bis das Gewicht 500 g beträgt, dann wird mit Glyzerin auf 1000 g ergänzt.

Glycerinum Acidi Carbolici. Glycerin of Phenol. — Eine Lösung von 20 g Phenol in Glyzerin (B. P.) q. s. ad 100 ccm.

Glycerinum Acidi Tannici. Glycerin of Tannic Acid. — Eine Lösung von 20 g Gerbsäure in Glyzerin (B. P.) q. s. ad 100 ccm.

Glycerinum Aluminis. Glycerin of Alum. — 20 g Alaun (B. P.). 7,5 g Wasser und Glyzerin (B. P.) q. s. ad 120 ccm. Die klare Flüssigkeit wird vom Niederschlag abgegossen.

Glycerinum Amyli. Glycerin of Starch. — 20 g Stärke, 130 ccm Glyzerin (B. P.) und 30 ccm Wasser werden unter Umrühren erhitzt, bis eine durchscheinende Gallerte gebildet ist.

Glycerinum Boracis. Glycerin of Borax. — Eine Lösung von 20 g Borax in 120 ccm Glyzerin (B. P.).

Glycerinum Pepsini. Glycerin of Pepsin. — 100 g Pepsin (B.P.) werden in eine Mischung von 11,5 ccm Salzsäure (31,79%), 600 ccm Glyzerin (B. P.) und 260 ccm Wasser gelöst; das Volum mit Wasser auf 1000 ccm gebracht und nach 20 Minuten filtriert.

Glycerinum Plumbi Subacetatis. Glycerin of Lead Subacetate. — 500 ccm Bleiessig werden auf dem Wasserbad zur Trockne eingedampft, der Rückstand wird unter Erwärmen in 500 ccm Glyzerin (B. P.) gelöst und nach dem Erkalten mit Wasser verdünnt, bis das spez. Gewicht 1,48 beträgt, dann filtriert.

Glycerinum Tragacanthae. Glycerin of Tragacanth. — 10 g Traganthpulver werden mit 30 ccm Glyzerin (B. P.) vermischt, 10 ccm Wasser zugesetzt und das Ganze im Mörser angerieben, bis ein gleichmäßiger Kleister entstanden ist.

Gossypii Radicis Cortex. Cotton Root Bark. — Die Wurzelrinde von Gossypium herbaceum L. und von anderen kultivierten Arten von Gossypium.

Grindelia. Grindelia. — Die getrockneten Blätter und blühenden Stengelspitzen von Grindelia camporum Greene.

Guaiaci Resina. Guaiacum Resin. — Resina Guajaci.

Guaiacol. Guaiacol. — Guajacolum, das flüssige und das kristallisierte Guajacol sind unter dieser Bezeichnung aufgenommen.

Gummi Indicum. Indian Gum, Ghatti Gum. — Das aus dem Stamm von Anogeissus latifolia Wall. gewonnene Gummi.

Haematoxyli Lignum. Logwood. — Das Kernholz von Haematoxylon campechianum L.

Hamamelidis Cortex. Hamamelis Bark, Witch Hazel Bark. — Die getrocknete Rinde von Hamamelis virginiana L.

Hamamelidis Folia. Hamamelis Leaves, Witch Hazel Leaves. — Die frischen sowie getrockneten Blätter von Hamamelis virginiana L.

Hirudo. Leeches. — Hirudo medicinalis L. und Hirudo quinquestriata Schmarda.

Hydrargyrum cum Creta. Mercury with Chalk, Grey Powder. — 20 g Quecksilber und 40 g Schlämmkreide werden verrieben, bis Quecksilberkügelchen mit bloßem Auge nicht mehr erkennbar sind.

Hydrargyrum Oleatum. Oleated Mercury, Mercuric Oleate. — 20 g gelbes Quecksilberoxyd werden mit 5 g flüssigem Paraffin verrieben und 75 g Ölsäure hinzugesetzt. Die Mischung wird auf 50° bis zur Umsetzung erwärmt.

Hyoscyaminae Sulphas. Hyoscyamine Sulphate. — Hyoscyaminsulfat.

Infusum Alstoniae. Infusion of Alstonia. — 50 g Alstonia (B. P.) und 1000 ccm siedendes Wasser; nach $1/_2$ Stunde seiht man heiß durch.

Infusum Aurantii. Infusion of Orange Peel. — 50 g Pomeranzenschale und 1000 ccm siedendes Wasser; nach $^1/_4$ Stunde seiht man heiß durch.

Infusum Aurantii Compositum. Compound Infusion of Orange Peel. — 25 g Pomeranzenschale, 10 g frische Zitronenschale, 5 g gestoßene Nelken und 1000 ccm siedendes Wasser; nach $^1/_4$ Stunde seiht man heiß durch.

Infusum Buchu. Infusion of Buchu. — 50 g Buchu Folia (B. P.) und 1000 ccm siedendes Wasser; nach $^1/_4$ Stunde seiht man heiß durch.

Infusum Calumbae. Infusion of Calumba. — 50 g Kolombowurzel und 1000 ccm kaltes Wasser; nach $^1/_2$ Stunde durchseihen.

Infusum Caryophylli. Infusion of Cloves. — 25 g gestoßene Nelken und 1000 ccm siedendes Wasser; nach $^1/_4$ Stunde seiht man heiß durch.

Infusum Cascarillae. Infusion of Cascarilla. — 50 g Cascarilla (B. P.) und 1000 ccm siedendes Wasser; nach $^1/_4$ Stunde seiht man heiß durch.

Infusum Chiratae. Infusion of Chiretta. — 50 g Chirata (B. P.) und 1000 ccm siedendes Wasser; nach $^1/_4$ Stunde seiht man heiß durch.

Infusum Cinchonae Acidum. Acid Infusion of Cinchona. — 50 g Chinarinde, 12,5 ccm Acidum Sulphuricum Aromaticum (B. P.) und 1000 ccm siedendes Wasser; nach 1 Stunde seiht man heiß durch.

Infusum Digitalis. Infusion of Digitalis. — 7 g Digitalisblätter und 1000 ccm siedendes Wasser; nach $^1/_4$ Stunde seiht man heiß durch.

Infusum Ergotae. Infusion of Ergot. — 50 g gestoßenes Mutterkorn und 1000 ccm siedendes Wasser; nach $^1/_4$ Stunde seiht man heiß durch.

Infusum Gentianae Compositum. Compound Infusion of Gentian. — 12,5 g Enzianwurzel, 12,5 g Pomeranzenschale, 25 g frische Zitronenschale und 1000 ccm siedendes Wasser; nach $^1/_4$ Stunde seiht man heiß durch.

Infusum Krameriae. Infusion of Krameria, Infusion of Rhatany. — 50 g Ratanhiawurzel und 1000 ccm siedendes Wasser; nach $^1/_4$ Stunde seiht man heiß durch.

Infusum Quassiae. Infusion of Quassia. — 10 g Quassiae Lignum (B. P.) und 1000 ccm kaltes Wasser; nach $^1/_4$ Stunde durchseihen.

Infusum Rhei. Infusion of Rhubarb. — 50 g Rhabarber und 1000 ccm siedendes Wasser; nach $^1/_4$ Stunde seiht man heiß durch.

Infusum Rosae Acidum. Acid Infusion of Roses. — 25 g getrocknete Rosae Gallicae Petala (B. P.), 12,5 ccm Acidum Sulphuricum Dilutum (B. P. = 10%) und 1000 ccm siedendes Wasser; nach ¹/₄ Stunde seiht man heiß durch.

Infusum Scoparii. Infusion of Broom. — 100 g getrocknete Scoparii Cacumina (B. P.) und 1000 ccm siedendes Wasser; nach ¹/₄ Stunde seiht man heiß durch.

Infusum Senegae. Infusion of Senega. — 50 g Senegawurzel und 1000 ccm siedendes Wasser; nach ¹/₂ Stunde seiht man heiß durch.

Infusum Sennae. Infusion of Senna. — 100 g Sennesblätter, 5 g Ingwer und 1000 ccm siedendes Wasser; nach ¹/₄ Stunde seiht man heiß durch.

Infusum Uvae Ursi. Infusion of Bearberry. — 50 g Bärentraubenblätter und 1000 ccm siedendes Wasser; nach ¹/₄ Stunde seiht man heiß durch.

Injectio Apomorphinae Hypodermica. Hypodermic Injection of Apomorphine. — Eine Lösung von 1 g Apomorphinhydrochlorid in 1 ccm Acidum Hydrochloricum Dilutum (B. P. = 10%) und Wasser q. s. ad 100 ccm. (Das Wasser ist frisch gekocht und abgekühlt zu verwenden.)

Injectio Cocainae Hypodermica. Hypodermic Injection of Cocaine. — Man löst 0,15 g Salizylsäure in 100 ccm siedendem Wasser, und nach dem Erkalten fügt man 5 g Kokainhydrochlorid hinzu. Das Volum wird auf 100 ccm ergänzt durch Zusatz von frisch gekochtem und abgekühltem Wasser.

Injectio Ergotae Hypodermica. Hypodermic Injection of Ergot. — Eine Lösung von 33 g Extractum Ergotae (B. P.) und 1 g Phenol in Wasser q. s. ad 100 ccm. (Das Wasser ist frisch gekocht und abgekühlt zu verwenden.)

Injectio Morphinae Hypodermica. Hypodermic Injection of Morphine. — Eine Lösung von 2,5 g Morphintartrat in Wasser q. s. ad 100 ccm. (Das Wasser ist frisch gekocht und abgekühlt zu verwenden.)

Injectio Strychninae Hypodermica. Hypodermic Injection of Strychnine. — Eine Lösung von 0,75 g Strychninhydrochlorid in Wasser q. s. ad 100 ccm. (Das Wasser ist frisch gekocht und abgekühlt zu verwenden.)

Ipomoeae Radix. Orizaba Jalap Root, Mexican Scammony Root. — Die getrocknete Wurzel von Ipomoea orizabensis Ledanois.

Ispaghula. Ispaghula. — Die getrockneten Samen von Plantago ovata Forsk.

Kaladana. Kaladana, Pharbitis Seeds. — Die getrockneten Samen von Ipomoea hederacea Jacq.

Kaladanae Resina. Kaladana Resin, Pharbitisin. — Grob gepulverte Kaladana (B. P.) wird mit Weingeist (90%) ausgezogen, der Auszug vom Weingeist durch Destillation befreit und der Rückstand in das achtfache seines Volums Wasser eingegossen. Das ausgeschiedene Harzgemisch wird mit Wasser gewaschen und bei gelinder Wärme getrocknet.
Kavae Rhizoma. Kava Rhizome. — Der geschälte, getrocknete und zerschnittene Wurzelstock von Piper methysticum Forster fil.
Kino. Kino. — Kino.
Kino Eucalypti. Eucalyptus Kino, Eucalyptus Gum, Red Gum. — Das aus dem Stamm verschiedener Eucalyptusarten erhaltene Sekret.
Lamellae. Discs. — Zur Herstellung von Lamellen dient folgende Grundmasse: 18 g Gelatine werden durch gelindes Erwärmen in 2 g Glyzerin (B. P.) und 88 g Wasser gelöst. Die in den Einzelvorschriften angegebene Menge wird geschmolzen und nach Lösung des Arzneimittels auf 100 qcm große Glasplatten ausgegossen, die vorher mit einer dünnen Schicht von weißem Wachs überzogen worden sind. Nach dem Trocknen bei höchstens 36° wird das Häutchen abgezogen und daraus runde Lamellen von ungefähr 3 mm Durchmesser geschnitten.
Lamellae Atropinae. Discs of Atropine. — 0,016 g Atropinsulfat wird in 8,8 g Grundmasse gelöst. Jede Lamelle wiegt etwa 1,3 mg und enthält 0,013 mg Atropinsulfat.
Lamellae Cocainae. Discs of Cocaine. — 1,65 g Kokainhydrochlorid wird in 15 g Grundmasse gelöst. Jede Lamelle wiegt etwa 3,5 mg und enthält 1,3 mg Kokainhydrochlorid.
Lamellae Homatropinae. Discs of Homatropine. — 0,82 g Homatropinhydrobromid wird in 10,1 g Grundmasse gelöst. Jede Lamelle wiegt etwa 2,1 mg und enthält 0,65 mg Homatropinhydrobromid.
Lamellae Physostigminae. Discs of Physostigmine, Discs of Eserine. — 0,082 g Physostigminsulfat wird in 8,45 g Grundmasse gelöst. Jede Lamelle wiegt etwa 1,3 mg und enthält 0,065 mg Physostigminsulfat.
Laurocerasi Folia. Cherry-Laurel Leaves. — Die frischen Blätter von Prunus Laurocerasus L.
Limonis Cortex. Lemon Peel. — Zitronenschale, die frische äußere Schicht der Fruchtwand von Citrus medica L. var. β Limonum Hook. f.
Lini Semina Contusa. Crushed Linseed. — Leinsamenpulver.
Linimentum Aconiti. Liniment of Aconite. — 500 g gepulverte Aconiti Radix (B. P.) werden mit Weingeist (90%) perkoliert.

Den Vorlauf von 750 ccm stellt man beiseite, dampft den Nachlauf zur Sirupdicke ein und löst diesen Rückstand im Vorlauf. Nach Bestimmung des Alkaloidgehaltes dieses Auszuges werden soviel Kampfer und Weingeist (90%) zugesetzt, daß das fertige Liniment 3 g Kampfer und 0,2 g Alkaloide in 100 ccm enthält.

Linimentum Ammoniae. Liniment of Ammonia. — Eine Mischung von 250 ccm Ammoniakflüssigkeit, 250 ccm Mandelöl, und 500 ccm Olivenöl.

Linimentum Belladonnae. Liniment of Belladonna. — 50 g Kampfer werden in 300 ccm Weingeist (90%) gelöst und 500 ccm Extractum Belladonnae Liquidum (B. P.), 100 ccm Wasser sowie Weingeist (90%) q. s. ad 1000 ccm hinzugefügt. Nach 24 stündigem Stehen wird filtriert.

Linimentum Calcis. Liniment of Lime. — 500 ccm Kalkwasser und 500 ccm Olivenöl.

Linimentum Camphorae Ammoniatum. Ammoniated Liniment of Camphor, Compound Liniment of Camphor. — 125 g Kampfer und 5 ccm Lavendelöl werden in 600 ccm Weingeist (90%) gelöst und 250 ccm Liquor Ammoniae Fortis (B. P. = 32,5%) sowie Weingeist (90%) q. s. ad 1000 ccm hinzugefügt.

Linimentum Chloroformi. Liniment of Chloroform. — 500 ccm Chloroform und 500 ccm Linimentum Camphorae (B. P. = Ol. Camphoratum forte D. A. B. VI).

Linimentum Crotonis. Liniment of Croton Oil. — 120 ccm Krotonöl, 440 ccm Kajeputöl und 440 ccm Weingeist (90%).

Linimentum Hydrargyri. Liniment of Mercury. — Eine Mischung von 40 ccm Ammoniakflüssigkeit und 80 ccm Linimentum Camphorae (B. P. = Ol. camphoratum forte D. A. B. VI) wird mit 50 g Unguentum Hydrargyri (B. P.) verrieben.

Linimentum Opii. Liniment of Opium. — 500 ccm Tinctura Opii simplex und 500 ccm Linimentum Saponis (B. P.).

Linimentum Potassii Iodidi cum Sapone. Liniment of Potassium Iodide with Soap. — 40 g frisch bereitete Sapo Animalis (B. P.) werden in 200 ccm Wasser und 20 ccm Glyzerin (B. P.) in einer gewogenen Schale auf dem Wasserbad gelöst, das verdampfte Wasser wird ersetzt und die Lösung in einem Mörser mit 30 g gepulvertes Kaliumjodid bis zum Erkalten gerührt, worauf 2 ccm Zitronenöl hinzugefügt werden und das Ganze nochmals verrührt.

Linimentum Saponis. Liniment of Soap. — 80 g Sapo Mollis (B. P.), 40 g Kampfer und 15 ccm Rosmarinöl werden in 600 ccm Weingeist (90%) gelöst, 170 ccm Wasser und Weingeist (90%) q. s. ad 1000 ccm hinzugefügt. Nach einer Woche wird die Lösung filtriert.

Linimentum Sinapis. Liniment of Mustard. — Eine Lösung von 35 ccm Senföl, 55 g Kampfer und 125 ccm Rizinusöl in Weingeist (90%) q. s. ad 1000 ccm.

Linimentum Terebinthinae. Liniment of Turpentine. — Eine Lösung von 50 g Kupfer in 650 ccm gereinigtem Terpentinöl wird in kleinen Portionen zu einer Mischung von 75 g Sapo Mollis (B. P.) und 100 ccm Wasser hinzugefügt und bis zur Emulsionsbildung verrührt. Die Mischung wird dann mit Wasser auf 1000 ccm ergänzt.

Linimentum Terebinthinae Aceticum. Liniment of Turpentine and Acetic Acid. — 110 ccm Essigsäure, 445 ccm Linimentum Camphorae (B. P. = Ol. camphoratum forte D. A. B. VI) und gereinigtes Terpentinöl q. s. ad 1000 ccm.

Liquor Acidi Chromici. Solution of Chromic Acid. — 25 g Chromsäure und Wasser q. s. ad 100 ccm.

Liquor Adrenalini Hydrochloricus. Hydrochloric Solution of Adrenalin. — Man löst 1 g Adrenalin in eine Lösung von 5 ccm Chloroform, 9 g Natriumchlorid, 3 ccm Acidum Hydrochloricum Dilutum (B. P. = 10%) und 900 ccm Wasser und ergänzt mit Wasser auf 1000 ccm. (Das Wasser ist frisch gekocht und abgekühlt zu verwenden.)

Liquor Ammoniae Fortis. Strong Solution of Ammonia. — Ammoniakflüssigkeit mit einem Gehalt von 32,5% NH_3.

Liquor Ammonii Acetatis. Solution of Ammonium Acetate. — Eine Mischung von 162,5 ccm Acidum Aceticum (B. P. = 33%) und 500 ccm Wasser wird mit Ammoniumkarbonat neutralisiert (ungefähr 50 g) und das Volum durch Zusatz von Wasser auf 1000 ccm gebracht. (Spez. Gewicht 1,016.)

Liquor Ammonii Citratis. Solution of Ammonium Citrate. — Eine Lösung von 125 g Zitronensäure in 625 g Wasser wird mit Ammoniumkarbonat neutralisiert (ungefähr 87,5 g) und das Volum mit Wasser auf 1000 ccm ergänzt. (Spez. Gewicht 1,057.)

Liquor Arsenicalis. Arsenical Solution, Fowler's Solution. — 10 g arsenige Säure, 10 g Kaliumkarbonat, 30 ccm Tinctura Lavandulae Composita (B. P.) und Wasser q. s. ad 1000 ccm.

Liquor Arsenici Hydrochloricus. Hydrochloric Solution of Arsenic. — 10 g arsenige Säure, 12 ccm Acidum Hydrochloricum (B. P. = 31,79%) und Wasser q. s. ad 1000 ccm.

Liquor Arsenii et Hydrargyri Iodidi. Solution of Arsenious and Mercuric Iodides, Donovan's Solution. — 10 g Arsentrijodid, 10 g Quecksilberjodid und Wasser q. s. ad 1000 ccm.

Liquor Atropinae Sulphatis. Solution of Atropine Sulphate. —

1 g Atropinsulfat, Wasser q. s. ad 100 ccm. (Das Wasser ist frisch gekocht und abgekühlt zu verwenden.)

Liquor Bismuthi et Ammonii Citratis. Solution of Bismuth and Ammonium Citrate. — Eine Mischung von 52 g Zitronensäure, 70 g basisches Wismutnitrat und 20 ccm Wasser wird unter öfterem Umrühren 30 Minuten stehengelassen, oder solange, bis eine kleine Probe in Ammoniakflüssigkeit klar löslich ist. Die Mischung wird dann in ein Becherglas gebracht unter Nachspülen des Mörsers mit 400 ccm Wasser. Man läßt den Niederschlag absetzen, gießt die klare Flüssigkeit ab und wäscht den Niederschlag dreimal mit je 400 ccm Wasser. Der noch feuchte Niederschlag wird dann mit soviel Ammoniakflüssigkeit versetzt, daß er sich gerade darin löst, und die Lösung mit Wasser auf 1000 ccm verdünnt.

Liquor Calcis Chlorinatae. Solution of Chlorinated Lime. — 100 g Chlorkalk und 1000 ccm Wasser, nach dreistündigem Stehen wird die Mischung koliert. Enthält ungefähr 3% Chlor.

Liquor Calcis Saccharatus. Saccharated Solution of Lime. — Eine Mischung von 50 g Kalziumhydroxyd, 100 g Zucker und 1000 ccm Wasser wird unter gelegentlichem Umschütteln einige Stunden stehengelassen, worauf die klare Flüssigkeit durch einen Heber abgezogen wird, unter möglichster Vermeidung von Luftzutritt. (Spez. Gewicht 1,055.)

Liquor Cresol Saponatus. Solution of Cresol with Soap, Compound Solution of Cresol. — Eine Mischung von 500 g Rohkresol und 350 g Rizinusöl wird auf 80° erwärmt, und die warme Lösung mit einer Lösung von 80 g Kaliumhydroxyd in 70 ccm Wasser gemischt. Die Mischung wird solange erwärmt, bis 1 Volumteil eine klare Lösung mit 10 Volumteilen Wasser gibt, und nach dem Erkalten mit Wasser auf 1000 ccm verdünnt.

Liquor Epispasticus. Blistering Liquid. — 4 g Kantharidin, 25 ccm Rizinusöl, 12 g Kolophonium, Azeton q. s. ad 1000 ccm.

Liquor Ethyl Nitritis. Solution of Ethyl Nitrite. — Eine Lösung von 2,5 bis höchstens 3 Gewichtsprozent Äthylnitrit in einer Mischung von 95 Volumteilen absolutem Alkohol und 5 Volumteilen Glyzerin (B. P.). Spez. Gewicht 0,823—0,826.

Liquor Ferri Perchloridi. Solution of Ferric Chloride. — 250 ccm Liquor Ferri Perchloridi Fortis (B. P.), Wasser q. s. ad 1000 ccm.

Liquor Ferri Perchloridi Fortis. Strong Solution of Ferric Chloride. — Liquor Ferri sesquichlorati mit einem Gehalt von 20 g Eisen in 100 ccm. Spez. Gewicht 1,49. (156 ccm Liquor Ferri sesquichlorati D. A. B. VI entsprechen 100 ccm Liquor Ferri Perchloridi Fortis B. P.)

Liquor Ferri Persulphatis. Solution of Ferric Persulphate. —

400 g Ferrosulfat werden in 500 ccm Wasser und 37,5 ccm konz. Schwefelsäure durch Erwärmen gelöst und diese Lösung zu einer erwärmten Mischung von 100 ccm Wasser und 37,5 ccm Salpetersäure (B. P. = 70%) hinzugefügt. Die Lösung wird nun solange erhitzt, bis Stickoxyde nicht mehr entweichen und sie eine rote Farbe annimmt. Nach dem Erkalten wird das Volum auf 550 ccm durch Zusatz von Wasser gebracht. Spez. Gewicht ungefähr 1,441.

Liquor Formaldehydi Saponatus. Solution of Formaldehyde with Soap. — 400 g Sapo Mollis (B. P.) werden in 300 ccm Weingeist (90%) gelöst, 200 ccm Formaldehydlösung und Wasser q. s. ad 1000 ccm hinzugefügt.

Liquor Hamamelidis. Solution of Hamamelis. — 1000 g frische Hamamelisblätter, 2000 ccm Wasser und 160 ccm Weingeist (90%) werden 24 Stunden mazeriert, dann werden 1000 ccm abdestilliert.

Liquor Hydrargyri Nitratis Acidus. Acid Solution of Mercuric Nitrate. — 120 g Quecksilber werden in einer Mischung von 150 ccm Salpetersäure (B. P. = 70%) und 45 ccm Wasser ohne Erwärmen gelöst, worauf die Lösung durch gelindes Erwärmen auf 360 g eingedampft wird. Spez. Gewicht ungefähr 2,0.

Liquor Hydrargyri Perchloridi. Solution of Mercuric Chloride. — 1 g Quecksilberchlorid, Wasser q. s. ad 1000 ccm.

Liquor Magnesii Bicarbonatis. Solution of Magnesium Bicarbonate, Fluid Magnesia. — 40 g Magnesiumsulfat werden in 200 ccm Wasser, ebenso 50 g Natriumkarbonat in 200 ccm Wasser gelöst; die Lösung von Magnesiumsulfat wird zum Sieden erhitzt und der Natriumkarbonatlösung hinzugefügt. Die Mischung wird bis zum Aufhören der Entwicklung von Kohlendioxyd gekocht, worauf der Niederschlag auf einem Leinentuch gesammelt wird und bis zum Verschwinden der Reaktion für Sulfate gewaschen. Der gewaschene Niederschlag wird mit 400 ccm Wasser gemischt und in einem geeigneten Apparat mit Kohlendioxyd gesättigt, dann der Einwirkung eines Überschusses von Kohlendioxyd unter einem Druck von ungefähr 3 Atmosphären 24 Stunden oder länger überlassen. Die Lösung wird abgegossen, Kohlendioxyd wird von neuem eingeleitet, worauf sie in gut verschlossenen Flaschen eingefüllt wird.

Liquor Morphinae Acetatis. Solution of Morphine Acetate. — 1 g Morphinazetat wird in einer Mischung von 25 ccm Weingeist (90%), 25 ccm Wasser und 2 ccm Acidum Aceticum Dilutum (B. P. = 5%) gelöst und das Volum mit Wasser auf 100 ccm ergänzt.

Liquor Morphinae Hydrochloridi. Solution of Morphine Hydrochloride. — 1 g Morphinhydrochlorid wird in einer Mischung von

25 ccm Wasser, 25 ccm Weingeist (90%) und 2 ccm Acidum Hydrochloricum Dilutum (B. P. = 10%) gelöst und das Volum mit Wasser auf 100 ccm ergänzt.

Liquor Morphinae Tartratis. Solution of Morphine Tartrate. — 1 g Morphintartrat wird in einer Mischung von 25 ccm Weingeist (90%) und 25 ccm Wasser gelöst und das Volum mit Wasser auf 100 ccm ergänzt.

Liquor Pancreatis. Pancreatic Solution. — 250 g Pankreasdrüse werden von Fett und Gewebsteilen befreit, mit gewaschenem Sand oder Bimssteinpulver fein zerrieben und mit einer Mischung von 250 ccm Weingeist (90%), 200 ccm Glyzerin (B. P.) und Wasser q. s ad 1000 ccm 7 Tage mazeriert und der Auszug filtriert.

Liquor Picis Carbonis. Solution of Coal Tar. — 100 g Quillajarinde werden mit 1000 ccm Weingeist (90%) durch Perkolation ausgezogen, der Auszug wird mit 200 g Steinkohlenteer versetzt und die Mischung 2 Tage bei 50° digeriert, nach dem Erkalten abgegossen und filtriert.

Liquor Plumbi Subacetatis Dilutus. Diluted Solution of Lead Subacetate, Goulard's Lotion, Goulard's Water. — 12,5 ccm Bleiessig, Wasser (frisch aufgekocht und abgekühlt) q. s. ad 1000 ccm.

Liquor Potassae. Solution of Potash. — Kalilauge, enthält in 100 ccm 5 g Kaliumhydroxyd (= 4,8% KOH).

Liquor Potassii Permanganatis. Solution of Potassium Permanganate. — 10 g Kaliumpermanganat, Wasser q. s. ad 1000 ccm.

Liquor Sodae Chlorinatae. Solution of Chlorinated Soda. — Eine Lösung von 150 g Natriumkarbonat in 250 ccm Wasser wird mit einer Anreibung von 100 g Chlorkalk mit 750 ccm Wasser gemischt, drei bis vier Stunden beiseite gesetzt, unter gelegentlichem Umschütteln, und filtriert. Frisch zu bereiten. Enthält mindestens 2,5% Chlor.

Liquor Sodii Arsenatis. Solution of Sodium Arsenate. — 1 g wasserfreies Natriumarsenat wird in Wasser q. s. ad 100 ccm gelöst.

Liquor Strychninae Hydrochloridi. Solution of Strychnine Hydrochloride. — 1 g Strychninhydrochlorid wird in einer Mischung von 25 ccm Weingeist (90%) und 25 ccm Wasser gelöst, und das Volum mit Wasser auf 100 ccm ergänzt.

Liquor Zinci Chloridi. Solution of Zinc Chloride. — 400 g gekörntes Zink werden mit einer Mischung von 1100 ccm Acidum Hydrochloricum (B. P. = 31,79%) und 500 ccm Wasser gelinde erwärmt, bis die Gasentwicklung beendet ist. Dann wird die Lösung 30 Minuten gekocht, das verdampfte Wasser ersetzt und auf Eisen und Blei geprüft. Sind Eisen- oder Bleisalze zugegen, so wird der Lösung in kleinen Anteilen, unter Umschütteln, Chlorwasser zugesetzt, bis sie deutlich nach Chlor riecht; dann wird Zinkkarbonat in kleinen Anteilen der Lösung zugesetzt, unter Umschütteln, bis alles Eisen oder Blei gefällt ist, worauf die Flüssigkeit filtriert wird und auf 1000 ccm eingedampft.

Lithii Citras. Lithium Citrate. — Zitronensaures Lithium.

Lithii Citras Effervescens. Effervescent Lithium Citrate. — 50 g zitronensaures Lithium werden mit 210 g Zitronensäure gemischt, 310 g Weinsäure und dann 580 g Natriumbikarbonat hinzugefügt, worauf die Mischung in einer Schale auf 90—105° erhitzt wird, granuliert und dann gesiebt. Die Körner werden bei höchstens 55° getrocknet. Das Produkt wiegt ungefähr 1000 g.

Lotio Hydrargyri Flava. Yellow Mercurial Lotion, Yellow Wash. — Eine Mischung von 4,6 g Quecksilberchlorid mit 1000 ccm Kalkwasser.

Lotio Hydrargyri Nigra. Black Mercurial Lotion, Black Wash. — Eine Mischung von 6,85 g Quecksilberchlorür und 50 ccm Glyzerin (B. P.) wird mit Kalkwasser in kleinen Anteilen versetzt, bis das Volum 1000 ccm beträgt.

Magnesia Ponderosa. Heavy Magnesia, Heavy Calcined Magnesia, Heavy Magnesium Oxide. — Magnesium oxydatum ponderosum.

Magnesii Carbonas Ponderosus. Heavy Magnesium Carbonate. — Magnesium carbonicum ponderosum.

Magnesii Sulphas Effervescens. Effervescent Magnesium Sulphate, Effervescent Epsom Salts. — 500 g kristallisiertes Magnesiumsulfat wird bei ungefähr 55° erhitzt, bis es 23% an Gewicht verloren hat, und gepulvert. Das Produkt wird mit 105 g gepulvertem Zucker, 125 g gepulverter Zitronensäure, 190 g gepulverter Weinsäure und 360 g Natriumbikarbonat gemischt und die Mischung in einer Schale auf 90—105° erhitzt, granuliert und gesiebt. Die Körner werden dann bei höchstens 55° nachgetrocknet. Das Produkt wiegt ungefähr 1000 g.

Mel Boracis. Borax Honey. — 10 g Borax, 5 g Glyzerin (B. P.) und 85 g gereinigter Honig.

Mistura Ammoniaci. Ammoniacum Mixture. — 30 g grob gepulvertes Ammoniakgummi werden mit etwas Wasser zu einem dünnen Brei angerieben, 60 ccm Syrupus Tolutanus (B. P.) sowie Wasser q. s. ad 1000 ccm hinzugefügt. Die Mischung wird solange verrieben, bis sie milchig geworden ist, dann durch Musselin koliert.

Mistura Amygdalae. Almond Mixture. — 125 g Pulvis Amygdalae Compositus (B. P.) werden mit etwas Wasser zu einem Brei angerieben, dann mit Wasser auf 1000 ccm ergänzt und durch Musselin koliert.

Mistura Cretae. Chalk Mixture. — Zu einer Mischung von 30 g Creta Praeparata (B. P.), 5 g gepulvertes Traganth und 60 g Zucker wird Aqua Cinnamomi (B. P.) unter Anreiben hinzugesetzt, bis das Volum 1000 ccm beträgt.

Mistura Ferri Composita. Compound Mixture of Iron. — Eine Mischung von 15 g Myrrhe, 8 g Kaliumkarbonat, 15 g Glucosum (B. P.) und 15 g gepulvertem arabischen Gummi wird mit etwas Aqua Rosae (B. P.) zu einem dünnen Brei angerieben, worauf 10 ccm Spiritus Myristicae (B. P.) sowie Aqua Rosae (B. P.) hinzugefügt werden, bis das Volum 1000 ccm beträgt. Dann werden 6 g Ferrosulfat hinzugesetzt und durch Umschütteln gelöst.

Mistura Guaiaci. Guaiacum Mixture. — Eine Mischung von 25 g Guaiaci Resina (B. P.), 25 g Zucker und 5 g Traganthpulver wird unter Anreiben mit Aqua Cinnamomi (B. P.) versetzt, bis das Volum 1000 ccm beträgt.

Mistura Olei Ricini. Castor Oil Mixture. — 100 g gepulvertes arabisches Gummi werden mit 375 ccm Rizinusöl verrieben, worauf 200 ccm Aqua Cinnamomi (B. P.) auf einmal hinzugesetzt werden und das Ganze bis zur Emulsionsbildung verrieben. Dann werden unter Anreiben 150 ccm unverdünntes Orangenblütenwasser des Handels sowie Aqua Cinnamomi (B. P.) q. s. ad 1000 ccm hinzugefügt.

Mistura Sennae Composita. Compound Mixture of Senna, Black Draught. — 250 g Magnesiumsulfat werden in 500 ccm Infusum Sennae (B. P.) gelöst, 50 ccm Extractum Glycyrrhizae Liquidum (B. P.), 100 ccm Tinctura Cardamomi Composita (B. P.) sowie 50 ccm Spiritus Ammoniae Aromaticus (B. P.) hinzugefügt, und das Volum mit Infusum Sennae (B. P.) auf 1000 ccm ergänzt.

Morphinae Acetas. Morphine Acetate. — Morphinazetat.

Morphinae Tartras. Morphine Tartrate. — Morphintartrat.

Mucilago Acaciae. Mucilage of Gum Acacia. — 100 g arabisches Gummi werden in 150 ccm Wasser gelöst und koliert.

Mucilago Gummi Indici. Mucilage of Indian Gum. — 50 g Gummi Indicum (B. P.) werden in 150 ccm Wasser gelöst und koliert.

Mucilago Tragacanthae. Mucilage of Tragacanth. — 1,25 g Traganthpulver wird mit 2,5 ccm Weingeist (90%) gemischt, Wasser q. s. ad 100 ccm auf einmal hinzugefügt und das Ganze kräftig durchgeschüttelt.

Myristica. Nutmeg. — Semen Myristicae.
Myrobalanum. Myrobalans. — Fructus Myrobalani, die getrockneten, unreifen Früchte von Terminalia chebula Retz.
Oleum Abietis. Oil of Siberian Fir, Oil of Pine. — Oleum Pini sibiricum, sibirisches Fichtennadelöl, aus Abies sibirica Ledeb. gewonnen.
Oleum Ajowan. Ajowan Oil, Ptychotis Oil. — Ajowanöl, durch Destillation aus den Früchten von Carum copticum Benth. und Hook f. gewonnen.
Oleum Anethi. Oil of Dill. — Dillöl.
Oleum Anthemidis. Oil of Chamomile. — Oleum Chamomillae romanae, römisch Kamillenöl.
Oleum Cadinum. Oil of Cade, Juniper Tar Oil. — Oleum Juniperi empyreumaticum, Wacholderteer.
Oleum Cajuputi. Oil of Cajuput. — Oleum Cajeputi rectificatum.
Oleum Chaulmoograe. Chaulmoogra Oil, Gynocardia Oil. — Das fette Öl der Samen von Taraktogenos Kurzii King.
Oleum Copaibae. Oil of Copaiba. — Oleum Balsami Copaivae, durch Destillation von Copaivabalsam gewonnen.
Oleum Coriandri. Oil of Coriander. — Oleum Coriandri.
Oleum Cubebae. Oil of Cubebs. — Oleum Cubebarum.
Oleum Gaultheriae. Oil of Gaultheria, Oil of Wintergreen. — Das ätherische Öl der Blätter von Gaultheria procumbens L. oder der Rinde von Betula lenta L.
Oleum Graminis Citrati. Oil of Lemon Grass. — Lemongrasöl, das ätherische Öl von Cymbopogon citratus Stapf und von Cymbopogon flexuosus Stapf.
Oleum Menthae Viridis. Oil of Spearmint. — Oleum Menthae crispae, Krauseminzöl, von Mentha viridis und Mentha crispa.
Oleum Phosphoratum. Phosphorated Oil. — 1 g Phosphor wird in 98 g Mandelöl durch Erwärmen auf 80° gelöst und 1 g Zitronenöl hinzugefügt. (Das Mandelöl ist vorher auf 150° zu erhitzen und nach dem Abkühlen zu filtrieren.)
Oliveri Cortex. Oliver's Bark, Black Sassafras. — Die getrocknete Rinde von Cinnamomum Oliveri Bailey.
Oxymel. Oxymel. — 100 ccm Acidum Aceticum (B. P. = 33%), 100 ccm Wasser und 500 ccm gereinigter Honig.
Oxymel Scillae. Oxymel of Squill. — 200 ccm Acetum Scillae (B. P.) und 500 ccm gereinigter Honig.
Oxymel Urgineae. Oxymel of Urginea. — 200 ccm Acetum Urgineae (B. P.) und 500 ccm gereinigter Honig.
Pelletierinae Tannas. Pelletierine Tannate. — Pelletierinum tannicum.

Pepsinum. Pepsin. — Soll die 2500fache Menge seines Gewichtes an gekochtem Hühnereiweiß verdauen. 1 g Pepsinum (B. P.) entspricht 12 g Pepsinum D. A. B. VI.

Picrorhiza. Picrorhiza. — Der getrocknete Wurzelstock von Picrorhiza Kurroa Royle.

Pilocarpinae Nitras. Pilocarpine Nitrate. — Pilocarpinum nitricum.

Pilula Aloes. Aloes Pill. — 58 g Aloe (B. P.), 29 g Sapo Durus (B. P.), 3 ccm Kümmelöl und 10 g Syrupus Glucosi (B. P.).

Pilula Aloes et Asafetidae. Pill of Aloes and Asafetida. — 30 g Aloe (B. P.), 30 g Asant, 30 g Sapo Durus (B. P.) und 10 g Syrupus Glucosi (B. P.).

Pilula Aloes et Ferri. Pill of Aloes and Iron. — 10 g getrocknetes Ferrosulfat, 20 g Aloe (B. P.), 35 g Pulvis Cinnamomi Compositus (B. P.) und 35 g Syrupus Glucosi (B. P.).

Pilula Aloes et Myrrhae. Pill of Aloes and Myrrh. — 44 g Aloe (B. P.), 22 g Myrrhe und 34 g Syrupus Glucosi (B. P.).

Pilula Colocynthidis Composita. Compound Pill of Colocynth. — 20 g Koloquinten, 35 g Aloe (B. P.), 35 g Scammoniae Resina (B. P.), 5 g Kaliumsulfat, 5 ccm Nelkenöl, Wasser q. s. Das Nelkenöl wird mit dem Kaliumsulfat verrieben und die übrigen Bestandteile einzeln hinzugefügt, dann wird der Mischung etwas Wasser hinzugefügt (etwa 6 g) und diese zur Pillenmasse angestoßen.

Pilula Colocynthidis et Hyoscyami. Pill of Colocynth and Hyoscyamus. — 50 g Pilula Colocynthidis Composita (B. P.), 25 g Extractum Hyoscyami (B. P.) und Wasser q. s.

Pilula Ferri. Iron Pill. — 31 g Glucosum (B. P.), 2 ccm Wasser und 33 g getrocknetes Ferrosulfat werden zusammengemischt, 21 g Sodii Carbonas Exsiccatus (B. P.) hinzugefügt und die Mischung 10 Minuten beiseite gestellt bzw. bis zur Beendigung der Reaktion, worauf 2 g Traganthpulver und 8 g gepulvertes arabisches Gummi hinzugefügt werden und das Ganze zur Pillenmasse angestoßen.

Pilula Hydrargyri. Mercury Pill, Blue Pill. — 40 g Quecksilber werden mit 60 g Confectio Rosae Gallicae (B. P.) verrieben, bis keine Kügelchen mehr erkennbar sind, worauf 20 g Süßholzpulver hinzugefügt werden und die Mischung zur Pillenmasse angestoßen wird.

Pilula Hydrargyri Subchloridi Composita. Compound Pill of Mercurous Chloride. Compound Calomel Pill, Plummer's Pill. — 20 g Kalomel, 20 g Goldschwefel, 40 g Guaiaci Resina (B. P.), 1 g gepulvertes arabisches Gummi, 1 g Traganthpulver und

10 g Syrupus Glucosi (B. P.) werden zur Pillenmasse angestoßen.

Pilula Ipecacuanhae cum Scilla. Pill of Ipecacuanha with Squill. — 30 g Pulvis Ipecacuanhae Compositus (B. P.), 10 g Meerzwiebelpulver, 10 g gepulvertes Ammoniakgummi und Syrupus Glucosi (B. P.) q. s. werden zur Pillenmasse angestoßen.

Pilula Ipecacuanhae cum Urginea. Pill of Ipecacuanha with Urginea. — 30 g Pulvis Ipecacuanhae Compositus (B. P.), 10 g gepulverte Urginea (B. P.), 10 g gepulvertes Ammoniakgummi und Syrupus Glucosi (B. P.) q. s. werden zur Pillenmasse angestoßen.

Pilula Phosphori. Phosphorus Pill. — 1 g Phosphor und 20 g Kakaobutter werden in einem Mörser in 20 ccm Schwefelkohlenstoff gelöst, man läßt den Schwefelkohlenstoff abdunsten und fügt dem teigigen Rückstand 20 g Kakaobutter, 11 g Wollfett, 16 g Kaolin und 32 g Natriumsulfat (bei 100° getrocknet) hinzu und stößt zur Pillenmasse.

Pilula Plumbi cum Opio. Pill of Lead with Opium. — 80 g Bleiazetat, 12 g Opium, und 8 g Syrupus Glucosi (B. P.) werden zur Pillenmasse angestoßen.

Pilula Quininae Sulphatis. Pill of Quinine Sulphate. — 82 g Chininsulfat werden mit 3 g Weinsäure vermischt, worauf eine Mischung von 12 g Glyzerin (B. P.) und 3 g Traganthpulver hinzugefügt wird und das Ganze zur Pillenmasse angestoßen.

Pilula Rhei Composita. Compound Rhubarb Pill. — 25 g Rhabarberpulver, 20 g Aloe (B. P.), 14 g Myrrhe, 14 g Sapo Durus (B. P.), 2 ccm Pfefferminzöl und 25 g Syrupus Glucosi (B. P.) werden zur Pillenmasse angestoßen.

Pilula Saponis Composita. Compound Pill of Soap. — 20 g Opium, 60 g Sapo Durus (B. P.) und 20 g Syrupus Glucosi (B. P.) werden zur Pillenmasse angestoßen.

Pilula Scillae Composita. Compound Squill Pill. — 25 g Meerzwiebelpulver, 20 g Ingwerpulver, 20 g gepulvertes Ammoniakgummi, 15 g Sapo Durus (B. P.) und 20 g Syrupus Glucosi (B. P.) werden zur Pillenmasse angestoßen.

Pilula Urgineae Composita. Compound Urginea Pill. — 25 g gepulverte Urginea (B. P.), 20 g Ingwerpulver, 20 g gepulvertes Ammoniakgummi, 15 g Sapo Durus (B. P.) und 20 g Syrupus Glucosi (B. P.) werden zur Pillenmasse angestoßen.

Plumbi Iodidum. Lead Iodide. — Plumbum jodatum, Bleijodid.

Podophylli Indici Resina. Indian Podophyllum Resin, Podophyllum Emodi Resin. — Das aus dem Wurzelstock von Podophyllum Emodi gewonnene Harz. Besitzt dieselben Eigenschaften als Podophyllin.

Podophylli Indici Rhizoma. Indian Podophyllum Rhizome, Podophyllum Emodi Rhizome. — Der getrocknete Wurzelstock von Podophyllum Emodi Wall.

Podophylli Rhizoma. Podophyllum Rhizome. — Der getrocknete Wurzelstock von Podophyllum peltatum L.

Potassii Acetas. Potassium Acetate. — Kalium aceticum, essigsaures Kalium.

Potassii Citras. Potassium Citrate. — Kalium citricum, zitronensaures Kalium.

Pruni Virginianae Cortex. Wild Cherry Bark, Virginian Prune Bark. — Die im Herbst gesammelte Rinde von Prunus serotina Ehrh., Cortex Pruni Virginianae.

Pterocarpi Lignum. Red Sanders Wood, Red Sandal Wood. — Lignum Santalinum rubrum, Rotes Sandelholz.

Pulvis Amygdalae Compositus. Compound Powder of Almonds. — 60 g von der Samenschale befreite, grobgepulverte süße Mandeln, 30 g Zucker und 10 g gepulvertes arabisches Gummi.

Pulvis Antimonialis. Antimonial Powder. — 25 g Antimontrioxyd und 50 g Kalziumphosphat.

Pulvis Buteae Seminum. Powder of Butea Seeds. — Buteae Semina (B. P.) werden in Wasser eingeweicht und die Integumente sorgfältig entfernt, worauf die Kerne getrocknet und dann gepulvert werden.

Pulvis Catechu Compositus. Compound Powder of Catechu. — 40 g Catechu (B. P. = Gambir), 20 g Kino (B. P.), 20 g gepulverte Ratanhiawurzel, 10 g Ceylonzimtpulver und 10 g Muskatnußpulver.

Pulvis Cinnamomi Compositus. Pulvis Aromaticus. Compound Powder of Cinnamon. — 25 g Ceylonzimtpulver, 25 g gepulverte Kardamomen und 25 g Ingwerpulver.

Pulvis Cretae Aromaticus. Aromatic Powder of Chalk. — 10 g Ceylonzimtpulver, 8 g Muskatnußpulver, 4 g gepulverte Gewürznelken, 3 g gepulverte Kardamomen, 50 g Zucker und 25 g Creta Præparata (B. P.).

Pulvis Cretæ Aromaticus cum Opio. Aromatic Powder of Chalk with Opium. — 97,5 g Pulvis Cretae Aromaticus (B. P.) und 2,5 g Opiumpulver.

Pulvis Ipecacuanhae Compositus. Compound Powder of Ipecacuanha, Dover's Powder. — 10 g Brechwurzelpulver, 10 g Opiumpulver und 80 g Kaliumsulfat.

Pulvis Jalapae Compositus. Compound Powder of Jalap. — 30 g gepulverte Jalapenwurzel, 60 g Weinstein und 10 g Ingwerpulver.

Pulvis Kaladanae Compositus. Compound Powder of Kaladana. — 30 g gepulverte Kaladana (B. P.), 60 g Weinstein und 10 g Ingwerpulver.

Pulvis Kino Compositus. Compound Powder of Kino. — 75 g Kino (B. P.), 5 g Opiumpulver und 20 g Ceylonzimtpulver.

Pulvis Opii Compositus. Compound Powder of Opium. — 10 g Opiumpulver, 15 g gepulverter schwarzer Pfeffer, 30 g Ingwerpulver, 42 g Kümmelpulver und 3 g Traganthpulver.

Pulvis Rhei Compositus. Compound Powder of Rhubarb, Gregory's Powder. — 22 g Rhabarberpulver, 66 g gebrannte Magnesia und 12 g Ingwerpulver.

Pulvis Scammoniae Compositus. Compound Powder of Scammony. — 50 g Scammoniae Resina (B. P.), 35 g gepulverte Jalapenwurzel und 15 g Ingwerpulver.

Pulvis Sodae Tartaratae Effervescens. Effervescent Tartarated Soda Powder. Seidlitz Powder. — Nr. 1 = eine Mischung von 7,5 g Kaliumnatriumtartrat und 2,5 g Natriumbikarbonat. Nr. 2 = 2,5 g Weinsäure. Nr. 1 wird in blauer, Nr. 2 in weißer Papierkapsel abgegeben.

Pulvis Tragacanthae Compositus. Compound Powder of Tragacanth. — 15 g Traganthpulver, 20 g arabisches Gummi, 20 g Stärke und 45 g Zucker.

Pyrethri Radix. Pyrethrum Root. — Die getrocknete Wurzel von Anacyclus Pyrethrum D. C.

Pyroxylinum. Pyroxylin. — 10 g Baumwolle werden mit einer Mischung von 50 ccm Schwefelsäure und 50 ccm Salpetersäure (B. P. = 70%) durchfeuchtet und 3 Minuten mit einem Glasstab in die Mischung gerührt, worauf das Pyroxylin solange mit Wasser ausgewaschen wird, bis die Säure vollständig entfernt ist und läßt dann in einem warmen Zimmer austrocknen.

Quininae Hydrochloridum Acidum. Acid Quinine Hydrochloride. — Chininum dihydrochloricum, wasserfreies saures Chininhydrochlorid.

Rhoeados Petala. Red-Poppy Petals. — Frische Klatschrosenblüten, Flores Rhoeados.

Rosae Gallicae Petala. Red-Rose Petals. — Die frischen und auch getrockneten Blütenblätter von Rosa gallica L., von kultivierten Pflanzen vor dem völligen Entfalten gesammelt.

Salicinum. Salicin. — Salicinum, Salizin.

Sapo Animalis. Curd Soap. — Natronkernseife aus tierischen, hauptsächlich aus Stearin bestehenden Fetten. Enthält 30% Wasser.

Sapo Durus. Hard Soap. — Eine Natronkernseife aus Olivenöl; Wassergehalt höchstens 30%.
Sapo Mollis. Soft Soap. — Kaliseife aus Olivenöl.
Sappan. Sappan. — Sappanholz, das Kernholz von Caesalpinia sappan L.
Scammoniae Radix. Scammony Root. — Radix Scammoniae, die getrocknete Wurzel von Convolvulus scammonia L.
Scammoniae Resina. Scammony Resin. — Resina Scammoniae, das aus der Wurzel von Convolvulus scammoniae oder von Ipomoea orizabensis durch Ausziehen mit Weingeist (90%) und Ausfällen mit Wasser gewonnene Harzgemisch.
Scoparii Cacumina. Broom Tops. — Summitates Scoparii, die frischen und getrockneten Stengelspitzen von Cytisus scoparius Link.
Sennae Fructus. Senna Pods. — Folliculi Sennae, die getrockneten reifen Früchte von Cassia acutifolia und Cassia angustifolia.
Serpentariae Rhizoma. Serpentary Rhizome. — Radix Serpentariae, die getrockneten Wurzelstöcke mit den Wurzeln von Aristolochia Serpentaria L. und von Aristolochia reticulata Nutt.
Sevum Benzoatum. Benzoated Suet. — 30 g grob gepulverte Benzoe werden mit 1000 g geschmolzenem Hammeltalg 1 Stunde bei 60° unter Umrühren digeriert, koliert und bis zum Erkalten gerührt.
Sodii Arsenas Anhydrosus. Anhydrous Sodium Arsenate. — Natrium arsenicicum siccum, wasserfreies Natriumarsenat.
Sodii Carbonas Exsiccatus. Exsiccated Sodium Carbonate. — Getrocknetes Natriumkarbonat mit einem Gehalt von mindestens 95% Na_2CO_3. 1 g Sodii Carbonas Exsiccatus (B. P.) entspricht 1,28 g Natrium carbonicum siccatum D. A. B. VI.
Sodii Citro-Tartras Effervescens. Effervescent Sodium Citro-Tartrate. — Eine Mischung von 510 g Natriumbikarbonat, 270 g Weinsäure, 180 g Zitronensäure und 150 g Zucker wird auf 90—105° erwärmt und granuliert, worauf die Körner bei höchstens 55° nachgetrocknet werden. Das Produkt wiegt etwa 1000 g.
Sodii Hypophosphis. Sodium Hypophosphite. — Natrium hypophosphorosum, Natriumhypophosphit.
Sodii Phosphas Acidus. Acid Sodium Phosphate, Sodium dihydrogen Phosphate, Sodium Biphosphate. — Natrium bisphosphoricum, Mononatriumphosphat, mit einem Gehalt von 70% NaH_2PO_4.
Sodii Phosphas Effervescens. Effervescent Sodium Phosphate. — 500 g Natriumphosphat werden getrocknet, bis sie etwa 60% ihres ursprünglichen Gewichts verloren haben, das getrocknete

Salz wird gepulvert und mit 500 g Natriumbikarbonat, 270 g Weinsäure, und 180 g Zitronensäure vermischt, worauf die Mischung auf 90—105° erwärmt wird. Durch Sieben wird die Mischung granuliert und die Körner bei höchstens 55° getrocknet. Das Produkt wiegt ungefähr 1000 g.

Sodii Sulphas Effervescens. Effervescent Sodium Sulphate. — 500 g Natriumsulfat werden getrocknet, bis sie etwa 55% ihres ursprünglichen Gewichts verloren haben, das getrocknete Salz wird gepulvert und mit 500 g Natriumbikarbonat, 270 g Weinsäure und 180 g Zitronensäure vermischt und die Mischung auf 90—105° erwärmt. Durch Sieben wird die Mischung granuliert, worauf die Körner bei höchstens 55° getrocknet werden. Das Produkt wiegt ungefähr 1000 g.

Sodii Sulphis. Sodium Sulphite. — Natrium sulfurosum, Natriumsulfit.

Spiritus Aetheris. Spirit of Ether. — Eine Mischung von 500 ccm Äther und 1000 ccm Weingeist (90%).

Spiritus Ammoniae Aromaticus. Aromatic Spirit of Ammonia, Spirit of Sal Volatile. — Von einer Mischung von 20 ccm Zitronenöl, 15 ccm ätherischem Muskatöl, 3000 ccm Weingeist (90%) und 1500 ccm Wasser werden 3500 ccm abdestilliert und beiseite gestellt (Destillat I), worauf die Destillation fortgesetzt wird, bis eine weitere Portion von 225 ccm übergegangen ist (Destillat II). Letzteres gibt man in eine Flasche von etwa 500 ccm Inhalt, fügt 100 g Ammoniumkarbonat und 200 ccm Liquor Ammoniae Fortis (B. P. = 32,5%) hinzu, worauf die gut verschlossene Flasche im Wasserbade auf 60° erwärmt wird, bis alles Ammoniumkarbonat gelöst ist. Die Lösung wird durch Watte filtriert und mit Destillat I gemischt. (Spez. Gewicht 0,888—0,893; enthält in 100 ccm 2,16 g Ammoniak.)

Spiritus Ammoniae Fetidus. Fetid Spirit of Ammonia. — 75 g Asant werden 24 Stunden mit 750 ccm Weingeist (90%) mazeriert, der Weingeist wird dann abdestilliert und das Destillat mit 100 ccm Liquor Ammoniae Fortis (B. P. = 32,5%) und Weingeist (90%) q. s. ad 1000 ccm vermischt. (Spez. Gewicht 0,842—0,850; enthält in 100 ccm 2,72 g Ammoniak.)

Spiritus Anisi. Spirit of Anise. — 100 ccm Anisöl, Weingeist (90%) q. s. ad 1000 ccm*.

Spiritus Armoraciae Compositus. Compound Spirit of Horseradish. — 125 g frische Meerrettichwurzel (Armoraciae Radix B. P.) wird eine Stunde mit 750 ccm Wasser mazeriert, worauf

---

* Falls das ätherische Öl keine klare Lösung mit dem Weingeist gibt, so wird der fertige Spiritus mit etwas Talk geschüttelt und filtriert.

125 g Pomeranzenschale, 3 g Muskatnuß und 625 ccm Weingeist (90%) hinzugefügt werden und destilliert 1000 ccm ab. (Spez. Gewicht 0,917—0,927.)

Spiritus Cajuputi. Spirit of Cajuput. — 100 ccm Ol. Cajeputi rect. und Weingeist (90%) q. s. ad 1000 ccm*.

Spiritus Camphorae. Spirit of Camphor. — 100 g Kampfer (B. P.) und Weingeist (90%) q. s. ad 1000 ccm. (Spez. Gewicht 0,845—0,850.)

Spiritus Chloroformi. Spirit of Chloroform, Chloric Ether, Spirit of Chloric Ether. — 50 ccm Chloroform und Weingeist (90%) q. s. ad 1000 ccm.

Spiritus Cinnamomi. Spirit of Cinnamon. — 100 ccm Zimtöl und Weingeist (90%) q. s. ad 1000 ccm*.

Spiritus Juniperi. Spirit of Juniper. — 100 ccm Wacholderöl und Weingeist (90%) q. s. ad 1000 ccm*.

Spiritus Lavandulae. Spirit of Lavender. — 100 ccm Lavendelöl und Weingeist (90%) q. s. ad 1000 ccm*.

Spiritus Menthae Piperitae. Spirit of Peppermint. — 100 ccm Pfefferminzöl und Weingeist (90%) q. s. ad 1000 ccm*.

Spiritus Myristicae. Spirit of Nutmeg. — 100 ccm ätherisches Muskatöl und Weingeist (90%) q. s. ad 1000 ccm*.

Spiritus Rosmarini. Spirit of Rosemary. — 100 ccm Rosmarinöl und Weingeist (90%) q. s. ad 1000 ccm*.

Staphisagriae Semina. Stavesacre Seeds. — Semen Staphisagriae, die getrockneten, reifen Samen von Delphinium staphisagria L.

Strontii Bromidum. Strontium Bromide. — Strontium bromatum.

Strophanthi Semina. Strophanthus Seeds. — Die getrockneten, von dem Haarschopf befreiten reifen Samen von Strophanthus Kombé Oliver.

Strychnina. Strychnine. — Strychninum, Strychnin.

Strychninae Hydrochloridum. Strychnine Hydrochloride. — Strychninum hydrochloricum, Strychninhydrochlorid.

Styrax Praeparatus. Prepared Storax. — Styrax depuratus.

Succus Limonis. Lemon Juice. — Frischer Zitronensaft.

Succus Scoparii. Juice of Broom. — Frisches Besenginsterkraut (Scoparii Cacumina B. P.) wird ausgepreßt, und zu je 3 Volum Saft fügt man 1 Volum Weingeist (90%) hinzu, läßt 7 Tage stehen und filtriert.

Succus Taraxaci. Juice of Taraxacum. — Frische Löwenzahnwurzel (Taraxaci Radix B. P.) wird ausgepreßt und zu je 3 Volum

---

* Siehe Fußnote S. 63.

Saft wird 1 Volum Weingeist (90%) hinzugefügt; nach 7 Tagen wird filtriert.

Suppositoria Acidi Carbolici. Phenol Suppositories. — Aus 0,8 g Phenol, 0,5 g weißem Wachs und 11 g Kakaobutter werden 12 Suppositorien zu je 1 g hergestellt (= 0,067 g Phenol).

Suppositoria Acidi Tannici. Tannic Acid Suppositories. — Aus 2,4 g Gerbsäure und 10 g Kakaobutter werden 12 Suppositorien zu je 1 g hergestellt.

Suppositoria Belladonnae. Belladonna Suppositories. — 1,7 ccm Extractum Belladonnae Liquidum (B. P.) wird zur Sirupkonsistenz eingedampft und mit 12 g geschmolzener Kakaobutter vermischt; aus der Mischung werden 12 Suppositorien zu je 1 g hergestellt.

Suppositoria Glycerini. Glycerin Suppositories. — 14 g Gelatine werden in Wasser eingeweicht (etwa 5 Minuten), man läßt das Wasser abtropfen, setzt der eingeweichten Gelatine 70 g Glyzerin (B. P.) hinzu und dampft die Mischung auf dem Wasserbad auf 100 g ein. Aus der Masse werden Suppositorien zu 2, 4 oder 8 g oder nach Vorschrift ausgegossen.

Suppositoria Iodoformi. Iodoform Suppositories. — Aus 2,4 g Jodoform und 10 g Kakaobutter werden 12 Suppositorien zu je 1 g hergestellt.

Suppositoria Morphinae. Morphine Suppositories. — Aus 0,2 g Morphinhydrochlorid und 12 g Kakaobutter werden 12 Suppositorien zu je 1 g hergestellt (= 0,017 g Morphinhydrochlorid).

Suppositoria Plumbi Composita. Compound Lead Suppositories. — Aus 2,4 g Bleiazetat, 0,8 g Opium und 9 g Kakaobutter werden 12 Suppositorien zu je 1 g hergestellt (= 0,2 g Bleiazetat und 0,067 g Opium).

Syrupus Acidi Hydriodici. Syrup of Hydriodic Acid. — 100 ccm Acidum Hydriodicum Dilutum (B. P.), 50 ccm Wasser und Zuckersirup q. s. ad 1000 ccm.

Syrupus Aromaticus. Aromatic Syrup. — 250 ccm Tinctura Aurantii (B. P.) werden mit 250 ccm Aqua Cinnamomi (B. P.) gemischt, die Mischung mit etwas Talk geschüttelt und filtriert, dem Filtrat setzt man 500 ccm Zuckersirup hinzu.

Syrupus Aurantii. Syrup of Orange. — 125 ccm Tinctura Aurantii (B. P.), Zuckersirup q. s. ad 1000 ccm.

Syrupus Aurantii Floris. Syrup of Orange-Flower. — 300 g Zucker werden in 150 ccm unverdünnte Aqua Aurantii Floris (B. P.) durch Schütteln gelöst und die Lösung mit Zuckersirup auf 1000 ccm ergänzt.

Syrupus Calcii Lactophosphatis. Syrup of Calcium Lactophosphate. — 75 g Kalziumlaktat werden mit 400 ccm Wasser gemischt, 45 ccm Acidum Phosphoricum Concentratum (B. P. = 66,3%) hinzugefügt und bis zur Lösung umgerührt. Die Lösung wird mit 25 ccm unverdünnte Aqua Aurantii Floris (B. P.) versetzt, worauf 700 g Zucker in der Flüssigkeit kalt gelöst werden und das Volum mit Wasser auf 1000 ccm gebracht zund filtriert.

Syrupus Cascarae Aromaticus. Aromatic Syrup of Cascara. — 400 ccm Extractum Cascarae Sagradae Liquidum (B. P.), 100 ccm Tinctura Aurantii (B. P.), 50 ccm Weingeist (90%), 150 ccm Aqua Cinnamomi (B. P.) und Zuckersirup q. s. ad 1000 ccm.

Syrupus Chloral. Syrup of Chloral. — 200 g Chloralhydrat werden in 200 ccm Wasser gelöst und die Lösung mit Zuckersirup auf 1000 ccm ergänzt.

Syrupus Codeinae Phosphatis. Syrup of Codeine Phosphate. — 5 g Kodeinphosphat werden in 15 ccm Wasser gelöst und die Lösung mit Zuckersirup auf 1000 ccm ergänzt.

Syrupus Ferri Phosphatis. Syrup of Ferrous Phosphate. — 8,6 g Ferrum (B. P. = Eisendraht) werden in eine Mischung von 62,5 ccm Acidum Phosphoricum Concentratum (B. P. = 66,3%) und 62,5 ccm Wasser durch gelindes Erwärmen gelöst. Die Lösung wird in 700 ccm Zuckersirup filtriert und die Flüssigkeit mit Wasser auf 1000 ccm ergänzt. (10 ccm Sirup enthalten 0,18 g wasserfreies Ferrophosphat.)

Syrupus Ferri Phosphatis cum Quinina et Strychnina. Syrup of Phosphate of Iron with Quinine and Strychnine. — 8,6 g Ferrum (B. P. = Eisendraht) werden durch gelindes Erwärmen in eine Mischung von 62,5 ccm Acidum Phosphoricum Concentratum (B. P. = 66,3%) und 62,5 ccm Wasser gelöst. Diese Lösung fügt man zu einer vorher bereiteten Verreibung von 0,57 g Strychnin und 14,8 g Chininsulfat mit 30 ccm Wasser hinzu; nach erfolgter Lösung filtriert man die Flüssigkeit in 700 ccm Zuckersirup und ergänzt mit Wasser auf 1000 ccm. (10 ccm Sirup enthalten 0,18 g wasserfreies Ferrophosphat, 0,148 g Chininsulfat und 0,0057 g Strychnin.)

Syrupus Glucosi. Syrup of Glucose. — Eine Mischung von 250 g Glucosum (B. P.) und 500 g Zuckersirup wird gelinde erwärmt.

Syrupus Limonis. Syrup of Lemon. — 20 g frische Zitronenschale (Limonis Cortex B. P.) werden 7 Tage mit 30 ccm Weingeist (90%) mazeriert, ausgepreßt und filtriert, dem Filtrat wird dann Weingeist (90%) q. s. ad 40 ccm zugesetzt, und dieser Auszug wird einem Sirup aus 500 ccm geklärtem Succus Limonis (B. P.) und 760 g Zucker hinzugefügt.

Syrupus Pruni Virginianae. Syrup of Wild Cherry, Syrup of Virginian Prune. — 150 g Pruni Virginianae Cortex (B. P.) werden mit Wasser durchfeuchtet und nach 24 Stunden mit Wasser perkoliert, bis 450 ccm Auszug erhalten sind. In dem Perkolat löst man ohne Erwärmung 750 g Zucker, fügt hinzu 65 ccm Glyzerin (B. P.) und Wasser q. s. ad 1000 ccm.

Syrupus Rhei. Syrup of Rhubarb. — 70 g Rhabarber werden mit 70 ccm einer Mischung von 270 ccm Weingeist (90%) und 810 ccm Wasser durchfeuchtet. Nach 24 Stunden wird die Masse mit dem Rest des verdünnten Weingeistes langsam perkoliert, das Perkolat auf 475 g eingedampft und filtriert. Im Filtrat löst man bei gelinder Wärme 840 g Zucker; nach dem Erkalten fügt man eine Lösung von 0,5 ccm Korianderöl in 10 ccm Weingeist (90%) hinzu und ergänzt mit Wasser auf 1000 ccm.

Syrupus Rhoeados. Syrup of Red-Poppy. — 260 g frische Klatschrosenblüten (Rhoeados Petala B. P.) werden in kleinen Portionen zu 400 ccm auf dem Wasserbad erhitztem Wasser unter häufigem Umrühren gegeben, worauf das Gefäß vom Wasserbad entfernt wird und 12 Stunden stehen gelassen. In der abgepreßten und filtrierten Flüssigkeit werden 720 g Zucker bei gelinder Wärme gelöst und nach dem Abkühlen 50 ccm Weingeist (90%) sowie Wasser q. s. ad 1000 ccm hinzugefügt.

Syrupus Rosae. Syrup of Rose. — 50 g getrocknete Rosenblätter (Rosae Gallicae Petala B. P.) werden mit 500 ccm kochendem Wasser 2 Stunden lang ausgezogen, koliert und abgepreßt. Der Auszug wird zum Sieden erhitzt, filtriert und im Filtrat wird die doppelte Gewichtsmenge Zucker gelöst.

Syrupus Scillae. Syrup of Squill. — 650 g Zucker werden bei gelinder Wärme in einer Mischung von 175 ccm Acetum Scillae (B. P.) mit 175 ccm Wasser gelöst, worauf die Lösung auf 1000 g mit Wasser ergänzt wird.

Syrupus Sennae. Syrup of Senna. — 440 g Sennesblätter werden mit 440 ccm Weingeist (20%) durchfeuchtet und in einem verschlossenen Gefäß fest eingedrückt 3 Tage lang stehengelassen, dann stark ausgepreßt und der Auszug beiseite gestellt. Der Preßrückstand wird gelockert, mit 160 ccm Weingeist (20%) nochmals durchfeuchtet und 24 Stunden stehengelassen, dann stark ausgepreßt und die Flüssigkeit zu dem ersten Auszug hinzugefügt. Der Preßrückstand wird abermals gelockert, mit 160 ccm Weingeist (20%) durchfeuchtet und nach 3 Stunden ausgepreßt. Der zuletzt erhaltene Auszug wird so weit eingedampft, daß die Gesamtmenge der Auszüge 440 ccm beträgt. Die vereinigten Auszüge werden einige Minuten auf 82° erhitzt, dann 24 Stunden beiseite gestellt und nach dem Filtrieren mit Wasser auf 440 ccm ergänzt. Dann werden 540 g Zucker in der Flüssigkeit bei gelinder Wärme gelöst und nach dem Erkalten eine Mischung von 0,2 ccm Korianderöl mit 2 ccm Alkohol (90%) hinzugefügt.

Syrupus Tolutanus. Syrup of Balsam of Tolu. — 25 g Tolubalsam werden mit 400 g siedenden Wasser übergossen und 30 Minuten unter Umrühren im Wasserbad digeriert. Nach dem Erkalten wird der filtrierte Auszug mit Wasser auf 400 ccm ergänzt, und in diesem löst man, unter Erwärmen im Wasserbad 660 g Zucker und bringt das Gewicht des fertigen Sirups mit Wasser auf 1000 g.

Syrupus Urgineae. Syrup of Urginea. — In einer Mischung von 175 ccm Acetum Urgineae (B. P.) und 175 ccm Wasser löst man unter gelindem Erwärmen 650 g Zucker und ergänzt mit Wasser auf 1000 g.

Syrupus Zingiberis. Syrup of Ginger. — Aus 25 g gepulvertem Ingwer werden durch Perkolation mit Alkohol (90%) 50 ccm einer starken Ingwertinktur hergestellt, der man soviel Sirupus Simplex hinzufügt, daß das Produkt 1000 ccm beträgt.

Tabellae Trinitrini. Trinitrin Tablets; Tablets of Nitroglycerin. — Schokoladetabletten, die je 0,3 g wiegen und 0,0005 g Nitroglyzerin enthalten.

Taraxaci Radix. Taraxacum Root. — Die frische, im Herbste gesammelte Wurzel von Taraxacum officinale Wiggers.

Terebenum. Terebene. — Tereben, durch Einwirkung von Schwefelsäure auf Terpentinöl gewonnen. Spez. Gewicht 0,862 bis 0,866.

Terebinthina Canadensis. Canada Turpentine. — Kanadabalsam.

Tinctura Aconiti. Tincture of Aconite. — Aus 150 g mittelfein gepulverte Aconiti Radix (B. P.) wird mit Weingeist (70 Volumprozent) durch Perkolation 1000 ccm einer stärkeren Tinktur bereitet, die durch Zusatz von Weingeist (70 Volumprozent) auf einen Gehalt von 0,04 g ätherlösliche Alkaloide in 100 ccm Tinktur eingestellt wird.

Tinctura Alstoniae. Tincture of Alstonia. — Durch Mazeration aus 125 g grob gepulverter Alstonia (B. P.) und 1000 ccm Weingeist (60 Volumprozent) zu bereiten.

Tinctura Arnicae Florum. Tincture of Arnica Flowers. — Arnikatinktur; aus 100 g grob gepulverten Arnikablüten wird durch Perkolation mit Weingeist (45 Volumprozent) 1000 ccm Tinktur bereitet.

Tinctura Asafetidae. Tincture of Asafetida. — Asanttinktur;

200 g Asant werden mit 750 ccm Weingeist (70 Volumprozent) 7 Tage lang ausgezogen, filtriert und ergänzt durch Nachwaschen mit Weingeist (70 Volumprozent) zu 1000 ccm.

Tinctura Aurantii. Tincture of Orange. — Pomeranzentinktur; aus 250 g klein geschnittener frischer Pomeranzenschale (Aurantii Cortex Recens B. P.) durch Mazeration mit 1000 ccm Weingeist (90 Volumprozent) zu bereiten.

Tinctura Belladonnae. Tincture of Belladonna. — Tollkirschentinktur; aus 100 g grob gepulverten getrockneten Belladonnablättern werden durch Perkolation mit Weingeist (70 Volumprozent) 1000 ccm Tinktur bereitet, die auf einen Gehalt von 0,035 g Alkaloide in 100 ccm eingestellt wird.

Tinctura Benzoini Composita. Compound Tincture of Benzoin, Friars' Balsam. — Zusammengesetzte Benzoetinktur; 100 g Benzoe, 75 g gereinigter Storax, 25 g Tolubalsam und 20 g Aloe werden mit 800 ccm Weingeist (90 Volumprozent) 2 Tage lang mazeriert, filtriert und durch Nachwaschen des Rückstandes mit Weingeist auf 1000 ccm ergänzt.

Tinctura Berberidis. Tincture of Berberis. Aus 100 g fein gepulverter Berberis (B. P.) werden durch Perkolation mit Weingeist (60 Volumprozent) 1000 ccm Tinktur bereitet.

Tinctura Buchu. Tincture of Buchu. — Buccotinktur; aus 200 g grob gepulverten Buccoblättern werden durch Perkolation mit Weingeist (60 Volumprozent) 1000 ccm Tinktur bereitet.

Tinctura Calumbae. Tincture of Calumba. — Kolombotinktur; 100 g grob gepulverte Kolombowurzel werden mit 1000 ccm Weingeist (60 Volumprozent) mazeriert.

Tinctura Camphorae Composita. Compound Tincture of Camphor, Paregoric, Paregoric Elixir. — 5 g Benzoesäure, 3 g Kampfer und 3 ccm Anisöl werden in 900 ccm Weingeist (60 Volumprozent) gelöst, 50 ccm Tinctura Opii (B. P.) hinzugesetzt und die Mischung durch Zusatz von Weingeist (60 Volumprozent) auf 1000 ccm ergänzt.

Tinctura Cannabis Indicae. Tincture of Indian Hemp. — Indischhanftinktur; 50 g Extractum Cannabis Indicae (B. P.) werden in Weingeist (90 Volumprozent) q. s. ad 1000 ccm gelöst.

Tinctura Cantharidini. Tincture of Cantharidin. — Cantharidintinktur; 0,1 g Kantharidin wird in 10 ccm Chloroform gelöst und die Lösung mit Weingeist (90 Volumprozent) auf 1000 ccm gebracht.

Tinctura Capsici. Tincture of Capsicum. — Cayennepfeffertinktur; aus 50 g grob gepulvertem Capsici Fructus (B. P.) und 1000 ccm Weingeist (60 Volumprozent) durch Mazeration zu bereiten.

Tinctura Cardamomi Composita. Compound Tincture of Cardamoms. — Eine Mischung von 14 g Kardamomsamen, 14 g Kümmel, 28 g Ceylonzimt und 7 g Cochenille, alle grob gepulvert, wird mit 50 ccm Weingeist (45 Volumprozent) angefeuchtet und mit Weingeist (45 Volumprozent) 850 ccm abperkoliert. Das Perkolat wird mit 100 ccm Glycerinum (B. P.) versetzt und mit Weingeist (45 Volumprozent) auf 1000 ccm ergänzt.

Tinctura Cascarillae. Tincture of Cascarilla. — Cascarilltinktur; aus 200 g mittelfein gepulverter Cascarillrinde werden durch Perkolation mit Weingeist (70 Volumprozent) 1000 ccm Tinktur bereitet.

Tinctura Catechu. Tincture of Catechu. — Gambirtinktur; 200 g Gambir, 50 g Ceylonzimt und 1000 ccm Weingeist (45 Volumprozent) werden mazeriert.

Tinctura Chiratae. Tincture of Chiretta. — Aus 100 g mittelfein gepulverter Chirata (B. P.) werden durch Perkolation mit Weingeist (60 Volumprozent) 1000 ccm Tinktur bereitet.

Tinctura Chloroformi et Morphinae Composita. Compound Tincture of Chloroform and Morphine. — 75 ccm Chloroform, 25 ccm Tinctura Capsici (B. P.), 100 ccm Tinctura Cannabis Indicae (B. P.), 2 ccm Pfefferminzöl und 250 ccm Glycerinum (B. P.) werden mit 450 ccm Weingeist (90 Volumprozent) vermischt, in der Mischung werden 10 g Morphinhydrochlorid gelöst, dann 50 ccm Acidum Hydrocyanicum Dilutum (B. P.) hinzugefügt und mit Weingeist (90 Volumprozent) auf 1000 ccm ergänzt.

Tinctura Cinchonae. Tincture of Cinchona. — Chinatinktur; aus 200 g mittelfein gepulverter Chinarinde werden durch Perkolation mit Weingeist (70 Volumprozent) 700 ccm Tinktur bereitet, der Rückstand wird ausgepreßt, die Flüssigkeiten gemischt und durch Zusatz von Weingeist (70 Volumprozent) auf einen Gehalt von 1 g Alkaloide in 100 ccm Tinktur eingestellt.

Tinctura Cinchonae Composita. Compound Tincture of Cinchona. — Zusammengesetzte Chinatinktur; 50 g getrocknete Pomeranzenschale, 25 g mittelfein gepulverte Serpentariae Rhizoma (B. P.) und 3 g gepulverte Cochenille werden mit 500 ccm Weingeist (70 Volumprozent) 7 Tage mazeriert, koliert und abgepreßt, die Flüssigkeit mit 500 ccm Tinctura Cinchonae (B. P.) vermischt und mit Weingeist (70 Volumprozent) auf 1000 ccm ergänzt. Enthält 0,5 g Alkaloide in 100 ccm Tinktur.

Tinctura Cinnamomi. Tincture of Cinnamon. — Zimttinktur; aus 200 g mittelfein gepulverter Ceylonzimt werden durch Perkolation mit Weingeist (70 Volumprozent) 1000 ccm Tinktur bereitet.

Tinctura Cocci. Tincture of Cochineal. — Cochenilletinktur; 100 g gepulverte Cochenille werden mit 1000 ccm Weingeist (45 Volumprozent) mazeriert.

Tinctura Colchici. Tincture of Colchicum. — Zeitlosentinktur; aus 100 g grob gepulverten Zeitlosensamen werden durch Perkolation mit Weingeist (70 Volumprozent) 1000 ccm Tinktur bereitet.

Tinctura Cubebae. Tincture of Cubebs. — Cubebentinktur; aus 200 g grob gepulverten Cubeben werden durch Perkolation mit Weingeist (90 Volumprozent) 1000 ccm Tinktur bereitet.

Tinctura Daturae Seminum. Tincture of Datura Seeds. — Daturatinktur; aus 250 g grob gepulverten Daturae Semina (B. P.) werden durch Perkolation mit Weingeist (70 Volumprozent) 1000 ccm Tinktur bereitet.

Tinctura Digitalis. Tincture of Digitalis. — Fingerhuttinktur; aus 100 g grob gepulverten Fingerhutblättern werden durch Perkolation mit Weingeist (70 Volumprozent) 1000 ccm Tinktur bereitet.

Tinctura Ergotae Ammoniata. Ammoniated Tincture of Ergot. — 250 g grob gepulvertes Mutterkorn werden mit einem Gemisch von 100 ccm Ammoniakflüssigkeit und 900 ccm Weingeist (60 Volumprozent) perkoliert, der Rückstand abgepreßt und die vereinigten Flüssigkeiten mit Weingeist (60 Volumprozent) auf 1000 ccm ergänzt.

Tinctura Ferri Perchloridi. Tincture of Ferric Chloride. — Eisenchloridtinktur. Eine Mischung von 250 ccm Liquor Ferri Perchloridi Fortis (B. P.), 250 ccm Weingeist (90 Volumprozent) und Wasser ad 1000 ccm.

Tinctura Gelsemii. Tincture of Gelsemium. — Gelsemiumtinktur; aus 100 g mittelfein gepulverte Gelsemiumwurzel werden durch Perkolation mit Weingeist (60 Volumprozent) 1000 ccm Tinktur bereitet.

Tinctura Gentianae Composita. Compound Tincture of Gentian. — Aus 100 g geschnittener Enzianwurzel, 37,5 g getrockneter Pomeranzenschalen, 12,5 g gepulverter Kardamomensamen und 1000 ccm Weingeist (45 Volumprozent) durch Mazeration zu bereiten.

Tinctura Guaiaci Ammoniata. Ammoniated Tincture of Guaiacum. — 200 g gepulvertes Guajakharz werden mit einer Mischung von 75 ccm Liquor Ammoniae Fortis (B. P.) und 700 ccm Weingeist (90 Volumprozent) 48 Stunden mazeriert; dem Filtrat fügt man zu 2 ccm Zitronenöl und 3 ccm Muskatnußöl und ergänzt mit Weingeist (90 Volumprozent) auf 1000 ccm.

Tinctura Hamamelidis. Tincture of Hamamelis. — Aus 100 g grob gepulverter Hamamelisrinde werden durch Perkolation mit Weingeist (45 Volumprozent) 1000 ccm Tinktur bereitet.

Tinctura Hydrastis. Tincture of Hydrastis. — 100 ccm Extractum Hydrastis Liquidum (B. P.) werden mit Weingeist (60 Volumenprozent) q. s. ad 1000 ccm gemischt.

Tinctura Hyoscyami. Tincture of Hyoscyamus. — Aus 100 g grob gepulverten Bilsenkrautblättern werden durch Perkolation mit Weingeist (70 Volumprozent) 1000 ccm Tinktur bereitet.

Tinctura Iodi Fortis. Strong Tincture of Iodine. — Starke Jodtinktur; eine Lösung von 100 g Jod, 60 g Kaliumjodid, 100 ccm Wasser und Weingeist (90 Volumprozent) q. s. ad 1000 ccm Enthält 0,1 g Jod in 1 ccm.

Tinctura Iodi Mitis. Weak Tincture of Iodine. — Schwache Jodtinktur; eine Lösung von 25 g Jod, 25 g Kaliumjodid, 25 ccm Wasser und Weingeist (90 Volumprozent) q. s. ad 1000 ccm. Enthält 0,025 g Jod in 1 ccm.

Tinctura Jalapae. Tincture of Jalap. — Jalapentinktur; aus 200 g mittelfein gepulverten Jalapenknollen werden durch Perkolation mit Weingeist (70 Volumprozent) 600 ccm einer stärkeren Tinktur hergestellt, der Rückstand abgepreßt und die vereinigten Flüssigkeiten durch Zusatz von Weingeist (70 Volumprozent) auf einen Gehalt von 1,5 g Harz in 100 ccm eingestellt.

Tinctura Jalapae Composita. Compound Tincture of Jalap. — Aus 80 g Jalapenknollenpulver, 15 g Scammoniae Resina (B. P.) und 10 g Turpethum (B. P.) werden durch Perkolation mit Weingeist (60 Volumprozent) 1000 ccm Tinktur bereitet.

Tinctura Kaladanae. Tincture of Kaladana. — Aus 200 g mittelfein gepulverter Kaladana (B. P.) werden durch Perkolation mit Weingeist (70 Volumprozent) 1000 ccm Tinktur bereitet.

Tinctura Kino. Tincture of Kino. — Kinotinktur; 100 g Kino werden mit einer Mischung von 150 ccm Glycerinum (B. P.) und 250 ccm Wasser zu einem glatten Brei verrührt, worauf 500 ccm Weingeist (90 Volumprozent) hinzugefügt werden. Nach zwölfstündigem Stehen wird die Mischung filtriert und das Filtrat durch Zusatz von Weingeist (90 Volumprozent) auf 1000 ccm ergänzt.

Tinctura Krameriae. Tincture of Krameria, Tincture of Rhatany. — Ratanhiatinktur; aus 200 g mittelfein gepulverter Ratanhiawurzel werden durch Perkolation mit Weingeist (60 Volumprozent) 1000 ccm Tinktur bereitet.

Tinctura Lavandulae Composita. Compound Tincture of Lavender. — 5 ccm Lavendelöl, 0,5 ccm Rosmarinöl, 10 g Ceylonzimt, 10 g Muskatnuß und 20 g rotes Sandelholz werden mit

900 ccm Weingeist (90 Volumprozent) 7 Tage lang mazeriert, filtriert und das Filtrat durch Zusatz von Weingeist (90 Volumprozent) auf 1000 ccm ergänzt.

Tinctura Limonis. Tincture of Lemon. — Zitronentinktur; eine Mazeration von 250 g frischer Zitronenschale (Limonis Cortex, B. P.) und 1000 ccm Weingeist (90 Volumprozent).

Tinctura Lobeliae Aetherea. Ethereal Tincture of Lobelia. — Ätherische Lobeliatinktur; aus 200 g mittelfein gepulvertem Lobelienkraut werden durch Perkolation mit Spiritus Aetheris (B. P.) 1000 ccm Tinktur bereitet.

Tinctura Myrrhae. Tincture of Myrrh. — Myrrhentinktur; 200 g grob gepulverte Myrrhe werden mit 800 ccm Weingeist (90 Volumprozent) 7 Tage lang mazeriert, filtriert und das Filtrat durch Zusatz von Weingeist (90 Volumprozent) auf 1000 ccm ergänzt.

Tinctura Nucis Vomicae. Tincture of Nux Vomica. — Brechnußtinktur; eine Mischung von 50 ccm Extractum Nucis Vomicae Liquidum (B. P.), 150 ccm Wasser und Weingeist (90 Volumprozent) q. s. ad 600 ccm. Enthält in 100 ccm 0,125 g Strychnin. (Entspricht an Alkaloidgehalt der Tinctura Strychni D. A. B. VI.)

Tinctura Oliveri Corticis. Tincture of Oliver's Bark. — Aus 100 g mittelfein gepulverte Oliveri Cortex (B. P.) werden durch Perkolation mit Weingeist (60 Volumprozent) 1000 ccm Tinktur bereitet.

Tinctura Opii. Tincture of Opium, Laudanum. — Opiumtinktur, 200 g Opium werden mit 500 ccm Wasser von mindestens 90° zu einem Brei angerührt. Nach sechsstündigem Stehen werden 500 ccm Weingeist (90 Volumprozent) hinzugefügt, und nach 24stündigem Stehen wird koliert und abgepreßt und die vereinigten Flüssigkeiten nach 24 Stunden filtriert. Die Tinktur wird dann durch Zusatz einer Mischung gleicher Volumteile Weingeist (90 Volumprozent) und Wasser auf einen Gehalt von 1 g wasserfreies Morphin in 100 ccm eingestellt.

Tinctura Opii Ammoniata. Ammoniated Tincture of Opium. — Eine Lösung von 5 ccm Anisöl und 20 g Benzoesäure in 600 ccm Weingeist (90 Volumprozent) wird mit 100 ccm Tinctura Opii (B. P.) und 200 ccm Ammoniakflüssigkeit versetzt, filtriert und durch Zusatz von Weingeist (90 Volumprozent) auf 1000 ccm gebracht. Enthält in 100 ccm 0,1 g wasserfreies Morphin.

Tinctura Picrorhizae. Tincture of Picrorhiza. — 250 g Picrorhiza (B. P.), klein geschnitten, werden mit 1000 ccm Weingeist (45 Volumprozent) mazeriert.

Tinctura Podophylli. Tincture of Podophyllum. — 36,5 g Podophyllin werden mit 900 ccm Weingeist (90 Volumprozent) 24 Stunden beiseite gestellt, filtriert und das Volum durch Nachwaschen des Filters mit Weingeist (90 Volumprozent) auf 1000 ccm gebracht.

Tinctura Podophylli Indici. Tincture of Indian Podophyllum. — 36,5 g Podophylli Indici Resina (B. P.) werden mit 900 ccm Weingeist (90 Volumprozent) 24 Stunden beiseite gestellt, filtriert, und das Volum durch Nachwaschen des Filters mit Weingeist (90 Volumprozent) auf 1000 ccm ergänzt.

Tinctura Pruni Virginianae. Tincture of Wild Cherry, Tincture of Virginian Prune. — 200 g grob gepulverte Pruni Virginianae Cortex (B. P.) und 365 ccm Wasser werden 24 Stunden beiseite gestellt, 565 ccm Weingeist (90 Volumprozent) hinzugefügt, mazeriert und die abgepreßte Flüssigkeit mit 100 ccm Glycerinum (B. P.) versetzt.

Tinctura Pyrethri. Tincture of Pyrethrum. — Aus 200 g mittelfein gepulverte Pyrethri Radix (B. P.) werden durch Perkolation mit Weingeist (70 Volumprozent) 1000 ccm Tinktur bereitet.

Tinctura Quassiae. Tincture of Quassia. — Quassiaholztinktur; 100 g geraspeltes Quassiaholz (B. P.) werden mit 1000 ccm Weingeist (45 Volumprozent) mazeriert.

Tinctura Quillaiae. Tincture of Quillaia. — Seifenrindentinktur; aus 50 g grob gepulverter Seifenrinde werden durch Perkolation mit Weingeist (60 Volumprozent) 1000 ccm Tinktur bereitet.

Tinctura Quininae. Tincture of Quinine. — Chinintinktur; eine Lösung von 20 g Chininhydrochlorid in 1000 ccm Tinctura Aurantii (B. P.).

Tinctura Quininae Ammoniata. Ammoniated Tincture of Quinine. — 20 g Chininsulfat werden in einer Mischung von 100 ccm Ammoniakflüssigkeit und 900 ccm Weingeist (60 Volumprozent) gelöst und nach dreitägigem Stehen filtriert. Ein äußerst beliebtes Mittel bei Erkältungen, besonders im Handverkauf. Dosis 2—4 ccm.

Tinctura Rhei Composita. Compound Tincture of Rhubarb. — 100 g Rhabarber, 12,5 g Koriander und 12,5 g Kardamomensamen, alle grob gepulvert, werden mit 100 ccm Weingeist (45 Volumprozent) angefeuchtet und durch Perkolation mit Weingeist (45 Volumprozent) 850 ccm Tinktur bereitet, der man 100 ccm Glycerinum (B. P.) und Weingeist (45 Volumprozent) q. s. da 1000 ccm hinzufügt.

Tinctura Scillae. Tincture of Squill. — Meerzwiebeltinktur; durch Mazeration aus 200 g Meerzwiebel und 1000 ccm Weingeist (60 Volumprozent) zu bereiten.

Tinctura Senegae. Tincture of Senega. — Senegatinktur; aus 200 g mittelfein gepulverter Senegawurzel wird durch Perkolation mit Weingeist (60 Volumprozent) 1000 ccm Tinktur bereitet.

Tinctura Sennae Composita. Compound Tincture of Senna. — 200 g Sennesblätter, 25 g Kümmel und 25 g Koriander, alle grob gepulvert, werden mit 250 ccm Weingeist (45 Volumprozent) angefeuchtet und durch Perkolation mit Weingeist (45 Volumprozent) 850 ccm Tinktur bereitet, der man 100 ccm Glycerinum (B. P.) und Weingeist (45 Volumprozent) q. s. ad 1000 ccm hinzufügt.

Tinctura Serpentariae. Tincture of Serpentary. — Aus 200 g mittelfein gepulvertem Serpentariae Rhizoma (B. P.) werden durch Perkolation mit Weingeist (60 Volumprozent) 1000 ccm Tinktur bereitet.

Tinctura Stramonii. Tincture of Stramonium. — Stechapfeltinktur; aus 200 g grob gepulverten Stechapfelblättern werden durch Perkolation mit Weingeist (45 Volumprozent) 1000 ccm Tinktur bereitet.

Tinctura Strophanthi. Tincture of Strophanthus. — Strophanthustinktur, 100 g bei 45° getrocknete Strophanthussamen (B. P.), mittelfein gepulvert, werden in einem Perkolator mit Äther angefeuchtet, nach 24 Stunden wird mit Äther perkoliert, bis die Flüssigkeit farblos abläuft. Der Rückstand wird getrocknet und allmählig auf 50° erwärmt, gepulvert, in einem Perkolator gebracht und mit Weingeist (70 Volumprozent) angefeuchtet. Nach 48 Stunden wird mit Weingeist (70 Volumprozent) langsam perkoliert, bis 500 ccm abgelaufen sind, diese werden mit Weingeist (70 Volumprozent) auf 1000 ccm ergänzt. (Es ist zu beachten, daß diese Tinktur der B. P. 1914 viermal stärker ist als die gleichnamige Tinktur der B. P. 1898.)

Tinctura Tolutana. Tincture of Balsam of Tolu. — Tolubalsamtinktur; 100 g Tolubalsam löst man in 800 ccm Weingeist (90 Volumprozent), filtriert und ergänzt auf 1000 ccm durch Nachwaschen des Filters mit Weingeist (90 Volumprozent).

Tinctura Urgineae. Tincture of Urginea. — Durch Mazeration aus 200 g Urginea (B. P.) und 1000 ccm Weingeist (60 Volumprozent) zu bereiten.

Tinctura Valerianae Ammoniata. Ammoniated Tincture of Valerian. — 200 g mittelfein gepulverte Baldrianwurzel, 3 ccm Muskatnußöl und 2 ccm Zitronenöl werden mit einer Mischung von 100 ccm Ammoniakflüssigkeit und 900 ccm Weingeist (60 Volumprozent) mazeriert.

Tinctura Valerianae Indicae Ammoniata. Ammoniated Tincture of Indian Valerian. — Wird wie Tinctura Valerianae Ammoniata bereitet, unter Anwendung von Valerianae Indicae Rhizoma (B. P.).

Tinctura Zingiberis. Tincture of Ginger. — Ingwertinktur; aus 100 g mittelfein gepulvertem Ingwer werden durch Perkolation mit Weingeist (90 Volumprozent) 1000 ccm Tinktur bereitet.

Trochiscus. Lozenge. — Die B. P. 1914 enthält 16 offizinelle Pastillen, welche, wenn nicht eine andere Masse vorgeschrieben wird, aus einer der folgenden Grundmassen zu bereiten sind:

1. Fruit Basis. — Die Gesamtmenge der zur Herstellung von 500 Pastillen vorgeschriebenen Arzneistoffe wird mit 6,5 g fein gepulvertem Traganth und 26 g fein gepulvertem Zucker vermischt und unter Zusatz von schwarzem Johannisbeermus q. s. ad 650 g zu einer Masse angestoßen, aus der 500 Pastillen geformt werden, die bei mäßiger Temperatur getrocknet werden.

2. Simple Basis. — Die Gesamtmenge der zur Herstellung von 500 Pastillen vorgeschriebenen Arzneistoffe wird mit 496 g fein gepulvertem Zucker und 19,5 g fein gepulvertem arabischem Gummi gemischt. Unter Zugabe von 35 ccm Mucilago Acaciae (B. P.) und Wasser wird eine Masse hergestellt, aus welcher 500 Pastillen geformt werden, die bei mäßiger Temperatur getrocknet werden.

3. Rose Basis. — Wie Simple Basis (2), mit dem Unterschiede, daß der Zucker vorher mit 0,025 ccm Rosenöl verrieben wird.

4. Tolu Basis. — Die Gesamtmenge der zur Herstellung von 500 Pastillen vorgeschriebenen Arzneistoffe (Alkaloidsalze werden in 10 ccm Wasser gelöst) wird mit 482 g fein gepulvertem Zucker und 19,5 g fein gepulvertem arabischem Gummi gemischt und 10 ccm Tinctura Tolutana (B. P.) hinzugefügt. Unter Zugabe von 35,5 ccm Mucilago Acaciae (B. P.) und Wasser wird eine Masse hergestellt, aus welcher 500 Pastillen geformt werden, die bei mäßiger Wärme getrocknet werden.

Trochiscus Acidi Benzoici. Benzoic Acid Lozenge. — Jede Pastille enthält 0,03 g Benzoesäure. Mit „Fruit Basis" (1) herzustellen.

Trochiscus Acidi Carbolici. Phenol Lozenge. — Eine Masse wird geformt aus 15 g gepulvertem Phenol, 500 g gepulvertem Zucker, 45 g gepulvertem arabischem Gummi, 15 g gepulvertem Traganth und 45 ccm frischer Zitronensaft, welche in 500 Pastillen geteilt wird, die bei mäßiger Wärme getrocknet werden. Jede Pastille enthält 0,03 g Phenol.

Trochiscus Acidi Tannici. Tannic Acid Lozenge. — Jede Pastille enthält 0,03 g Gerbsäure. Mit „Tolu Basis" (4) herzustellen.

Trochiscus Bismuthi Compositus. Compound Bismuth Lozenge. — Jede Pastille enthält 0,15 g Bismutum subcarbonicum, 0,15 g Magnesium carbonicum ponderosum, 0,3 g Calcium carbonicum praecipitatum. Mit „Rose Basis" (3) herzustellen.

Trochiscus Catechu. Catechu Lozenge. — Jede Pastille enthält 0,06 g Gambir. Mit „Fruit Basis" (1) herzustellen.

Trochiscus Ferri Redacti. Reduced Iron Lozenge. — Jede Pastille enthält 0,06 g reduziertes Eisen. Mit „Simple Basis" (2) herzustellen.

Trochiscus Guaiaci Resinae. Guaiacum Resin Lozenge. — Jede Pastille enthält 0,2 g Guajakharz. Mit „Fruit Basis" (1) herzustellen.

Trochiscus Ipecacuanhae. Ipecacuanha Lozenge. — Jede Pastille enthält 0,015 g gepulverte Brechwurzel. Mit „Simple Basis" (2) herzustellen.

Trochiscus Kino Eucalypti. Eucalyptus Kino Lozenge, Red Gum Lozenge, Eucalyptus Gum Lozenge. — Jede Pastille enthält 0,06 g Kino Eucalypti (B. P.). Mit „Fruit Basis" (1) herzustellen.

Trochiscus Krameriae. Krameria Lozenge, Rhatany Lozenge. — Jede Pastille enthält 0,06 g Extractum Krameriae (B. P.). Mit „Fruit Basis" (1) herzustellen.

Trochiscus Krameriae et Cocainae. Krameria and Cocaine Lozenge, Rhatany and Cocaine Lozenge. — Jede Pastille enthält 0,06 g Extractum Krameriae (B. P.) und 0,003 g Cocainum hydrochloricum. Mit „Fruit Basis" (1) herzustellen.

Trochiscus Morphinae. Morphine Lozenge. — Jede Pastille enthält 0,002 g Morphinum hydrochloricum. Mit „Tolu Basis" (4) herzustellen.

Trochiscus Morphinae et Ipecacuanhae. Morphine and Ipecacuanha Lozenge. — Jede Pastille enthält 0,002 g Morphinhydrochlorid und 0,006 g gepulverte Brechwurzel. Mit „Tolu Basis" (4) herzustellen.

Trochiscus Potassii Chloratis. Potassium Chlorate Lozenge. — Jede Pastille enthält 0,2 g Kaliumchlorat. Mit „Rose Basis" (3) herzustellen.

Trochiscus Santonini. Santonin Lozenge. — Jede Pastille enthält 0,06 g Santonin. Mit „Simple Basis" (2) herzustellen.

Trochiscus Sulphuris. Sulphur Lozenge. — Zu einer Mischung von 150 g gefälltem Schwefel, 30 g Weinstein, 275 g Zuckerpulver, 30 g arabischem Gummi und 30 ccm Tinctura Aurantii (B. P.) werden 30 ccm Mucilago Acaciae (B. P.) hinzugefügt und das Ganze zu einer Masse angestoßen, aus der 500 Pastillen geformt werden, die bei mäßiger Temperatur getrocknet werden. Jede Pastille enthält 0,3 g gefällter Schwefel.

Turpethum. Turpeth. — Turpithwurzel; die getrocknete Wurzel und der Stamm von Ipomoea Turpethum R. Br.

Unguentum Acidi Borici. Boric Acid Ointment. — Borsalbe; 10 g Borsäure, 90 g Unguentum Paraffini (B. P.) album.

Unguentum Acidi Carbolici. Phenol Ointment. — Phenolsalbe; 3 g Phenol, 97 g Unguentum Paraffini (B. P.) album.

Unguentum Acidi Salicylici. Salicylic Acid Ointment. — Salizylsäuresalbe: 2 g Salizylsäure, 98 g Unguentum Paraffini (B. P) album.

Unguentum Aconitinae. Aconitine Ointment. — Aconitinsalbe; 2 g Aconitin werden mit 16 g Ölsäure verrieben und die Mischung bis zur erfolgten Lösung gelinde erwärmt, worauf 82 g Schweineschmalz hinzugefügt werden.

Unguentum Aquae Rosae. Rose Water Ointment. — Diese Salbe entspricht dem Unguentum Leniens des D. A. B. VI; 18 g weißes Wachs und 61 g Mandelöl werden zusammen geschmolzen und eine Lösung von 1 g Borax in 20 ccm Aqua Rosae (B. P.) hineingerührt, dann wird 0,1 ccm Rosenöl hinzugefügt und das Ganze bis zum Erkalten gerührt.

Unguentum Atropinae. Atropine Ointment. — Atropinsalbe; 2 g Atropin werden mit 8 g Ölsäure verrieben und die Mischung bis zur erfolgten Lösung gelinde erwärmt, worauf 90 g Schweineschmalz hinzugefügt werden.

Unguentum Belladonnae. Belladonna Ointment. — Belladonnasalbe; 80 ccm Extractum Belladonnae Liquidum (B. P.) werden auf dem Wasserbad auf 20 g eingedampft, und der Rückstand mit 60 g Adeps Benzoatus (B. P.) und 20 g Wollfett vermischt. Diese Salbe enthält 0,6% Belladonnawurzelalkaloide.

Unguentum Cantharidini. Cantharidin Ointment. — Kantharidinsalbe; 0,1 g Kantharidin wird in 10 ccm Chloroform gelöst, die Lösung mit 290 g geschmolzenem Adeps Benzoatus (B. P.) gemischt und bis zum Erkalten gerührt.

Unguentum Capsici. Capsicum Ointment. — 25 g Capsici Fructus (B. P.), 10 g Paraffinum Durum (Schmelzpunkt 50—60°), 75 g Paraffinum Molle und 10 g Schweineschmalz werden zusammen eine Stunde lang auf dem Wasserbad digeriert, koliert und bis zum Erkalten gerührt.

Unguentum Cetacei. Spermaceti Ointment. — Walratsalbe; 20 g Walrat, 8 g weißes Wachs und 72 g flüssiges Paraffin werden zusammen geschmolzen und bis zum Erkalten gerührt.

Unguentum Chaulmoograe. Chaulmoogra Ointment, Gynocardia Ointment. — 10 g Oleum Chaulmoograe (B. P.) werden einer geschmolzenen Mischung von 40 g Paraffinum Durum und 50 g Paraffinum Molle Album hinzugefügt und das Gemisch bis zum Erkalten gerührt.

Unguentum Chrysarobini. Chrysarobin Ointment. — Chrysarobinsalbe; Chrysarobin 4 g, Paraffinum Molle 96 g.

Unguentum Cocainae. Cocaine Ointment. — Kokainsalbe; 4 g Kokain werden mit 16 g Ölsäure verrieben und die Mischung bis zur erfolgten Lösung gelinde erwärmt, worauf 80 g Schweineschmalz hinzugefügt werden.

Unguentum Creosoti. Creosote Ointment. — Kreosotsalbe; 10 g Kreosot werden einer geschmolzenen Mischung von 40 g Paraffinum Durum und 50 g Paraffinum Molle Album hinzugefügt und bis zum Erkalten gerührt.

Unguentum Eucalypti. Eucalyptus Ointment. — Eukalyptussalbe; 10 g Eukalyptusöl werden einer geschmolzenen Mischung von 40 g Paraffinum Durum und 50 g Paraffinum Molle Album hinzugefügt und bis zum Erkalten gerührt.

Unguentum Gallae. Gall Ointment. — Galläpfelsalbe; 20 g gepulverte Galläpfel werden mit 80 g Adeps Benzoatus (B. P.) gemischt.

Unguentum Gallae cum Opio. Gall and Opium Ointment. — Unguentum Gallae (B. P.) 92,5 g, Opiumpulver 7,5 g.

Unguentum Hamamelidis. Hamamelis Ointment. — Hamamelissalbe; Extractum Hamamelidis Liquidum (B. P.) 10 ccm, Wollfett 60 g, Paraffinum Molle 30 g.

Unguentum Hydrargyri. Mercury Ointment. — Quecksilbersalbe; Quecksilber 30 g, Adeps Benzoatus (B. P.) 65 g, Hammeltalg 5 g.

Unguentum Hydrargyri Ammoniati. Ammoniated Mercury Ointment, White Precipitate Ointment. — Quecksilberpräzipitatsalbe; weißes Quecksilberpräzipitat 5 g, Adeps Benzoatus (B. P.) 95 g.

Unguentum Hydrargyri Compositum. Compound Mercury Ointment. — Einer erwärmten Mischung von 40 g Unguentum Hydrargyri (B. P.), 24 g gelbem Wachs und 24 g Olivenöl werden 12 g gepulverter Kampfer hinzugefügt, und das Ganze bis zum Erkalten gerührt.

Unguentum Hydrargyri Iodidi Rubri. Red Mercuric Iodide Ointment, Ointment of Mercuric Iodide. — Quecksilberjodidsalbe; Quecksilberjodid 4 g, Adeps Benzoatus (B. P.) 96 g.

Unguentum Hydrargyri Nitratis. Mercuric Nitrate Ointment, Ointment of Nitrate of Mercury. — Eine Mischung von 40 g

Schweineschmalz und 70 g Olivenöl wird in einer Schale auf dem Sandbad so hoch erhitzt, daß die Temperatur der Mischung nach dem Eingießen in ein erhitztes irdenes Gefäß von etwa 1100 ccm Inhalt noch etwa 150° beträgt. Dann fügt man unter Umrühren mit einem Glasstab oder Holzspatel eine kalt bereitete Lösung von 10 g Quecksilber in 30 ccm Acidum Nitricum (B. P. = 70%) nach und nach hinzu. Die Temperatur der Mischung wird solange auf mindestens 90° gehalten, bis das Schäumen aufhört, und dann bis zum Erkalten gerührt.

Unguentum Hydrargyri Nitratis Dilutum. Diluted Mercuric Nitrate Ointment, Diluted Ointment of Nitrate of Mercury. — Unguentum Hydrargyri Nitratis (B. P.) 20 g, Paraffinum Molle Flavum 80 g.

Unguentum Hydrargyri Oleati. Mercuric Oleate Ointment. — Quecksilberoleatsalbe, Hydrargyrum Oleatum (B. P.) 25 g, Adeps Benzoatus (B. P.) 75 g.

Unguentum Hydrargyri Oxidi Flavi. Yellow Mercuric Oxide Ointment. — Gelbe Quecksilberoxydsalbe. Gelbes Quecksilberoxyd 2 g, Paraffinum Molle Flavum 98 g.

Unguentum Hydrargyri Oxidi Rubri. Red Mercuric Oxide Ointment. Red Precipitate Ointment. — Rote Quecksilberoxydsalbe. Rotes Quecksilberoxyd 10 g, Unguentum Paraffini Flavum (B. P.) 90 g.

Unguentum Hydrargyri Subchloridi. Mercurous Chloride Ointment, Calomel Ointment. — Kalomelsalbe; Kalomel 20 g, Adeps Benzoatus (B. P.) 80 g.

Unguentum Iodi. Iodine Ointment. — Jodsalbe: 4 g Jod, 4 g Kaliumjodid, 12 g Glycerinum (B. P.) und 80 g Schweineschmalz.

Unguentum Iodoformi. Iodoform Ointment. — Jodoformsalbe. 10 g Jodoform, 90 g Schweineschmalz.

Unguentum Lanae Compositum. Compound Wool Fat Ointment, Emollient Ointment. — Schweineschmalz 40 g, Wollfett 40 g, Unguentum Paraffini (B. P.) 20 g.

Unguentum Myrobalani. Myrobalan Ointment. — Myrobalanum (B. P.) pulv. 20 g, Adeps Benzoatus (B. P.) 80 g.

Unguentum Myrobalani cum Opio. Myrobalan and Opium Ointment. — Unguentum Myrobalani (B. P.) 92,5 g, Opium 7,5 g.

Unguentum Paraffini. Paraffin Ointment. — Paraffinum Durum 27 g, Paraffinum Molle 70 g, Cera alba 3 g. Wird Ung. Paraffini zur Bereitung von weißen Salben benützt, so ist Paraffinum Molle Album zu verwenden, bei gefärbten Salben dagegen ist Paraffinum Molle Flavum anzuwenden.

Unguentum Picis Liquidae. Tar Ointment. — Teersalbe. Pix liquida 70 g, Adeps suillus 5 g, Cera flava 25 g.
Unguentum Plumbi Iodidi. Lead Iodide Ointment. — Bleijodidsalbe. Plumbum jodatum 10 g, Adeps Benzoatus (B. P.) 90 g.
Unguentum Plumbi Subacetatis. Lead Subacetate Ointment. — 25 g Wollfett, 12,5 g Paraffinum Durum und 50 g Paraffinum Molle werden unter Umrühren zusammen geschmolzen und dem fast erkalteten Gemisch setzt man 12,5 g Bleiessig hinzu und rührt bis zum Erkalten.
Unguentum Potassii Iodidi. Potassium Iodide Ointment. — Kaliumjodidsalbe. 10 g Kaliumjodid und 0,6 g Kaliumkarbonat werden in 9,4 g Wasser gelöst und diese Lösung, in kleinen Portionen, mit 80 g Adeps Benzoatus (B. P.) in einem etwas erwärmten Mörser vermischt.
Unguentum Resinae. Resin Ointment. — 26 g Kolophonium, 26 g gelbes Wachs, 26 g Olivenöl und 22 g Schweineschmalz werden zusammen geschmolzen, durchgeseiht und bis zum Erkalten gerührt.
Unguentum Staphisagriae. Stavesacre Ointment. — 20 g gestoßene Staphisagriae Semina (B. P.) werden mit 85 g Adeps Benzoatus (B. P.) 2 Stunden lang auf dem Wasserbad erwärmt. Das Gemisch wird dann durchgeseiht und ausgepreßt, worauf 10 g gelbes Wachs der flüssigen Mischung hinzugesetzt werden und das Ganze bis zum Erkalten gerührt.
Unguentum Sulphuris. Sulphur Ointment. — Schwefelsalbe. Sulfur sublimatum 10 g, Adeps Benzoatus (B. P.) 90 g.
Unguentum Zinci. Zinc Ointment. — Zinksalbe. Zinkoxyd 15 g, Adeps Benzoatus (B. P.) 85 g.
Unguentum Zinci Oleatis. Zinc Oleate Ointment. — Eine Lösung von 30 g Zinksulfat in 60 ccm Wasser wird mit einer Lösung von 90 g geschabter Sapo Durus (B. P.) in 600 ccm Wasser gemischt. Die Mischung wird zum Sieden erhitzt, wobei das gebildete geschmolzene Zinkoleat an die Oberfläche steigt. Nach dem Erkalten wird das Zinkoleat gesammelt und mit Wasser wiederholt gekocht, bis das Waschwasser keine Reaktion für Sulfate gibt. Das so erhaltene Zinkoleat wird dann grob gepulvert und bei höchstens 60° getrocknet, dann auf dem Wasserbad mit der gleichen Gewichtsmenge Paraffinum Molle Album zusammengeschmolzen und das Gemisch bis zum Erkalten gerührt.
Urginea. Urginea, Indian Squill. — Die getrockneten, inneren Schalen der jüngeren Zwiebel von Urginea Indica Kunth. Die gepulverte Droge ist über gebranntem Kalke aufzubewahren.
Valerianae Indicae Rhizoma. Indian Valerian Rhizome. —

Der getrocknete, mit Wurzeln besetzte Wurzelstock von Valeriana Wallichii D. C.

Viburnum. Black Haw. — Die getrocknete Rinde von Viburnum prunifolium L.

Vinum Antimoniale. Antimonial Wine. — Brechwein. Eine Lösung von 4 g Brechweinstein in 40 ccm kochendem Wasser wird mit Xereswein q. s. ad 1000 ccm vermischt.

Vinum Aurantii. Orange Wine. — Pomeranzenwein. Ein aus Zuckerlösung durch Gärung unter Zusatz von frischen Orangenschalen gewonnener Wein. (Eine offizinelle Vorschrift zur Herstellung dieses Weines ist nicht angegeben.)

Vinum Colchici. Colchicum Wine. — Zeitlosenwein. 200 g gepulverte Zeitlosenknollen (Colchici Cormus B. P.) werden mit 1000 ccm Xereswein mazeriert.

Vinum Ferri. Iron Wine. — Eisenwein. 50 g Eisendraht werden mit 1000 ccm Xereswein solange mazeriert, bis eine filtrierte Probe einen Gehalt von mindestens 0,125 g und höchstens 0,3 g Fe in 100 ccm aufweist.

Vinum Ferri Citratis. Wine of Iron Citrate. — 18 g Ferri et Ammonii Citras (B. P.) werden in Vinum Aurantii (B. P.) q. s. ad 1000 ccm gelöst und nach 3 Tagen filtriert.

Vinum Ipecacuanhae. Ipecacuanha Wine. — Brechwurzelwein. Extractum Ipecacuanhae Liquidum (B. P.) 50 ccm, Xereswein 950 ccm. Die Mischung läßt man 2 Tage stehen und filtriert.

Vinum Quininae. Quinine Wine. — Chininwein. 2 g Chininhydrochlorid werden in 875 ccm Vinum Aurantii (B. P.) gelöst.

Vinum Xericum. Sherry. — Xereswein.

Zinci Acetas. Zinc Acetate. — Zincum aceticum, Zinkacetat.

Zinci Carbonas. Zinc Carbonate. — Zincum carbonicum, Basisches Zinkkarbonat, ,,kann durch Umsetzen von Natriumkarbonat mit Zinksulfat gewonnen werden". Die Zusammensetzung ist nicht angegeben.

Zinci Oleostearas. Zinc Oleostearate. — Zinkoleat. Eine Lösung von 200 g Sapo Durus (B. P.) und 100 g Sapo Animalis (B. P.) in 1500 ccm Wasser wird mit einer Lösung von 100 g Zinksulfat in 200 ccm Wasser vermischt. Der Niederschlag wird gesammelt und mit Wasser solange gewaschen, bis das Waschwasser keine Reaktion für Sulfate mehr gibt, worauf das Zinkoleat getrocknet und gepulvert wird.

Zinci Valerianas. Zinc Valerianate. — Zinkvalerianat, Zincum valerianicum.

Aus dieser Gegenüberstellung erhellt, daß beide Arzneibücher manches Gemeinsame, aber auch vielfache Verschiedenheiten aufweisen.

Bei der leichten Gefahr einer dadurch hervorgerufenen Verwechslung, daß das gleichlautende Präparat des einen Arzneibuches mit demjenigen des anderen auch gleichgeachtet wird, sei noch besonders auf folgende Unterschiede hingewiesen:

Acida. Die Säuren differieren in ihrer Stärke wesentlich, was bei der Umrechnung aus Maß in Gewicht besonders zu berücksichtigen ist. Dem D. A. B. fremd, dagegen in England viel gebraucht sind:

    Acid. hydrobromic. dil.
    Acid. hydrocyanic. dil.
    Acid. nitro-hydrochloric. dil.
    Acid. sulphuric. aromat.

Aqua Laurocerasi darf nicht wie in Deutschland durch Aq. Amygdal. amar. ersetzt werden.

Extracta, namentlich die narkotischen, weichen in Zubereitung und Gehalt wesentlich von denjenigen des D. A. B. ab und dürfen daher die Präparate beider Arzneibücher nur in wenigen Fällen gleichgewertet werden.

Decocta und **Infusa** werden nach für jeden Fall besonders gegebener Anweisung hinsichtlich Zerkleinerung der Droge, Dauer des Aufgusses oder der Abkochung usw. bereitet.

Linimenta finden sich zuweilen im D. A. B. mit Oleum bezeichnet, z. B. Lin. Camphorae B. P. = Ol. Camphoratum forte D. A. B. VI.

Pulver weichen in der Zusammensetzung oft auffallend voneinander ab, so wird z. B. Pulv. Ipecacuanhae Comp. B. P. mit Kaliumsulfat bereitet, das Doversche Pulver des D. A. B. VI dagegen mit Milchzucker.

Sirupe zeigen auffallende Unterschiede, z. B. Sir. Aurantii, Rhei, Sennae, ebenso

Tincturae weichen vielfach in ihrem Gehalt und Zusammenstellung von den gleichlautenden Tinkturen des D. A. B. ab.

Unguenta werden unterschiedlich dargestellt und differieren nicht nur in der Stärke, sondern auch in der Zusammensetzung und in der Salbengrundlage.

Unter den Eigenartigkeiten der B. P. sei darauf aufmerksam gemacht, daß für den uns geläufigen Ausdruck Electuaria **Confectiones** gebraucht wird; es gibt eine

Confectio	Piperis	Confection	of Pepper
,,	Rosae gallicae	,,	,, Roses
,,	Sennae	,,	,, Senna
,,	Sulphuris	,,	,, Sulphur;

für **Lamellae** oder **Discs**, d. h. aus Gelatine und Glyzerin hergestellte Blättchen, denen Atropin, Kokain, Homatropin, Physostigmin inkorporiert werden, besondere Vorschriften in der B. P. gegeben werden (siehe Verzeichnis):

an Stelle der bei uns ja auch unter dem Drange nach einer vereinfachten Rezeptur immer mehr und mehr verschwindenden **destillierten Wässern** Aq. Camphor. oder Chloroformi die gebräuchlichsten Geschmacks-Korrigentia sind:

ähnlich wie für Lamellae auch für **Injectiones hypodermicae** offizinelle Vorschriften gelten, nämlich für Injectio Apomorphinae, Cocainae, Ergotae, Morphinae;

für eine Anzahl **Glyzerin-Präparate,** wie Glycerin. Acid. boric., acid. carbol., acid. tannici, Aluminis, Amyli, Boracis, **Pepsini,** Plumb. subacet., Tragacanthae Bereitungsanweisungen gegeben werden;

die Zahl der **Linimenta** eine größere ist, nämlich um Liniment. Aconiti, Belladonnae, Chloroformi, Crotonis, Hydrargyri, Opii. Potassii jodidi cum sapone; Saponis; Sinapis, Terebinthinae, Terebinthinae aceticum;

die B. P. eine dem D. A. B. gegenüber zahlreiche Menge **Liquores** aufweist, wie Liquor Ac. chromici, Ammon. citratis, Arsenici hydrochloric., Arsenii et Hydr. iodidi; Atropin. sulph.; Bismuth. et Ammon. citrat.; Calc. sacch.; epispasticus, Ethyl Nitritis, Hydrarg. nitr. ac.; Hydr. perchlor.; Magn. bicarbonat.; Morphinae Acetatis, Morphinae Hydrochloridi, Morphinae Tartratis, Pancreatis, Picis Carbonis, Potassii Permanganatis, Sodii Arsenatis, Strychninae Hydrochloridi, Trinitrini, Zinci chloridi. Besonders sei noch auf den von der B. P. gemachten Unterschied des **Liquores** und **Liquores fortiores** hingewiesen; so gibt es einen Liquor Ammoniae und einen Liquor Ammon. fortis, einen Liquor Ferri perchloridi und einen Liq. Ferr. perchloridi fortis;

die B. P. reicher an Vorschriften für **Misturae** ist und solche kennt für Mistura Ammoniaci, Amygdalae, Cretae, Ferri composita, Guaiaci, Olei Ricini, Sennae comp.;

die Vorschriften für **Pilulae** und **Pulveres** reichhaltiger sind als im D. A. B. Es gibt deren für **Pilula** Aloes, Aloes et Asafetidae, Aloes et Ferri, Aloes et Myrrhae'; Colocynth. cp.; Coloc. et Hyoscyami, Ferri; Hydrarg., Hydr. subchl. cp., Ipec. c. Scill: Phosphori; Plumb. c. opio, Quinin. sulph.; Rhei cp.; Sap. cp.; Scill. cp.:

Pulvis Amygdal. cp., antimonialis; Catechu cp.; Cinnam. cp.; Cret. aromat.; Cret. arom. c. Opio; Glycyrrhizae cp.; Ipec. cp.;

Jalap. cp.; Kino cp.; Opii cp.; Rhei cp.; Scammon. cp.; Sod. tart. eff.; Trag. cp.;

für **Suppositoria** eine Reihe von Vorschriften gegeben wird, nämlich für Suppositoria Acid. carbol.; Ac. tannici; Belladonnae, Glycerini, Iodoformi, Morphinae, Plumb. cp.;

Trochisci, eine bei den Engländern ungemein beliebte Arzneiform, vertreten sind durch Trochiscus Acid. benz., Carbolici, Tannici, Bismuth cp.: Catechu, Ferr. redact., Guajac. resin., Ipecacuanhae, Kino Eucalypti, Krameriae, Krameriae et Cocainae, Morphinae, Morphinae et Ipecacuanh.: Potass. chlorat.; Santonini; Sulphuris;

das Kapitel **Unguenta** behandelt: Ungt. Ac. bor., Ac. carbol., Ac. salicylici, Aconitinae, Aq. Rosae, Atropinae, Belladonnae, Cantharidini, Capsici, Cetacei, Chaulmoograe, Chrysarobini, Cocainae, Creosoti, Eucalypti, Gallae, Gallae c. Opio, Hamamelidis, Hydrargyri, Hydr. ammon., Hydr. cp., Hydr. iod. rubr.; Hydr. nitr.; Hydr. nitr. dil.; Hydr. oleat; Hydr. ox. fl.; Hydr. ox. r., Hydr. subchlor.; Iodi; Iodoformi; Lanae comp.; Myrobalani; Myrobalani c. opio; Paraff.; Pic. liq.; Plumb. iodidi; Plumb. subacet.; Pot. iod.; Resinae; Staphisagr.; Sulphur.; Sulph. iod.; Zinci; Zinci oleatis. Man beachte die große Anzahl Vorschriften für Quecksilbersalben, die dem deutschen Ohr fremdartige Ungt. Staphisagriae.

für die **Vina medicinalia** in England neben Sherry der Vin. Aurantii, ein angenehm nach Orangen schmeckender Wein von goldklarer Farbe verwendet wird, so z. B. für Vinum Ferri citratis, Quininae.

Im Anschluß an diese kurze, zusammenfassende Übersicht über die der B. P. eigenen Präparate, sei noch kurz einiger Rohdrogen gedacht, welche dem deutschen Pharmazeuten nicht alltäglich vorkommen, seinen englischen Kollegen indessen vertraut sind:

Armoraciae radix. Horseradish root. — Die von kultivierter Cochlearia Armoracia frisch gesammelte Wurzel zur Bereitung des vielgebrauchten Spir. Armoraciae cp.

Chirata. Chiretta. — Das getrocknete Kraut von Swertia Chirata, während der Blütezeit zu sammeln. Als Infusum oder Extrakt, ein der Rad. Gent. ähnliches Bittermittel für den Magen.

Euonymi Cortex. Euonymus bark. — Die trockene Wurzelrinde von Euonymus atropurpureus.

Hamamelidis Cortex et Folia. Hamamelis Bark and Leaves. Witch Hazel Bark. — Getrocknete Rinde und Blätter von Hamamelis virginiana zur Bereitung von Fluidextrakt.

Pruni Virginianae Cortex. Virginian Prune Bark. — Die im Herbst zu sammelnde Rinde von Prunus serotina.

Scoparii Cucumina. Broom tops. — Die getrockneten Spitzen von Cytisus scoparius. Als Abkochung und Saft von diuretischer Wirkung angewandt.

Damit wäre zusammengefaßt, was für die englische Rezeptur aus der B. P. zu wissen notwendig ist.

Zum Schlusse möge hier noch eine Bemerkung Platz finden, die weniger dem in Deutschland mit englischem Publikum verkehrenden Kollegen, als vielmehr dem nach England selbst kommenden Fachgenossen von Nutzen sein mag. Der englische Arzt und Apotheker pflegen stets in Abkürzungen zu reden; sie sprechen z. B. Pulvis Amygdalarum compositus niemals voll aus, sondern sagen statt dessen einfach Pulv. Amygd. co.

In der B. P. 1914 ist zum ersten Male der Versuch gemacht worden, die von Ärzten in der Anfertigung ihrer Rezepte gebrauchten Abkürzungen zu vereinheitlichen, indem die vorgeschlagenen Abkürzungen für offizinelle Arzneimittel in einer Anlage zusammengestellt sind. Im allgemeinen gleichen diese Abkürzungen denjenigen, die in Deutschland gebräuchlich sind; es seien jedoch einige als Beispiele angeführt:

Acid. Cit. = Acid. citricum
Acid. Nit. = Acid. nitricum
Aeth. = Aether
Atrop. = Atropina
Bism. Subnit. = Bismuthi subnitras
Chlorof. = Chloroformum
Cocc. = Coccus
Diamorph. hydrochl. = Diamorphinae hydrochloridum
Digit. fol. = Digitalis folia
Ext. Gent. = Extractum gentianae
Ext. Hyoscy. = Extractum Hyoscyami
Ferri et Quin. Cit. = Ferri et Quininae Citras
Glycer. = Glycerinum
Inf. Digit. = Infusum Digitalis
Iodof. = Iodoformum
Lin. Sap. = Linimentum Saponis
Liq. Arsen. = Liquor Arsenicalis
Lith. Carb. = Lithii Carbonas
Mag. Carb. Lev. = Magnesii Carbonas Levis
Mist. Cret. = Mistura Cretae
Morph. Tart. = Morphinae Tartras
Phenacet. = Phenacetinum

Podoph. Res. = Podophylli Resina
Pot. Brom. = Potassii Bromidum
Quin. Sulph. = Quininae Sulphas
Res. = Resina
Sod. Iod. = Sodii Iodidum
Sp. Aeth. = Spiritus Aetheris
Sp. Camph. = Spiritus Camphorae
Sp. Rectificatus = Spiritus Rectificatus (Alcohol 90 Volumenprozent)
Strych. = Strychnina
Supp. Bellad. = Suppositoria Belladonnae
Syr. Ferr. Phosph. c. Quin. et Strych. = Syrupus Ferri Phosphatis cum Quinina et Strychnina.
Tr. Acon. = Tinctura Aconiti
Tr. Cinch. Co. = Tinctura Cinchonae Composita
Tr. Gent. Co. = Tinctura Gentianae Composita
Tr. Nuc. Vom. = Tinctura Nucis Vomicae
Trag. = Tragacantha
Ung. Hydrarg. = Unguentum Hydrargyri
Ung. Pot. Iod. = Unguentum Potassii Iodidi
Vin. Antim. = Vinum Antimoniale

Man beachte besonders die in der englischen Praxis gebräuchlichen Abkürzungen: Co. (= Compositum), Emp. (= Emplastrum), Ext. (= Extractum), Lin. (= Linimentum), Mag. (= Magnesium), Pot. (= Potassium), Quin. (= Quinina), Sod. (= Sodium), Sp. (= Spiritus), Tr. (= Tinctura), Ung. (= Unguentum), denn diese geringe Abweichungen können bei der Entzifferung englischer Rezepte eine bedeutende Rolle spielen.

D. Das englische Rezept.

1. Die Signatur.

Die Signatur des englischen Rezeptes bildet namentlich für den Anfänger in der englischen Sprache den entschieden schwierigsten Teil der „prescription", denn da sie meistens ziemlich lang ist, verlangt sie die Kenntnis einer Reihe von Vokabeln, und wenn einem diese auch zu Gebote steht, ist es häufig nicht ganz so leicht, aus der, wie bekannt, schlechten Schrift der Ärzte englische Worte zu entziffern, wo man selbst bei der Muttersprache in gleichem Falle seinen ganzen Scharfsinn aufzubieten hat. Bei aller Unbequemlichkeit aber, die sie für den Rezeptar zuweilen hat, kann die Länge englischer Rezeptsignaturen nur gelobt werden, weil dieselbe durch Genauigkeit bedingt wird. Die in Deutschland oft so lästigen Nachfragen der Patienten in der Apotheke: „Ist ein Suppenlöffel, ein kleiner oder großer Teelöffel zu nehmen?", „Nehme ich die Arznei besser vor oder nach dem Essen?" usw. werden in England mehr oder minder gegenstandslos. Über alles das gibt die Signatur genaue Auskunft. Es bleibt gar nicht in das Belieben des Kranken gestellt, einen kleinen oder großen Eßlöffel zu nehmen. Wie schon oben bemerkt ward, verschreibt der englische Arzt nach Dosen und bestimmt durch eine mitte tales dos. no. viii usw. die Größe der Arznei. Geht die Dosis über ʒβ hinaus und ist sie wie meistens ʒi, so wird sie in der Signatur als one fourth, sixth, eighth, tenth, twelfth usw. part bezeichnet, je nachdem man eine ʒiv, ʒvi, ʒviii, ʒx, ʒxii usw.-Mixtur hat. Zuweilen bedient sich der Arzt auch Ausdrücke wie measured teaspoonful, measured tablespoonful, womit er den Patienten anweisen will, genau 2 bzw. 4 Drachmen zu nehmen. An Stelle der Tropfen treten die sog. minims, die abmessen zu können, sich der Patient natürlich ein graduiertes Drachmenglas kaufen muß. Sehr genau gibt die Signatur ferner in der Regel die Zeit an, zu der das verordnete Arzneimittel anzuwenden ist, daher eine ganze Reihe mehr oder weniger präziser Zeitbestimmungen regelmäßig wiederkehren, wie z. B.:

Every four hours	alle vier Stunden
every other night	jeden zweiten Abend
every two, later every three hours	anfangs zwei-, später dreistündlich
in the morning	morgens
early in the morning	früh am Morgen
on rising	beim Aufstehen
every morning on rising	jeden Morgen beim Aufstehen
morning and night	morgens und abends
at bedtime	beim Schlafengehen
at night	am Abend
before breakfast	vorm Frühstück
after lunch	nach dem Lunch
after dinner, -supper	nach dem Mittag-, Abendessen
after food, eating	nach dem Essen
after each meal	nach jeder Mahlzeit
during meals	zwischen den Mahlzeiten
after the last meal of the day	nach der letzten Tagesmahlzeit
an hour, half an hour before	eine Stunde, $^{1}/_{2}$ Stunde vor

Dann und wann werden die Stunden genau nach der Uhr angegeben, z. B. in folgender Signatur:

Das englische Rezept.

„One tablespoonful to be taken three times a day at 10 a. m., 2 and 6 p. m."

a. m. und p. m. sind Abkürzungen für ante und post meridiem und ins Deutsche übertragen lautet die Signatur:

„Dreimal täglich einen Eßlöffel voll zu nehmen, und zwar 10 Uhr vormittags, 2 und 6 Uhr nachmittags."

Weniger genaue Zeitbestimmungen bleiben deshalb aber nicht ganz ausgeschlossen, so findet man z. B.:

daily	täglich
once a day	einmal täglich
twice a day	zweimal täglich
three, four times a day	drei-, viermal täglich
in the course of the day	im Laufe des Tages
in the course of the evening	im Laufe des Abends
several times	mehrmals
now and then	dann und wann
from time to time	von Zeit zu Zeit
occasionally	bei Gelegenheit
when required	wenn nötig

Ganz allgemeine Signaturen sind:

For external use	äußerlich
to be taken	innerlich
as directed	nach Anweisung

Sehr oft ersetzt man, zumal bei Reiteraturen, bei denen ja vorausgesetzt werden darf, daß der Patient mit dem Gebrauch des Medikamentes Bescheid weiß, die Signatur durch Ausdrücke wie:

the gargle	Gurgelwasser
the lotion	zu Waschungen
the hairwash	Haarwasser
the mouthwash	Mundwasser
the eyedrops	Augentropfen
the eyelotion	Augenwasser
the inhalation, for inhaling	zum Inhalieren
the embrocation	zum Einreiben
the ointment, the salve	Salbe
the injection	zum Einspritzen
the mixture	Mixtur
the cough mixture	Hustenmixtur
the sleeping draught	Schlaftrunk usw.

Bei Repetitionen erspart man sich die Wiedergabe einer weitläufigen Signatur auch oft durch die Abkürzung

As before	wie bisher.

Zeitbestimmung und Dosis erfahren in manchen Fällen eine Ergänzung durch Angaben, wie:

to be taken	zu nehmen
with a little water, some water	mit etwas Wasser
in a wineglassful of water	in einem Weinglase Wasser
in a tumblerful of water	in einem Wasserglase Wasser
with sodawater	in Sodawasser
with wine	in Wein
in milk	mit Milch
to be mixed, diluted	zu mischen, verdünnen
with cold water	mit kaltem Wasser
with tepid water	mit heißem Wasser
with hot water	mit warmem Wasser

Damit wäre sozusagen das Gerippe der Signaturen gegeben, und es bedarf nur noch der Erwähnung einiger Ausdrücke, welche dasselbe zu einem abgerundeten Ganzen verbinden. Als solche merke man:

take, to be taken	nimm ein, einzunehmen
to be swallowed	hinunterzuschlucken
to be dissolved	aufzulösen
to be diluted	zu verdünnen
to be mixed	zu mischen
to be applied	anzuwenden (externa)
to be used as	zu benutzen als (Gurgelwasser)
to be rubbed on	einzureiben
to be dabbed	zu betupfen
paint	bepinsele!
smear	reibe, schmiere ein!
to be stirred in water	in Wasser einzurühren
to be snuffed up the nostrils	in der Nase aufzuziehen

Demnach sagt man z. B.:

One teaspoonful (table-, dessertspoonful, few drops, ten drops), to be taken in a wineglassful of water three times a day.

To be rubbed on the painful spots.

One powder to be dissolved in a tumblerful of water and to be used as a gargle every hour.

To be diluted with equal parts of water and to be used as a lotion.

Eye lotion; to be applied twice a day.

Tincture of Iodine for painting the painful parts morning and night.

Smear a small amount the size of a pea over the eyelashes at bedtime.

A teaspoonful to be stirred in some water und to be taken before breakfast.

The lotion is to be dabbed into the roots of the hair.
Half a teaspoonful of salt to be dissolved in water and to be snuffed up the nostrils.
A small portion to be rubbed on the gum twice a day.
Touch inside the lower eyelids at 9 a. m. and 5 p. m.
To be taken occasionally as a light aperient.
One dessertspoonful or more to be taken every morning on rising to keep the bowels open.
Mix a tablespoonful with three of cold water and use as an injection as directed.
Take a mouthful, gargle with it and spit it out.

Nicht unerwähnt darf bleiben, daß neben der Signatur in englischer Sprache, welche als Regel angesehen werden muß, dieselbe in lateinischer Ausdruckweise sehr oft vorkommt und dann meistens in vollständiger Abkürzung nur durch die Anfangsbuchstaben der einzelnen Worte gegeben wird. In solchen Fällen dieselbe zu entziffern, diene folgende Tabelle:

de d. i. d., de die in diem, von Tag zu Tag
in d., in dies, täglich
dieb. alt., diebus alternis, jeden zweiten Tag
t. d. s., ter die sumendu, dreimal täglich zu nehmen
c. t. d. p. 1., cape ter die pilulam unam, dreimal täglich 1 Pille
c. v., cras, vespere, morgens, abends
c. m. s., cras, mane sumendu, früh am Morgen zu nehmen
o. n., omni nocte, jeden Abend
m. n., mane nocteque, morgens und abends
cochlear, mai. (min.) t. d. s., cochlearia maior (minor) ter die sumenda, dreimal täglich einen großen (kleinen) Eßlöffel zu nehmen
p. oct. c. v. s., pars octava cras vespere sumenda, den achten Teil morgens und abends zu nehmen
alt. hor., alternis horis, alle zwei Stunden
h. d., hora decubitus, beim Schlafengehen
h. s., hora somni, beim Einschlafen
hor. un. spat., horae unius spatio, nach Verlauf einer Stunde
hor. interm., horis intermediis, in den Zwischenstunden
omn. h., omni hora, stündlich
omn. quadr. h., omni quadrante hora, viertelstündlich
omn. dim. h., omni dimidia hora, halbstündlich
ex. aq., ex aqua, mit Wasser
a. c., ante cibum, vor dem Essen
p. c., post coenam, nach der Mahlzeit
p. t., pro tusse, gegen den Husten.

Übereinstimmend mit deutschem Brauche wählt man für die äußerlichen die rote, für die innerlichen die weiße Farbe. Außer der Firma werden sie in der Regel nicht bedruckt: ich wenigstens habe auf ihnen nie eine ähnliche Bemerkung wie die in Deutschland so eingebürgerte ,,zur Wiederholung der Arznei genügt das Vorzeigen dieser Signatur" oder gar ,,Aufträge per Post werden umgehend und sorgfältig ausgeführt" u. dgl. m. gesehen. Meint jemand jedoch, er versäume etwas, wenn er von diesem alten Zopfe ließe, dann trage er zum wenigsten Sorge, sich in vernünftigem Englisch auszudrücken. Ich erinnere mich an mehr wie einen Fall, in dem ich Engländer über Aufschriften von Signaturen teils herzlich, teils geringschätzig lachen sah. Meiner Ansicht nach nützen derartige Aufschriften gar nichts, wohl aber vermögen sie zu schaden, wenn sie durch ein fehlerhaftes, weil ungewöhnliches Englisch das Vertrauen des Engländers verringern. Seine Firma gibt der englische Apotheker einfach durch seinen Namen mit einem hinzugefügten ,,chemist and druggist" oder ,,pharmaceutical chemist" an; bei ihm existiert keine Apotheke ,,zum Pelikan", ,,zum Hirsch" usw. Jene beiden pharmazeutischen Titel sind einander nicht gleichwertig, sondern bezeichnen zwei verschiedene Grade, welche durch das Bestehen der für diese Titel besonders vorgeschriebenen Prüfungen erworben werden. Der deutsche Apotheker, will er für sich eine entsprechende englische Bezeichnung wählen, kann gar nicht besser tun, als sich pharmaceutical chemist zu nennen. Wer da meint, chemist and druggist sei umfassender, etwa analog Apotheke und Drogenhandlung, begeht einen Irrtum; wohl ist zu berücksichtigen, daß in England der Apotheker fast ausschließlich als ,,Chemist" bezeichnet wird; ich gehe in die Apotheke wird mit ,,I am going to the chemist" wiedergegeben. Die Bezeichnungen ,,Pharmacist" und ,,Pharmacy" haben sich kaum eingebürgert, obwohl letztere in jüngster Zeit mehr in Anwendung kommt. Aber im gewöhnlichen Verkehr hält man fest an ,,the Chemist" und ,,the chemist's shop". Zuweilen findet man auf Geschäftsschildern und Anzeigen auch ,,dispensing chemist" oder ,,chemist by examination". Ersterer Ausdruck hat für englische Verhältnisse insofern seine Berechtigung, als nicht in jedem Geschäft auf die Rezeptur das Hauptgewicht gelegt wird. Bei dieser Gelegenheit sei ferner der Übersetzungen für das deutsche Herr, Frau, Frl. usw. gedacht. Den einfach schlichten Mann nennt man auf der Signatur kurzweg Mr., sobald der Patient aber besseren Kreisen angehört, heißt man ihn einen Esquire und drückt dies aus, indem man seinem Namen ein Esq. anhängt. Also, entweder ,,Mr. John Smith" oder ,,John Smith,

Esq." Etwa vorhandene Titel treten hinter das Esq. in der entsprechenden englischen Abkürzung, z. B. M. P. für member of Parliament, M. D. für Dr. medicinae, D. L. für Dr. litterarum usw. Man kann die Doktortitulatur dem Namen nach voransetzen, dann fällt aber das Esq. fort. So sagt man z. B. Dr. E. Wilson oder E. Wilson Esq., M. D. Sir, Lord, sowie alle Geburtstitel gehen dem Namen vorauf, doch ohne das in Deutschland übliche Herr. Ihre Königliche Hoheit heißt im Englischen His bzw. Her Royal Highness, so H. R. H. the Prince of Wales oder H. R. H. the Duchess of York usw. Unter master hat man den heranwachsenden ältesten Sohn des Hauses zu verstehen, das Frl. ist eine Miss, die Frau wird zur Mrs., Damen von Distinktion sind je nach dem Range Baroness, Lady usw. Anstatt ,,Kind des Herrn N." sagt man ,,Mrs. N.' baby" oder auch kurzweg ,,for the baby", bei älteren Kindern ,,Mrs. N' child", ,,Mr. N' son" usw. Ferner möge noch auf einen Fehler aufmerksam gemacht werden, der dem Deutschen sehr nahe liegt, allerdings nur unbedeutend ist, aber doch vermieden werden muß. Es betrifft die englische Weise, das Datum zu schreiben. Man beginnt nämlich stets mit dem Monat und führt erst nach diesem den Tag und Jahr an, so z. B. den 12. Februar 1931 = February 12th 1931.

2. Beachtenswerte Äußerlichkeiten.

In der Reihe der Beachtung verdienenden Äußerlichkeiten kann zunächst nicht unerwähnt gelassen werden, daß für Arzneien stets graduierte Gläser verwendet werden. Der Engländer ist so daran gewöhnt, die vorgeschriebene Dosis an der Flasche markiert zu sehen, daß es unklug sein würde, dem nicht Rechnung tragen zu wollen. Abweichend von der deutschen ist auch die Form der englischen Gläser, indem dieselben von 4 Unzen Inhalt aufwärts flach sind und erst wieder von 20 Unzen und mehr rund gearbeitet werden. Welches das bessere sei, rund oder flach, darüber ließe sich am Ende streiten; das aber läßt sich nicht leugnen, daß flache Medizinflaschen manchen Vorteil für sich haben.

Das Tektieren der Flaschen, ohne welches ein deutscher Apotheker eine Arznei nicht abzugeben wagen würde, fällt in England fast gänzlich fort. Früher war es allgemein üblich, statt Tektur den Kork mit etwas Siegellack zu bestreichen und ein den Namen der Firma tragendes Petschaft darauf zu drücken. Des praktischen Wertes entbehrt natürlich diese Weise, da irgend welcher Verschluß der Flasche dadurch nicht erreicht wird. Doch scheint sie dem Engländer besser zu behagen als das Tektieren. Neuerdings werden runde Papiersiegel, mit der Firma bedruckt, vielfach auf den Kork aufgeklebt; nebenbei sei bemerkt, daß in der englischen Rezeptur längere Korke als in Deutschland üblich verwendet werden. Für Handverkaufsartikel dagegen werden fertige Tekturen, mit einem Gummiband festgehalten, viel verwendet. Was das Zurückhalten der Rezepte anbetrifft, so wird es in den englischen Geschäften verschieden gehandhabt. Einige willfahren dem oft ausgesprochenen Wunsche der Patienten um Rückgabe der prescription, andere halten es unter allerhand Ausreden zurück. Wo letzteres geschieht, liegt der leitende Gedanke auf der Hand: man will sich die Möglichkeit der alleinigen Reiteration sichern. Ähnliche Motive liegen der allgemein geübten Geschäftssitte zugrunde, niemals Kopien von Verordnungen zu verabfolgen. Meistens behält sich der Chef persönlich die Entscheidung jedes einzelnen Falles, in dem eine solche verlangt wird, vor. Die scharfe Konkurrenz, welche als eine Folge der Niederlassungsfreiheit schwer auf den Angehörigen der englischen Pharmazie lastet, macht derartige Kniffe notwendig.

Rezepte werden bei der Zurückgabe stets in ein Kuvert getan, auf deren Ausstattung in englischen Apotheken ein nicht unbedeutender Wert gelegt wird. Sie sind fast durchgehend aus feinstem weißen oder farbigen Papier und die auf ihnen angebrachten Aufschriften in geschmackvollem lithographischen Druck ausgeführt. Außer der Firma und der Überschrift „Prescription" findet sich auf ihnen in der Regel eine Zeile für den Namen des Patienten, sowie ein Vermerk über das Datum, den Buchstaben und die Nummer des Rezeptbuches, unter dem das Rezept eingetragen ist, vorgesehen. Mancher sucht auch durch einen Klischeeabdruck seines Apothekengebäudes u. dgl. m. die besondere Aufmerksamkeit auf sein Geschäft zu lenken. Auf der Rückseite der Umschläge finden sich dann und wann Geschäftsnotizen, wie „Medicines promptly sent by parcel post to any part of the country."

„An exact copy of every prescription is registered, whereby a reference, howewer remote the date, is always obtainable."

„Copies of all prescriptions are registered, and medicines can at any time be prepared from them. Reference to the copy is greatly facilitated if the number marked on the prescription and label is given — also, if possible, the date on which it was first prepared" usw.

3. Arzneien und Arzneiformen.

Werfen wir einen Blick auf die englischen Arzneiformen und unter ihnen zunächst auf die Mixturen, so kann die Bemerkung nicht unterdrückt werden, daß eine englische Medizin sich in ihrem Äußeren wesentlich von einer deutschen unterscheidet. Wenn der deutsche Apotheker darauf sieht, eine Arznei möglichst klar und appetitlich ausschauend zu bereiten, so trifft bei dem Engländer gerade das Gegenteil zu; er besitzt vielmehr Vorliebe für eine undurchsichtige Schüttelmixtur. Auch auf die Farbe legt er wenig Gewicht, sie präsentiert sich meistens als eine unbestimmte, schmutzige, ja zuweilen ekelhafte; ich erinnere nur an die ja aus England stammende Mixtura Griffithii. Zwar haben auch sie manchmal die gute Absicht, der Arznei eine gefällige Färbung zu geben, aber die Mittel, welche sie dazu anwenden: Tinct. Cardamom. co. oder Lavandulae co. — die als reine Tinkturen allerdings eine gute Farbe besitzen — verfehlen, soweit meine Beobachtungen reichen, fast immer den Zweck. Sie vermögen höchstens eine matte, dunkelrote, aber niemals eine schöne klare Färbung hervorzurufen, ja sie veranlassen oft genug die Abscheidung eines Bodensatzes. Auch der durch Mischen von Tinct. Aurantii mit Sir. simpl. bereitete Syr. Aurantii B. P. kann sich in bezug auf sein Aussehen nicht mit demjenigen des D. A. B. messen, er ist viel zu mattgelb und nicht blank genug, um eine Mixtur heben zu können, wenngleich seinem Geruch und Geschmack die größte Anerkennung gezollt werden muß. Den Medizinen im allgemeinen läßt sich letzteres nicht nachrühmen, sie dürfen fast nie auf besonderen Wohlgeschmack Anspruch erheben. Weil man des Guten zuviel tut, verdirbt man nur. In ein und derselben Arznei werden oft drei Geschmackskorrigentia angetroffen: Sirup, Orangeblüten- oder Pfefferminzwasser, Chloroform. Das Resultat kann kein befriedigendes sein, außer für einen Engländer; er liebt es allerdings so, und der Geschmack von Gewürz und Bitterstoffen, wie Ingwer, Enzian usw. ist ihm besonders angenehm, daher Sirup und Tinctura Zingiberis, Tinctura Gentian. co. usw. auf englischen Rezepten eine bedeutende Rolle spielen, auch überall, wo es angängig erscheint, an Stelle des Aq. dest. Inf. Gent. co. verwendet wird, so daß in vielen englischen Apotheken die Tagesarbeit des Rezeptars mit dem Ansetzen einer genügenden Menge dieses Aufgusses beginnt.

In den letzten Jahren, hauptsächlich infolge der Einführung der nationalen Krankenversicherung, ist eine bedeutende Vereinfachung in der Rezeptverschreibung zu beobachten. Nichtsdestoweniger läßt sich sagen, daß im allgemeinen englische Rezepte durchweg mehr Bestandteile aufweisen, als es der Fall in anderen Ländern ist. Diese Tatsache wird größtenteils bedingt durch das Festhalten an die alten eingebürgerten Arzneimittel, denn die neueren, besonders synthetischen Arzneimittel werden bei weitem weniger verschrieben, als man annehmen könnte, und nur die Spezialärzte zeigen für diese ein besonderes Interesse. Es ist gerade bei der Bereitung von Mixturen, daß der englische Rezeptar oft in Verlegenheit kommt, und seine Schwierigkeiten erhöhen sich, wenn er ein in einer anderen Apotheke angefertigtes Rezept zu wiederholen hat, auf welchem — natürlich — keine Angaben gemacht worden sind, um anzudeuten, wie der erste Rezeptar, der vielleicht mit den Gewohnheiten und Wünschen des betreffenden Arztes vertraut war, im gegebenen Falle gehandelt hat. Unlösliche Salze, besonders Magnesia und Wismutsalze, werden in Mixturen vielfach verordnet, ohne Hinzufügung eines Suspensionsmittels und in solchen Fällen gehen die Meinungen weit auseinander, ob der Rezeptar berechtigt ist, etwas Pulv. Tragacanth. co. (B. P.) oder Mucilago Acaciae (B. P.) zu verwenden, um eine bessere Suspension zu erreichen. Wird dieser Weg beschritten, so kommen die folgenden Suspensionsmittel in den angegebenen Verhältnissen hauptsächlich in Anwendung: Mucilago Tragacanthae (B. P.) ʒij für jede ʒj der Mixtur. Tragacantha pulv. gr.iss für jede Unze Mixtur. Pulv. Tragacanth. co. (B. P.) gr. xij — gr. xv für jede Unze Mixtur. Ein Beispiel dieser Methode sei angeführt:

    Bismuth. salicyl. . . . ʒiij.
    Ext. opii liq. . . . . ʒiij.
    Ac. hydrocyan. dil. . . ʒss.
    Pot. iod. . . . . . . ʒij.
    Aq. chlorof. ad . . . ℥viij.

Der Rezeptar verfuhr wie folgt: Er bereitete zuerst einen Schleim aus 12 grains Traganthpulver und 6 Unzen Chloroformwasser und verrieb damit das Wismutsalizylat, dann löste er das Kaliumjodid in einer Unze Chloroformwasser auf und fügte diese Lösung in kleinen Portionen zur Verreibung hinzu, darauf wurden das Ext. Opii liq. und Acid. Hydrocyanic. dil. zugesetzt und das Ganze auf 8 Unzen mit Chloroformwasser ergänzt.

Vielfach werden auch Kombinationen verordnet, bei welchen chemische Umsetzungen in der Mixtur zustande kommen, entweder sofort oder erst nach einiger Zeit und die Anfertigung solcher Rezepte, besonders bei Wiederholungen erheischt Vorsicht. Zum Beispiel, wird folgende Verordnung in der angegebenen Reihenfolge angefertigt, sieht die fertige Mixtur wie Tinte aus:

    Tr. ferri perchlor. . . ʒj.
    Tr. digitalis . . . . . ʒj.
    Acid. phosphor. dil.. . ʒij.
    Syr. flor. aurant. . . . ℥ss.
    Aquam ad . . . . . ℥vj.

Um die Bindung des Eisens mit dem Gerbstoff in der Tinct. Digitalis zu verhüten, mischt man zuerst die Tinct. Ferri Perchloridi und das Acid. Phosphor. dil. zusammen, letzteres unter Zusatz von ungefähr 2 Unzen Wasser, und setzt dann das Syr. Aurant. flor. und die Tinct. Digitalis hinzu. Da man in den meisten Fällen nicht aus dem Rezept oder aus der Kopie ersehen kann, ob irgendwelche besondere Kniffe bei früheren Anfertigungen angewandt wurden, so empfiehlt es sich, in solchen zweifelhaften Fällen einige diskrete Fragen in bezug auf Farbe usw. an den Kunden zu richten. Verschiedenheiten im Aussehen von Mixturen bei Wiederholungen kommen recht häufig vor als Folge verschiedener Auffassungen oder Manipulationen einzelner Rezeptare; bei oft wiederholten Verordnungen, die zu solchen Unterschieden Veranlassung geben können, wird der Kunde oft selbst unbefragt seine Erfahrungen mitteilen.

Einige Bemerkungen über Pillen erscheinen ebenfalls wohl angebracht. Im allgemeinen werden dieselben klein verschrieben, als Regel gr. j — gr. ij (0,06—0,12 g) schwer. Beim Verschreiben legt der Arzt nicht die Zahl 25 oder 30, sondern 12 zugrunde, und ebenso verfährt der Apotheker beim Taxieren. Infolgedessen berechnet man Pillen in England bedeutend höher als in Deutschland. Der englische Arzt ist so weit von der in Deutschland eingebürgerten Hundertzahl entfernt, daß es als eine Ausnahme angesehen werden muß, wenn er über 24 hinausgeht, und die Fälle, in denen nur 2 oder 6 Pillen verordnet werden, gar nicht selten vorkommen. Die zum Anstoßen zu verwendende Masse findet man meistens auf dem Rezepte vermerkt, wo nicht, so bedient man sich mit Vorteil des Glycerinum Tragacanthae B. P., welches als Universal-Bindemittel fast in allen Fällen verwendbar ist. Sehr beliebt ist auch für diesen Zweck die Anwendung von Glukose, entweder allein oder in folgender Zusammensetzung:

Traganthpulver . . . . 1 Teil
Glyzerin . . . . 3 Teile
Glukose (flüssig) . . . . . . 7 Teile
Wasser . . . . 1 Teil

Ein weiteres beliebtes Bindemittel besteht aus:

Glyzerin . . . . 1 Teil
Gummischleim (B. P. = 10 + 15) 1 Teil
Zuckersirup . . . . 1 Teil

Das Überziehen der Pillen wird gerade nicht übermäßig oft verlangt, seltener hat es mit Zucker zu geschehen, häufiger mit Silber, Gelatine oder Talkum. Dieser letztere Überzug ist so beliebt, daß man ihn auch den Handverkaufspillen gibt. Im allgemeinen ist die Form der Pillen bei den Engländern sehr geschätzt, wofür schon die Reihe der von der B. P. gebotenen Vorschriften ein Beweis ist; man muß denselben übrigens nachrühmen, daß sie ganz vorzügliche Massen geben. In bezug auf dispensierte Pulver sei die Kuriosität erwähnt, daß der englische Pharmazeut ohne Pulverkapseln arbeitet. Wie macht er es denn da? fragt man unwillkürlich. Nun, eben nicht viel anders, als es bei uns ebenfalls noch keine fertig geknifften Kapseln zu kaufen gab: er nimmt ein Stück Papier entsprechender Größe, schüttet das Pulver darauf, faltet jenes nach Art unserer Kapseln zusammen und biegt die Ecken um, ohne jedoch, wie wir es gewohnt sind, die eine in die andere zu schieben. In Oblaten sind Pulver auffallend selten zu dispensieren, sei es nun, daß dem Arzte die Form der capsulae amylaceae noch zu wenig bekannt ist, sei es, daß der Preis ihn davon abhält, sie zu verordnen. Für gemischte Pulver kommt das Granulieren weit häufiger als in Deutschland in Anwendung; wie bereits oben bemerkt, sind nunmehr ja auch mehrere in die Pharmakopöe aufgenommen. Mit einer gewissen Vorliebe findet sich Abführpulver, in der Neuzeit auch Antipyrin, Koffein usw. in dieser Form verordnet. Salben mischt man in vielen englischen Apotheken statt im Mörser auf einer Porzellanplatte mit Hilfe eines elastischen Spatels; bei leicht verteilbaren Stoffen, wie acid. boric., oder sobald es gilt, nur Fette zu mischen, läßt sich gegen diese Art nichts sagen, bei Verreibung kleiner Pulvermengen oder Extrakten mit Fetten verdienen Mörser und Pistill den entschiedenen Vorzug. Über Suppositorien ist nichts Besonderes zu bemerken; sie werden der Mehrzahl nach in der Stärke gebraucht, welche die B. P. vorschreibt. Nur sehr vereinzelt bekommt der Rezeptar auch einmal einige Vaginalkugeln oder baccilli zu machen. Ganz unbekannt aber ist die ja auch in Deutschland von Tag zu Tag seltener werdende Form der species in England.

Besser indessen als Worte mag eine Anzahl englischer Rezepte, welche in den verschiedensten Orten und Apotheken gesammelt wurden, die englische Art und Weise der Ordination kennzeichnen.

Rp.:

Ammon. carbon..	. gr. 40		Acid. phosph. dil..	. ʒij
Spir. Aeth. nitros.	. ʒj		Ext. Cinchon. liq.	. ʒij
Aquam camph.	. ad ʒviij		Syr. Aurant.	. . . ʒβ
			Aq. flor. Aurant..	ad ʒvj
Ac. phosph. dil.	. . ʒij			
Tinct. nuc. vom.	. . ʒj		Tinct. Jalap.	. . . ʒvj
Succ. Taraxac.	. . ʒβ		Succ. Belladon.	. . ℳ 40
Inf. Aurant. co.	. . ʒj		Tinct. Chloroform. co.	ʒiij
Tinct. Aurant.	. ad ʒviij		Dec. Aloes co..	. ad ʒviij

Das englische Rezept.

Tinct. Lavendul. co. . ʒij
Tinct. Moschi . . . ʒiβ
Spir. Ammon. arom. ʒij
Bicarb. Sod. . . . gr. 100
Tinct. Cardam. co. . ʒiv
Aquam . . . . ad ʒviij

Sod. bicarb. . . . ʒβ
Tinct. Card. co.
Syr. Limonis . . aa. ʒβ
Aquam . . . . ad ʒviij

Ferr. tartr. . . . ʒj
Dec. Aloes co. . . ʒij
Aquam Menth. . ad ʒviij

Potass. Iod. . . . gr. 40
Misturae Guaiaci . ʒviij

Magn. sulph. . . . ʒiij
Succ. Taraxaci . . ʒvj
Syr. Aurant. . . . ʒβ
Aquam . . . . ad ʒviij

Liq. Ammon. anis.
Tinct. Opii camph. aa. ʒj
Syr. Senegae . . . ʒβ
Aquam . . . . ad ʒiv

Sal volatile
Spir. Chloroformi aa. ʒij
Tinct. Cardam. co. . ʒiij
Mistur. camph. . ad ʒvj

Sod. sulph. . . . ʒiβ
Spir. Ammon. arom. ʒiβ
Spir. Chloroformi . ʒj
Liq. Taraxaci . . . ʒvj
Aquam . . . . ad ʒviij

Acid. nitr. dil. . . ℳ xxx
Liquor. Strychnin. . ℳ xxiv
Syr. Aurant. . . . ʒiβ
Aquam . . . . ad ʒvj

Potass. brom. . . . ʒij
Spt. Amm. co. . . ʒiij
Spir. Aeth. chlor. . ʒj
Tinct. Cinchon. co. . ʒiv
Aquam . . . . ad ʒviij

Tinct. Succin.
Spir. Aether. nitros. aa. ʒij
Aquam Menth. . ad ʒviij

Tinct. Quin. ammon. ʒj
Ammon. brom. . . ʒj
Spir. Ammon. co. . ʒiij
Glycerin. . . . . ʒiiβ
Tinct. Aurant. . . ʒiij
Aq. Chloroform. . ad ʒviij

Liq. arsenic. . . . ℳ xxiv
Brom. of Potass. . . ʒβ
Acid. hydrobrom. dil. ʒiij
Syr. Aurant. . . . ʒβ
Tinct. Aurant. . . . ʒβ
Aquam Chloroform. ad ʒvj

Spir. Amm. arom. . ʒβ
Vin. Ipec. . . . . ℳ xxx
Bicarb. Sod. . . . ʒij
Tinct. nuc. vom. . . ʒj
Syr. Aurant. . . . ʒβ
Aquam . . . . ad ʒviij

Liq. Ammon. acet. . ʒiiβ
Pot. Citr. . . . . ʒiβ
Vin. Ipecac. . . . ʒβ
Syr. tolutan. . . . ʒiij
Aether. chlor. . . . ʒj
Inf. Senegae . . ad ʒvj

Syr. Aurant. . . . ʒij
Sod. bicarb. . . . gr. xv
Spir. Chlorof. . . . ʒj
Tinct. Cardam. co. . ʒiij
Inf. Gent. co. . . ad ʒviij

Tinct. Belladonnae	♏ xxx	Potass. Citras.	ℨij
Nepenthe	♏ xij	Magn. Sulph.	ℨij
Liq. Calcii sacch.	ʒj	Potass. Nitr.	gr. xx
Bicarbonate of Sod.	ʒij	Aquam	ad ℥viij
Liq. Bismuth.	ʒiv		
Aquam ad	℥viij	Bicarb. Potass.	
		Amm. carb.	aa. ʒj
Spir. Aeth.	ʒij	Tinct. Chlorof.	ʒij
Sal. volatile	ʒiij	Tinct. Nuc. vom.	♏ xxx
Tinct. Card. co.	ʒiv.	Aquam	ad ℥vj
Aq. Chloroform.	ad ℥viij		
		Chin. ferr. citr.	ʒj
		Liq. Hydrarg.	ʒj
Bicarb. of Sod.	ʒij	Iod. Potass.	ʒj
Spir. Chloroform.	ʒj	Sulph. of Magn.	℥j
Tinct. Card. co.	℥β	Aquam	ad ℥viij
Aquam	ad ℥viij		
		Vin. antimon.	℥β
Bicarb. of Sod.	ʒiβ	Sod. Bromid.	ʒiij
Spir. Chloroform.	ʒj	Syr. Morphii	ʒiij
Sp. Ammon. arom.	ʒiij	Aq. Chloroform.	ad ℥viij
Tinct. Gent. co.	℥β		
Inf. Gent. co.	ad ℥viij	Tinct. Digital.	ʒiij
		Tinct. Nuc. vom.	ʒv
Potass. chlor.	ʒj	Tinct. Cinchon. co.	ad ℥iv
Spir. Am. arom.			
Tinct. Aurant.	aa. ʒj	Sal. vol.	℥j
Aquam	ad ℥vj	Spt. Chloroform.	ʒvj
		Tinct. Lavand. co.	℥j
		Tinct. Aurant.	ʒij
Ac. hydrobr. dil.	ʒij		
Tinct. Nuc. vom.	ʒj	Lap. Calam.	
Tinct. Digitalis	ʒj	Zinc. oxid.	aa. ʒj
Glycerin.	℥β	Glycerin.	℥iβ
Aq. Chloroform.	℥ij	Aq. Rosae.	ad ℥iv
Inf. Chiratae	ad ℥vj		
		Glycerin.	℥j
Syr. Aurant.	℥β	Inf. Rosae.	ad ℥xij
Sod. Bicarb.	gr. xv		
Spir. Chlorof.	ʒj	Pot. Chlor.	
Tinct. Card. co.		Ac. mur. dil.	aa. ʒj
Tinct. Calumb.	aa. ʒiij	Glycerin.	℥j
Inf. Gent. co.	ad ℥viij	Aquam Rosae.	ad ℥viij

Das englische Rezept.

Liq. Plumbi . . . ʒvj
Glycerin. Belladonn. ʒj
Aquam . . . . ad ʒx

Potass. bicarb. . . ʒij
Ol. Santal. . . . ʒj
Muc. acac. . . . . ʒiβ
Spir. Chlorof. . . ʒij
Inf. Buchu . . ad ʒxij

Vin. Ipecac. . . . ℳ vj
Am. carb. . . . . gr. v
Syr. tolut. . . . . ℳ xx
Inf. Seneg. . . ad ʒj
Mitte ʒx.

Tinct. Card. co. . . ʒvj
Tinct. nuc. vom. . . ʒiβ
Tinct. Cinch. co. . . ʒiij
Syr. Aur. . . . . ʒvj
Ol. Carui . . . . gtt v

Lap. Calam. . . . ʒiij
Zinc. oxid. . . . . ʒij
Ac. hydroch. dil. . ʒj
Aq. Rosae. . . . ad ʒviij

Bichlor. of Mercury gr. vij
Spirits of wine . . ʒβ
Glycerine . . . . ʒij
Aq. Rosae. . . . ad ʒviij

Pot. Chlor.
Tinct. Arnic. . . aa. ʒij
Eau de Cologne . . ʒj
Aquam . . . . . ad ʒiv

Sulph. Zinc. . . . gr. iv
Aq. Rosae. . . . . ʒvj

Thymol . . . . . ʒj
Chloroform. . . . ʒij
Ol. Olivae . . . ad ʒiβ

Acid. carbol. . . . ʒij
Spir. Chlorof. . . . ʒj
Tinct. Myrrh. . . . ʒj
Eau de Cologne . ad ʒiij

Tinct. Canth. . . . ʒiij
Ol. Amygdal.
Liq. Am. caust. . aa. ʒβ
Bay Rhum . . . ad ʒviij

Ext. Pareir. br.
Ext. Hyoscyam. . aa. ʒβ
m. f. p. No. xxiv.

Podophyllin. . . . gr. ¼
Aloin.
Ext. Nuc. vom. . aa. gr. ½
Ext. Belladonn. . . gr. ¼
m. t. p. No. vj.

Calomel. . . . . . gr. ij
Pulv. Ipec. . . . . gr. vj
Ext. Bellad.
Pil. Colocynth. . aa. gr. 40
i. p. No. xij.

Acet. Canthar. . . . ʒβ
Acet. dest. . . . . ʒj
Spir. Rosmar. . . . ʒij
Glycerin . . . . . ʒj
Aq. Rosae. . . . ad ʒvj

Liq. Am. caust. . . ʒβ
Ol. Amygd. . . . . ʒvj
Aq. Mellis
Spir. Rosmar. . . aa. ʒiβ

Pepsin. . . . . . gr. iij
Ext. nuc. vom. . . gr ½
Aloin. . . . . . . gr ¼
Ferr. phosph. . . . gr. j
m. f. pil. t. No. xxiv.

Pil. Hydrarg.	gr. x	Pepsin.	
Evonymin.	gr. viij	Bismuth. subn. . aa.	ʒiij
Pil. Rhei co.	gr. xx	Pulv. Zingib.	ʒj
c. pil. No. vj.		Pulv. nuc. vom.	gr. ij
		m. f. p. d. i. p. aeq. No. xij.	
Pil. Rufi	gr. iv		
Ext. nuc. vom.	gr. ¼	Cret. praep.	ʒiij
Ext. Anthem.	gr. ½	Sod. bicarb.	
Ext. Coloc. co.	gr. ½	Acid. borac. . . aa.	ʒiij
m. t. p. No. vj.			
		Resorcin.	
Ung. Hydr. nitr.	ʒj	Sulph. praec. . . aa.	ʒiβ
Vaseline	ʒβ	Vaseline	ʒiij

Um das Entziffern von englischen Rezepten zu erleichtern, dienen die folgenden Reproduktionen von Originalrezepten mit den entsprechenden Lösungen. (Seite 103—108).

Im Anschluß hieran muß noch gesagt werden, daß es keine amtliche Arzneitaxe für Privatpersonen in England gibt. Früher war es allgemein üblich, die Preise für Rezepte auf Grund der Menge bzw. der Dosen nach festen Ansätzen zu berechnen, wobei natürlich, wie der Arzt für sein Honorar, der Stand des Kunden eine große Rolle spielt. Nach diesem System, welches noch von vielen Apotheken befolgt wird, wird z. B. für eine Mixtur von 8 Unzen ein Preis von 1,50—2,50 RM. gefordert, doch neuerdings geht man dazu über, die Preise für Privatrezepte auf Grund der hierfür von den Fachzeitschriften und auch von einigen Fachverbänden ausgearbeiteten Taxen zu berechnen. Andere nehmen die amtliche Taxe der Krankenversicherung als Grundlage an, mit einem frei ermessenen Aufschlag. Der bezahlte Preis wird nie in Zahlen auf dem Rezept angegeben; in einigen Fällen, besonders bei Kopien, wird er durch Benutzung eines Schlüsselwertes angegeben, von welchen es eine ganze Reihe gibt, wie MEL BORACIS, CUMBERLAND, FLOR ANTHEM u. a. m., so daß ein Preis von 2 s 6 d (= 2,50 RM.) mit E/R, U/R, L/N angegeben wird. Bei Auseinandersetzungen über den Preis für Arzneimittel hat der deutsche Apotheker den Vorteil über seinen englischen Kollegen, daß er sich auf das Vorhandensein einer amtlichen Arzneitaxe berufen kann und kaum in die Lage kommt, überzeugend beweisen zu müssen, warum er „viel teurer" ist als irgendeine Apothekerfirma mit zahlreichen Filialen oder gar die „Abteilung Apotheke" eines Warenhauses.

Das englische Rezept.

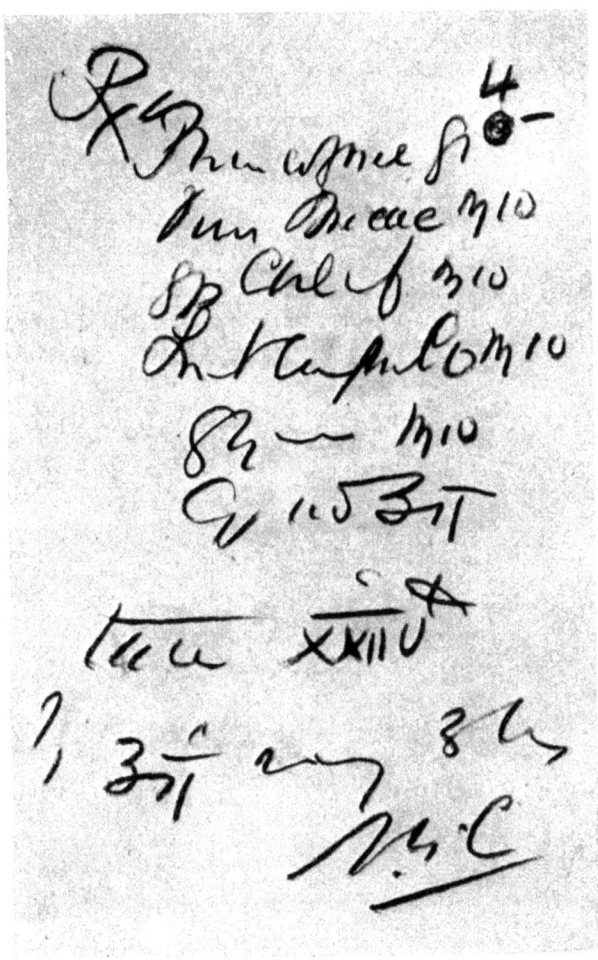

Rp
- Phenazone . . . . . gr 4
- Vin. Ipecac. . . . . ℳ 10
- Spt. Chlorof. . . . . ℳ 10
- Tr. Camphor. Co. . . ℳ 10
- Glycerin. . . . . . ℳ 10
- Aquam ad . . . . . ʒij

Mitte tales XXIV.   Sig.: ʒij. every 3 hours.

S. G. C.

104   Die englische Rezeptur.

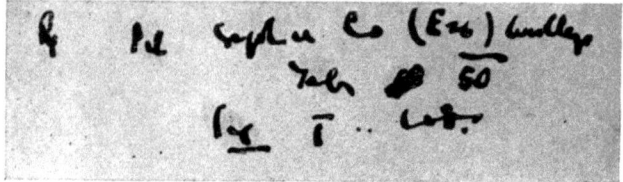

Rp
    Pil. Ergotae Co. (E 26) Woolleys
        Tales 50
    Sig. 1 t. d. s.
(Es handelt sich hier um ein Spezialpräparat der Firma James Woolley Sons & Co., Ltd., Manchester; siehe S. 109.)

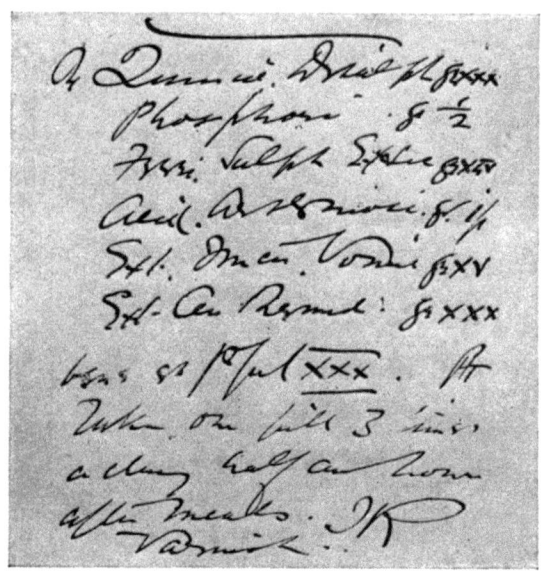

    Quinin. disulph. . . . gr xxx
    Phosphori . . . . . gr $^1/_2$
    Ferri Sulph. Exsicc.. gr xlv
    Acid. Arseniosi . . . gr iss
    Ext. Nucis Vomic. . gr xv
    Ext. Anthemid. . . gr xxx

M bene et ft. pil. XXX. Take one pill 3 times a day half an hour after meals.
    Varnish   J. R.
    (Varnish = die Pillen sind zu lackieren.)

Das englische Rezept.

```
Rp  Syr. Hypophos. Co. . . . . . ℥iv
    Syr. Ferri Phos. Co. . . . ℥vj
    Spt. Colf . . . . . . . . ℥ii
    Aq. ad . . . . . . . . . . ℥vi
    Ft. Mist.
        Sig. ℥ii ter in die ex aq. post cib.
    („Colf" ist ein Schreibfehler statt „Chlorof.")
```

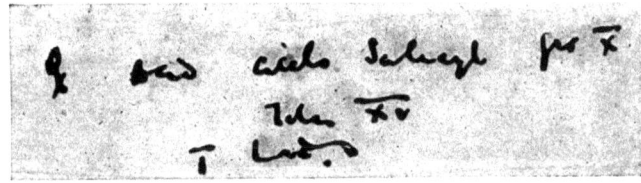

```
Rp  Acid aceto Salicyl . . . gr x
              Tales XV
[Sig.]    1 t. d. s.
```

Homatropin. hydrobromatis . . gr 1/4
Liq. Adrenalin Chl. . . . . . . ℳ v
Cocainae hydrochlor. . . . . . gr ij
Aquae dest. ad . . . . ℥ ij
   Ft. guttae et signa
      Two drops to be applied
   to the eye every third hour.

Mist. Sodii Salicylatis . ℥ viij
Tr. Quinin. ammon. . . ℨ iv
Vin. Ipecac. . . . . . ℨ ij
[Sig.:] ℥ ss. quarta quaque hora.

Das englische Rezept.

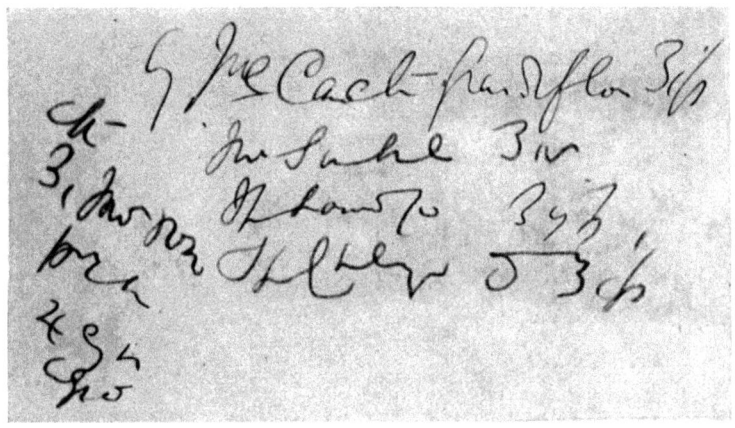

```
Rp    Tinct. Cacti Grandiflor. . ℨiss
      Tinct. Sumbul . . . . . ℨiv
      Sp. Lavand. Co. . . . . ℨiiss
      Sp. Chlorof. ad . . . . ℥iss
[Sig.] Capt ℨj pro dos. p. r. n.
      ex aq. vin. cyath.
```

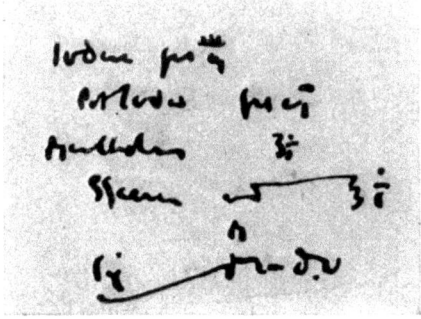

```
    Iodine . . . . . . . gr ii
    Pot. iodid. . . . . . gr vi
    Mentholis . . . . . ℨi
    Glycerin. ad . . . . ℥i
              M.
    Sig. m. d. u.
```

Die englische Rezeptur.

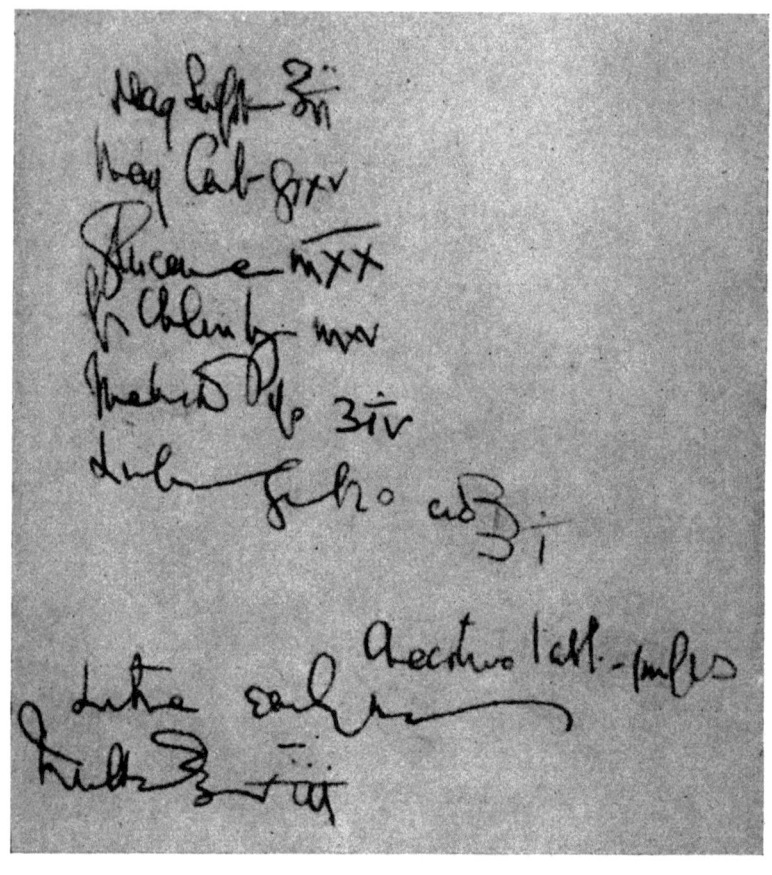

   Mag. Sulph. . . . . ℥ii
   Mag. Carb. . . . . gr xv
   Glycerine . . . . . ℳ xx
   Sp. Chlorof. . . . . ℳ xv
   Aq. Menth. pip. . . ℥iv
   Inf. Gent. Co. ad . . ℥i

[Sig.]   One or two tablespoonfuls in the early morning.

    Mitte ℥viij

Pharmazeutische Spezialpräparate und Patentmedizinen.

Es würde zu weit führen, selbst den Versuch zu machen, ein Verzeichnis der zahlreichen gangbaren Patentmedizinen (Patent Medicines oder auch Proprietary Articles genannt) aufzustellen, die infolge einer ausgedehnten Reklame in den Tageszeitungen, Straßenbahnen und durch Plakate in den Bahnhöfen und auch an den Straßen entlang eine weite Verbreitung gefunden haben. Einige davon, wie Andrew's Liver Salt, Aspro, Beecham's Pills, California Syrup of Figs, Carter's Little Liver Pills, Chlorodyne, Elliman's Embrocation, Eno's Fruit Salt, Fellow's Syrup of Hypophosphites, Galloway's Cough Syrup, Genasprin, Himrod's Cure for Asthma, Holloway's Pills, Iron Jelloids, Kruschen Salts, Listerine, Milton, Owbridge's Lung Tonic, Phosferine, Reudel Bath Saltrates, Scott's Emulsion, Scrubb's Cloudy Fluid Ammonia, Vapex, Yeast-Vite, seien unter den vielen erwähnt, die täglich verlangt werden können. Während diese zahlreichen Geheimmittel und Spezialitäten infolge der großzügigen Reklame direkt an das Publikum hauptsächlich für den Handverkauf in Frage kommen, wird die englische Rezeptur ganz bedeutend kompliziert durch die vielen rein pharmazeutischen Spezialpräparate, welche in ausgedehntem Maße verordnet werden. Außer den zahlreichen geschützten Arzneimitteln, wie z. B. die ,,Tabloids'' der Firma Burroughs Wellcome & Co., kommen hauptsächlich in Frage die vielen Präparate, die eigentlich fertige Arzneien darstellen und deren genaue Zusammensetzung meistens auf den Etiketten angegeben ist. Diese Spezialpräparate, die von den führenden Firmen der englischen pharmazeutischen Industrie hergestellt werden, erfreuen sich einer besonderen Beliebtheit bei den Ärzten; sie werden nicht nur allein verordnet, sondern recht häufig als Bestandteile einer Arznei. Da diese Präparate nicht unter Phantasienamen in den Verkehr gesetzt werden, sondern mit pharmazeutischen Bezeichnungen, die meistens den Hauptbestandteil andeuten, so kommt der Apotheker oft in Verlegenheit, wenn es sich darum handelt, ein verordnetes Arzneimittel zu identifizieren, deren Bezeichnung ihm fremd ist und die nicht in seinen Formularen zu finden ist, zumal der Arzt es unterlassen hat, den Hersteller anzugeben. Von den häufiger auf Rezepten vorkommenden Präparaten dieser Art seien die üblichen Abkürzungen der in Frage kommenden Fabrikanten angegeben: A. & H. = Allen & Hanbury; Bishops = Alfred Bishops Ltd.; B. D. H. = British Drug Houses, Ltd.; B. W. = Burroughs Wellcome & Co.; Hewlett = C. J. Hewlett & Son, Ltd.; Howards = Howards & Sons, Ltd.; Martindale = W. Martindale; M. & B. = May & Baker, Ltd.; Oppenheimer = Oppenheimer Son & Co., Ltd.; P. D. = Parke, Davis & Co.; S. M. = Savory & Moore; Squire = Squire & Sons, Ltd.; Wander = A. Wander Ltd. Wenn man daher eine der oben angeführten Abkürzungen, meistens in Klammern, der Bezeichnung eines Bestandteiles in einem Rezept angehängt findet, so ist damit ein Spezialpräparat der betreffenden Firma gemeint. Anschließlich sei bemerkt, daß neben den offizinellen Arzneimitteln der British Pharmacopœia auch die nichtoffizinellen Präparate, welche im British Pharmaceutical Codex (abgekürzt B. P. C.) aufgenommen worden sind, recht häufig verordnet werden. Dieses Werk, welches von der Pharmaceutical Society of Great Britain ausgearbeitet worden ist, läßt sich mit dem Ergänzungsbuch zum Deutschen Arzneibuch des D. A. V. vergleichen, besitzt aber mehr den Charakter eines pharmazeutischen Handbuches als letzteres, indem auch alle in der British Pharmacopœia (und zum Teil auch in der Pharmakopöe der Vereinigten Staaten) aufgeführten Arzneimittel enthalten sind. Gelegentlich trifft man auch in Rezepten Hinweise auf Arzneien an, deren Zusammensetzung in den Hauspharmakopöen der großen Spitäler Englands zu finden sind, wie Guy's Hospital, St. Thomas's Hospital, St. Bartholomew's Hospital.

II. Der englische Handverkauf.
A. Englische Aufmachungen.

Das **Abfassen** geschieht in englischen Geschäften mit Aufwand von viel Zeit, Mühe und ..... Papier. In der Tat, ich glaube, man geht mit letzterem nirgends so verschwenderisch um, wie gerade in England. Die Flasche, Schachtel, Büchse, oder was es auch sei, wird nämlich zuerst mit einem Etikett beklebt, das einerseits die Zusammensetzung und Anwendung des betreffenden Mittels angibt, andererseits durch sein eigenartiges Gepräge in die Augen fällt. Wer einen Blick für derartige Dinge besitzt, kann an der Aufmachung englischer Handverkaufsartikel leicht wahrnehmen, daß die Etiketten mit Rücksicht auf die Farbe, Druck und Größe eine besondere Sorgfalt erkennen lassen. Man begnügt sich keineswegs damit, von Fall zu Fall ein leidlich schön aussehendes Etikett zu beschaffen, sondern man hält sämtliche Etiketten, welche in der Apotheke zur Verwendung kommen, in einem gewissen gleichmäßigen Stile. Sei es nun, daß man dies durch eine besondere Schreibweise der Firma, die man nicht, wie wir in Deutschland zu tun pflegen, an den Kopf, sondern an das Ende der Signatur setzt, um auf diese Weise die Überschrift möglichst hervorspringen zu lassen, erreicht, sei es dadurch, daß man mit stehender und liegender Schrift abwechselt und auf diese Weise dem Ganzen ein apartes Aussehen gibt, oder indem man für die Signaturen besondere Farben wählt, z. B. braunes Etikett mit weißer Schrift, bzw. weiß und rot, rot und gold, blau und silber usw. Auch in der Größe der Etiketten liegt oft viel. Manche Geschäfte nehmen sie so, daß das Glas vollständig bedeckt wird, andere wieder finden es schöner, wenn nach unten und oben ein Teil der vorderen Flaschenansicht sichtbar bleibt. So hergerichtet, wird durch straffes Umwickeln mit Papier, welches entweder mit allgemeinen Geschäftsanzeigen bedruckt ist, oder mit speziellen, auf das betreffende Arzneimittel bezughabenden Ankündigungen, den Flaschen eine längliche, Schachteln und Büchsen dagegen eine viereckige Form gegeben und zum Schluß mäßig starkes Einwickelpapier von gefälliger Farbe darum getan. Ein abermaliges Etikettieren dieser letzten Hülle vollendet das Ganze. Sind größere Mengen in dieser Weise aufzumachen, z. B. bei Forceartikeln, erspart die Verwendung der Signatur entsprechend bedruckter Papierkartons, in welche das Glas oder die Büchse genau hineinpaßt, viel Arbeit und Zeit.

Diese Art der Aufmachung hat natürlich nur auf wirkliche Arzneimittel Bezug, kosmetische usw. Mittel sind davon ausgeschlossen. Bei diesen, wie z. B. Glycerine-, Lavender-, Rose-, Orange flower water, legt man das Gewicht vielmehr auf die Form der Flaschen. So wird Glycerine vorwiegend in flachen, ovalen ʒi-Gläsern abgegeben, Lavender water in flachen Flaschen mit lang ausgezogenem Hals, Rose- und Orange flower water in runden ʒviii-Flaschen, die mit am Halse zackig ausgeschnittenem blauen Papier beklebt sind usf. Wer der Ausstattung der Klischees, welche den in englischen Tages- und Fachzeitungen annoncierten Patent Medicines oft beigedruckt werden und auch in den Preislisten der englischen Drogenhäuser, seine Aufmerksamkeit schenkt, wird darin vielfach Muster und Anregung zu passenden, eigenartigen Aufmachungen finden.

B. Englische Handverkaufsartikel.

Wichtiger als die Beantwortung der Frage, wie macht man etwas englisch auf, dürfte diejenige sein, was verlohnt sich, für englisches Publikum abgefaßt vorrätig zu halten. Es ist klar, daß allen Geschäften nicht ein und dieselben Dinge als gangbare „englische Artikel" empfohlen werden können: die Erfahrung des einzelnen muß den Bedürfnissen seiner Kunden entsprechend das Richtige herausfinden. Einige Sachen allerdings werden in jedem Geschäfte am richtigen Platz und sogar unbedingt notwendig sein. Dahin gehören zunächst Chininpräparate, die dem Engländer unentbehrlich sind. Quinine pills, überzuckert und versilbert, sind die beliebteste Form, daneben werden ebenfalls oft Tincture of Quinine und Quinine Wine gefragt. In vielen Geschäften bildet eine Lösung von Chinin. ferr. citr. in Aqua flor. Aur., unter Zusatz von Acid. mur. dil., Spir. Chlorof. und Glycerin. als sogenanntes Quinine and Iron Tonic, eine viel gekaufte Spezialität. Dem Chinin an die Seite, namentlich bei starken Erkältungen viel gebraucht, stellt sich der Camphor als Camphor pills, die in kleinen grün gefärbten Holzstöpselgläsern abgegeben werden, und Spirit of Camphor. Groß ist die Zahl der stimulierenden Mittel bei Mattigkeit, Unbehagen, Katzenjammer, die in der spezifisch englischen Zubereitung des Pick me up ihren Hauptvertreter finden. Eben dahin gehören auch die in englischen Geschäften unumgänglich notwendigen Sal volatile und Red Lavender. Von Indigestionen wird bekanntlich jeder Engländer geplagt, weshalb Appetit anregende, Verdauung befördernde, ja purgierende Mittel als die am meisten verlangten zu bezeichnen sind, so z. B. Essence of Ginger, Tincture of Gentian, Essence of Peppermint, Peppermint oil und Cordial, Rhubarb powder, lumps und pills, Antibilious-, Pepsine-, Blue pills, Compound Liquorice und Gregory powder. Ja, auch das Castor oil steht bei ihnen in hohem Ansehen, und es gibt nicht wenig Leute, die bei jedem Unwohlsein zunächst zum Rizinusöl greifen; nach Castor oil, Castor oil capsules und pills, wie dem sog. tasteless Castor oil wird daher sich überall oft wiederholende Nachfrage sein. Eine der beliebtesten und viel gefragten Arzneiformen sind ferner die Lozenges und Jujubes (längliche oder quadratische Gelatinebonbons), deren Zahl in England unbegrenzt ist. Die kleinen Chlorate of Potash und Sodamint tablets, die Black Currant Lozenges, die Glycerine und Delectable Jujubes, die Lemon drops erwartet ein Engländer in jedem Geschäft anzutreffen. Ein gleiches gilt von einer guten Embrocation, dem als solcher viel gebrauchten Chloroform and oil und Tincture of Iodine. Effervescing Bromide of Potash oder dergl. mehr als ein „wonderful remedy for sea sickness" aufgemacht, findet zum Herbst, wenn die Engländer und Amerikaner den Kontinent wieder zu verlassen pflegen, überall zu sehr hohen Preisen Absatz. Lemon juice und syrup werden viel nachgefragt, da sie zur Bereitung von Saturationen eine stete Beigabe zu alkalischen Mixturen bilden. Unter anderen Erfrischungsmitteln nehmen

Englische Handverkaufsartikel. 113

Citrate of Magnesia und Lemon and Kali powder (Persian sherbet) eine hervorragende Stelle ein. Almond syrup und Almond oder Sweet oil werden viel genommen, namentlich das letztere. An das eigentlich deutsche Almond meal haben sich die Engländer dauernd gewöhnt. Sehr oft verlangen sie einfach Face powder, worunter Reispuder zu verstehen ist, auch Violet powder wird viel nachgefragt. Ebenso gebrauchen sie viel Rose-, Elder flower-, Orange flower water als Zusatz zum Waschwasser, Glycerine and Rose water für die Hände, Lavender water als Zimmerparfüm oder Toilettenspiritus, Lavender oil und Smelling salt für die Riechflaschen, die stete Begleiter einer jeden Engländerin sind. Der Verkauf von smelling salt geschieht weniger lose, als vielmehr in Flaschen, smelling salt bottles, die in jeder englischen Apotheke von den einfachsten bis zu den hochfeinsten Ausführungen vorrätig gehalten werden und einen Haupt-Handverkaufsartikel ausmachen. Eine nicht zu kleine Auswahl nach Größe, Form und Ausstattung sollte daher in keinem Fremdengeschäft fehlen. Cold Cream teilt mit Glyzerinepräparaten, wie Glycerine Jelly, die Herrschaft als Hautverschönerungsmittel. An Zahnpulvern und Pasten muß man jederzeit eine größere Auswahl vorlegen können. Haarwässer und unter diesen Erasmus Wilson's Hair Elixir und Bay Rum werden ebenfalls viel verlangt. Salicylic acid foot powder hat sich bei dem englischen Reisepublikum leicht und gut eingeführt und „last but not least" Hühneraugenmittel, seien sie nun Flüssigkeiten, Pflaster oder Salben, gehören zu den größten Notwendigkeiten. Irgendein gutes Fleckwasser als „clean all", ein „brush and sponge powder for cleansing brushes and sponges", ein „metal polish for cleaning gold, silver and plated goods" werden sich überall leicht einführen. Marking Ink zum Wäschezeichnen, ein liquid glue oder transparent cement, liquid shoe blackings (yellow and brown), gloss for ladies shoes, polishing cream for leather goods, sind Dinge, an die man beim Reisen nicht denkt und doch häufig braucht. Auch hier muß auf das fleißige Studium des Annoncenteiles der Tages- und Fachzeitungen als eine vorzügliche Anleitung verwiesen werden, um sich über das Bedürfnis des englischen Publikums auf dem laufenden zu erhalten.

Wem es befremdlich erscheinen will, daß ich diese Dinge zum Verkauf in Fremdengeschäften, von denen man sich ja immer eine ganz besonders feine und großartige Vorstellung macht, empfehle, möge nicht vergessen, daß der reisende Engländer beim Apotheker das sucht, was er zu Hause bei ihm zu kaufen gewohnt ist. Dies gilt z. B. auch von Seifen, welche nicht bloß geführt werden, um.

wenn ja einmal danach gefragt werden sollte, den Kunden bedienen zu können, sondern geradezu Forceartikel sind; ein Engländer würde höchst erstaunt sein, wenn er vergeblich nach den sonstigen, durch Riesenreklame gerade zur gefragten ,,Tages-Seife" gewordenen Präparaten nachfragen würde.

Dasselbe gilt auch von Toilettengegenständen, wie Schminke und Puder, denen sich Puderquaste, Zahnstocher, Zahn- und Nagelbürsten, Kämme, Haarbürsten, Rasierpinsel, Rasierapparate, Rasierklingen, vernickelte Seifenbüchsen, Schwämme, Frottierhandschuhe, ja sogar Haarnadeln anreihen. Ferner alle Arten Glaswaren, wie Medizinflaschen in gedrechselten Holzetuis, Zerstäuber für Parfüms, Riechfläschchen der verschiedenartigsten Form und Ausstattung, Einnehmegläser und -löffel mit oder ohne Lederetui, Nachtlampen — Nachtlichter (bevorzugt sind Clarke's Nightlights) müssen jedenfalls vorhanden sein, da sie dem reisenden Engländer unentbehrlich sind und von ihm zunächst beim chemist gesucht werden — Kinderflaschen mit allem Zubehör, Uringläser usw. An Bandagen und Gummiartikeln findet man die größte Mannigfaltigkeit, z. B. die sog. Chest protectors, hot water bags, Gummistrümpfe, Nasen-, Ohren-, Augenduschen, Irrigateurs, Clysopomps, Mutterspritzen, Warzenhüte usw. usw., auch Filzsohlen zum Schutz gegen kalte Füße und selbst strohgeflochtene Sandalen, wie sie in Badeanstalten getragen zu werden pflegen, verirren sich in englische Apotheken.

In den letzten Jahren ist der Verkauf von photographischen Bedarfsartikeln eine der wichtigsten Einnahmequellen des englischen Apothekers geworden, denn der Verkauf von photographischen Apparaten und Platten, besonders aber von Rollfilmen liegt fast ausschließlich in seinen Händen. Die meisten Geschäfte übernehmen auch das Entwickeln und Kopieren von Rollfilmen und beschäftigen zu diesem Zwecke besonderes Personal. Man darf daher nicht erstaunt sein, wenn englische und amerikanische Kunden Rollfilme zum Entwickeln und Kopieren bringen und die fertigen Bilder am nächsten Tage abzuholen wünschen, oder gar Reparaturen an Kameras verlangen. Daß man auch dann und wann in bezug auf Brillen oder Augengläser um Rat befragt wird, darf nicht wundernehmen, denn eine recht stattliche Anzahl englischer Apotheker sind zugleich Optiker; ein Raum für die Prüfung der Sehkraft von Kunden ist in oder an der Apotheke hierfür reserviert und er liefert die Gläser. Die Qualifikation hierzu erwirbt er durch das Bestehen einer besonderen Prüfung, die von den einschlägigen, aber nicht amtlichen Körperschaften vorgeschrieben ist.

Kurzum alles, alles, was man sich nur denken kann, vereinigt ein chemist shop in sich. Manchem Fachgenossen werden sich daraus die einem deutschen Apotheker allerdings oft genug wunderbar erscheinenden Nachfragen erklären, welche der reisende Engländer zuweilen tut.

Das sich hier anschließende Verzeichnis der im englischen Handverkauf häufiger verlangten Dinge, welches gleichzeitig den Zweck verfolgt, dem Englisch lernenden Kollegen ein Anzahl unentbehrlicher Ausdrücke an die Hand zu geben, gestattet einen weiteren Einblick in diese Verhältnisse.

Chemikalien.

Acetic acid	Essigsäure
Alum	Alaun
Ammonia in lumps	Hirschhornsalz
Ammonia, liquid	Salmiakgeist
Bicarbonate of Potash	doppeltkohlensaures Kalium
Bicarbonate of Soda	doppeltkohlensaures Natrium
Boric acid	Borsäure
Brimstone	Schwefel
Brimstone flowers	Schwefelblüten
Calcined Magnesia	gebrannte Magnesia
Carbolic acid	Karbolsäure
Carbonate of Magnesia	kohlensaure Magnesia
Citrate of Magnesia	zitronensaure Magnesia
Citric acid	Zitronensäure
Collodion	Kollodium
Cream of Tartar	Weinstein
Chlorate of Potash	chlorsaures Kalium
Epsom Salt	Bittersalz
Ether	Äther
Fuller's earth	Tonerde
Glycerine	Glyzerin
Hartshorn salt	Hirschhornsalz
Hartshorn spirit	Salmiakgeist
Iodide of Potassium	Jodkali
Oxalic acid	Oxalsäure
Permanganate of Potash	übermangansaures Kalium
Peroxide of hydrogen	Wasserstoffsuperoxyd
Precipitated Chalk	gefälltes Calciumcarbonat
Prepared Chalk	Schlämmkreide
Pumice stone	Bimsstein
Pyroligneous acid	Holzessig

Quinine	Chinin
Red Precipitate	rotes Quecksilberoxyd
Sal prunella	Kugelsalpeter
Sal ammoniac	Salmiak
Sal volatile	Spirit. Ammon. aromat.
Salicylic acid	Salizylsäure
Salt of Lemon	oxalsaures Kalium
Spirit of Nitre	Spir. Aether. nitrosi
Spirit of Salt	Salzsäure
Sugar of milk	Milchzucker
Sulphate of Zinc	schwefelsaures Zink
Sweet Carbonate of Iron	Ferr. carbon. sacch.
Tannic acid	Tannin
Tartaric acid	Weinsäure
Washing Soda	Soda
White Precipitate	weißes Quecksilberpräzipitat

Drogen.

Barks — Rinden

Cinchona bark	Chinarinde
Cinnamon bark	Zimtrinde
Oak bark	Eichenrinde
Peruvian bark	Chinarinde
Pomegranate bark	Granatrinde

Flowers — Blüten

Camomile flowers	Kamillen (Römische)
Cousso flowers	Kusso
Elder flowers	Fliedertee
Lavender flowers	Lavendelblüten
Lime flowers	Lindenblüten
Marshmallow flowers	schwarze Malvenblüten
Hops	Hopfenblüten
Saffron	Safran

Fruits — Früchte

Almond	Mandel
Bitter apple	Koloquinten
Bitter Cucumber	Koloquinten
Blue berries	Heidelbeeren
Cayenne pepper	Cayennepfeffer
Cloves	Nelken
Fig	Feige
Johnsbread	Johannisbrot

Juniper berries	Wacholderbeeren
Lemon	Zitrone
Nutmeg	Muskatnuß
Orange	Apfelsine
Poppy heads	Mohnköpfe
Tonquin beans	Tonkabohnen
Leaves	**Blätter**
Bearberry leaves	Bärentraubenblätter
Buckbean leaves	Bitterklee
Buchu leaves	Buchublätter
Coltsfoot leaves	Huflattichblätter
Coca leaves	Kokablätter
Iceland moss	Isländisches Moos
Laurel leaves	Lorbeerblätter
Marjoram leaves	Majoran
Marsh trefoil leaves	Bitterklee
Mullein leaves	Wollkraut
Peppermint leaves	Pfefferminztee
Sage	Salbei
Senna leaves	Sennablätter
Walnut leaves	Walnußblätter
Peels	**Schalen**
Lemon peel	Zitronenschale
Orange peel	Orangenschale
Roots	**Wurzeln**
Alkanet root	Alkannawurzel
Arrowroot	Arrowroot
Dandelion root	Taraxacumwurzel
Dogsgrass root	Queckenwurzel
Gentian	Enzianwurzel
Horseradish root	Meerrettich
Jalap root	Jalapenwurzel
Ipecacuanha root	Brechwurzel
Liquorice root	Süßholzwurzel
Marshmallow root	Altheewurzel
Monkshood root	Akonitwurzel
Orris root	Veilchenwurzel
Ratanhy root	Ratanhiawurzel
Rhubarb	Rhabarber
Soapwort root	Seifenwurzel
Squill	Meerzwiebel

Sweet flag root	Kalmuswurzel
Turmeric root	Kurkumawurzel
Valerian root	Baldrianwurzel
Ginger root	Ingwerwurzel
Male fern root	Farnwurzel
Seeds	**Samen**
Anise seed	Anis
Caraway seed	Kümmel
Cardamom seed	Kardamom
Cucumber seed	Gurken
Fennel seed	Fenchel
Hemp seed	Hanfsamen
Linseed	Leinsamen
Linseed meal	Leinsammehl
Mustard seed	Senfkörner
Ground Mustard	Senfmehl
Quince seed	Quittenkörner
Star anise	Sternanis
Oils	**Öle**
Almond oil	Mandelöl
Sweet oil	Mandelöl
Camomile oil	Kamillenöl
Castor oil	Rizinusöl
Cod-liver oil	Lebertran
Croton oil	Krotonöl
Fir wool oil	Kiefernöl
Linseed oil	Leinöl
Mustard oil	Senföl
Oil of Anise	Anisöl
Oil of Cinnamon	Zimtöl
Oil of Cloves	Nelkenöl
Oil of Lavender	Lavendelöl
Oil of Lemon	Zitronenöl
Oil of Peppermint	Pfefferminzöl
Oil of Sandalwood	Sandelholzöl
Oil of Turpentine	Terpentinöl
Oil of wild Lavender	Spicköl
Oil of Carraway	Kümmelöl
Oil of Otto of Rose	Rosenöl
Olive oil	Olivenöl
Pine oil	Kienöl

Diversa.

Aloes	Aloe
Amber	Bernstein
Bone black	Knochenkohle
Camphor	Kampfer
Carmine	Karmin
Charcoal	Lindenkohle
Copaiva	Kopaivabalsam
Gall nuts	Galläpfel
Gum	Gummi
Honey	Honig
Japan earth	Katechu
Incense	Weihrauch
Isinglass	Hausenblase
Ivory black	gebranntes Elfenbein
Lard	Schweineschmalz
Leeches	Blutegel
Mastich	Mastix
Musc	Moschus
Myrrh	Myrrhe
Spanish Liquorice	Lakritzen
Starch	Stärke
Suet (mutton)	Hammeltalg
Sugar candy	Kandis
Tallow (Russian)	Hirschtalg
Tar, Pitch	Teer
Turpentine	Terpentin
White wax	weißes Wachs
Yellow wax	gelbes Wachs

Pharmazeutische Präparate.

Almond meal	Mandelkleie
Almond powder	Mandelkleie
Blistering liquid	Collod. cantharid.
Camphorated Chloroform	Kampfer-Chloroform
Carbolic lotion	Karbolwasser
Castor oil capsules	Rizinusölkapseln
Chloroform and oil	Chloroformöl
Cod-liver oil capsules	Lebertrankapseln
Copaiva capsules	Kopaivakapseln
Dialysed Iron	dialys. Eisen
Essence of Ginger	Ingweressenz
Essence of Peppermint	Pfefferminzessenz

Essence of Pennyroyal	Ol. Pulegii
Eye lotion	Augenwasser
Fly paper	Fliegenpapier
Fumigating cones	Räucherkerzen
Fumigating ribbon	Räucherband
Fumigating paper	Räucherpapier
Goulard's lotion	Bleiwasser
Goulard's extract	Bleiessig
Glue	Leim, Kitt
Hartshorn and oil	Flüchtiges Liniment
Honey and Borax	Rosenhonig und Borax
Lavender water	Lavendelwasser
Lenitive electuary	Sennalatwerge
Lime water	Kalkwasser
Limonade purgative	Abführende Limonade
Litmus paper	Lackmuspapier
Mucilage	Gummischleim
Nitre paper	Salpeterpapier
Oxymel of squill	Meerzwiebelhonig
Peppermint Cordial	Pfefferminzlikör
Raspberry vinegar	Himbeeressig
Vinegar	Essig
Vinegar of squill	Meerzwiebelessig
Worm cakes	Wurmkuchen

Pills — Pillen

Antibilious pills	Gallenpillen
Aperient pills	Abführpillen
Blue pills	Quecksilberpillen
Camphor pills	Kampferpillen
Carbonate of Iron pills	Eisenpillen
Compound Rhubarb pills	Rhabarberpillen
Dinner pills	Digestivpillen
Liver pills	Leberpillen
Quinine pills	Chininpillen
Steel pills	Stahlpillen
Stomach pills	Magenpillen

Powders — Pulver

Baking powder	Backpulver
Compound Liquorice powder	Brustpulver
Fumigating powder	Räucherpulver
Gregory's powder	Pulv. Rhei Co.

Englische Handverkaufsartikel. 121

Salicylic foot powder	Salizylstreupulver
Seidlitz powder	Seidlitzpulver
Soda powder	Brausepulver

Spirit — Spiritus

Anise drops	Anistropfen
Lavender drops	Lavendeltropfen
Camphor drops	Kampfertropfen
Spirit of Camphor	Kampferspiritus

Syrup — Sirup

Almond syrup	Mandelsirup
Black Currant syrup	Schwarzer Johannisbeerensaft
Cherry syrup	Kirschsaft
Ginger syrup	Ingwersirup
Lemon syrup	Zitronensirup
Lemon juice	Zitronensaft
Mulberry syrup	Maulbeerensirup
Orange-flower syrup	Orangenblütensirup
Orange peel syrup	Pomeranzensirup
Poppy syrup	Mohnsirup
Raspberry syrup	Himbeersaft
Rhubarb syrup	Rhabarbersaft
Syrup of squill	Meerzwiebelsaft

Tincture — Tinktur

Diarrhoea drops	Choleratropfen
Friar's balsam	zus. Benzoetinktur
Laudanum	Opiumtropfen
Paregoric elixir	Tinct. camphor. co. B. P.
Purgative drops	Abführtropfen
Steel drops	Eisentropfen
Strong Ginger drops	Ingwertropfen
Tincture of Arnica	Arnikatinktur
Tincture of Capsicum	Spanisch-Pfeffer-Tinktur
Tincture of Cinchona	Chinatinktur
Tincture of Cinnamon	Zimttropfen
Tincture of Gentian	Enziantinktur
Tincture of Ginger	Ingwertinktur
Tincture of Iodine	Jodtinktur
Tincture of Myrrh	Myrrhentinktur
Tincture of Quinine	Chinintinktur
Tincture of Rhubarb	Rhabarbertropfen
Tincture of Valerian	Baldriantropfen

Ointment

Ointment	Salbe
Blue butter	graue Salbe
Blue ointment	Reitersalbe
Camphor ointment	Kampfersalbe
Gall ointment	Galläpfelsalbe
Glycerine ointment	Glyzerinsalbe
Lead ointment	Bleisalbe
Lipsalve	Lippenpomade
Boric acid ointment	Borsalbe
Carbolic acid ointment	Karbolsalbe
Spermaceti ointment	Walratsalbe
Sulphur ointment	Schwefelsalbe
Red precipitate ointment	rote Präzipitatsalbe
White precipitate ointment	weiße Präzipitatsalbe
Zinc ointment	Zinksalbe

Wine — Wein

Coca wine	Kokawein
Ipecacuanha wine	Brechwurzelwein
Iron wine	Eisenwein
Pepsin wine	Pepsinwein
Quinine wine	Chininwein

Tablets, Pastilles, Jujubes, Lozenges, Drops — Tabletten, Pastillen, Bonbons

Acid drops, Lemon drops	Zitronenbonbons
Chlorate of Potash Lozenges	Kali-chloric.-Pastillen
Cough Lozenges	Hustenbonbons
Crystallised fruit Lozenges	Gummibonbons
Ginger Lozenges	Ingwerbonbons
Glycerine Jujubes	Glyzerinebonbons
Heartburn Lozenges	Pastillen gegen Sodbrennen
Iceland Moss Lozenges	Isländische Moospastillen
Laxative fruit Lozenges	Tamarinden-Konserven
Pate de Guimauve	Lederzucker
Pectoral Lozenges	Brustbonbons
Peppermint Lozenges	Pfefferminzpastillen
Pepsin Lozenges	Pepsinpastillen
Rose Lozenges	Rosenbonbons

Mineral Pastilles — Mineral-Pastillen

Bilin pastilles	Biliner Pastillen
Ems pastilles	Emser Pastillen
Vichy pastilles	Vichy-Pastillen

Mineral Salts / Mineralsalze

Artificial Carlsbad salt	künstliches Karlsbader Salz
Artif. effervescent Carlsbad salt	künstl. brausend. Karlsbad. Salz
Natural Carlsbad salt	natürliches Karlsbader Salz

Mineral Waters / Mineralwässer

Carlsbad water	Karlsbader Wasser
Crown Spring	Obersalzbrunner Kronenquelle
Ems water	Emser Wasser
Friedrichshall water	Friedrichshaller Bitterwasser
Hunyadi Janos water	ungarisches Bitterwasser
Lithium water	Lithium-Wasser
Natural Seltzer water	natürliches Selterwasser
Potash water	Selterwasser
Soda water	Sodawasser

Cosmetica.

Almond meal	Mandelkleie
Arnica Jelly	Arnika-Jelly
Camphor balls	Kampfer in Kugelform
Camphor ice	Kampfer-Eis
Cold Cream	Cold Cream
Face powder	Puder
Glycerine and Cucumber	Glyzerin und Gurkengeist
Glycerine Jelly	Glyzerin-Jelly
Glycerine and Lime Juice	Glyzerin und Kalkwasser
Glycerine and Rose Water	Glyzerin und Rosenwasser
Milk of Roses	Rosenmilch
Rice powder	Poudre de riz
Rose Cold Cream	Rosen Cold Cream
Rose leaf powder	Rosen-Puder
Sachet powder	Riechpulver
Violet powder	Veilchenpulver
White Vaseline	weißes Vaselin
Yellow Vaseline	gelbes Vaselin

Tooth-powder / Zahnpulver

Champhorated Chalk	Kampfer und Austerschalen
Camphor tooth-powder	Kampfer-Zahnpulver
Carbolic acid tooth-powder	Karbol-Zahnpulver
Charcoal tooth-powder	Lindenkohlen-Zahnpulver
Pearl tooth-powder	Perlen-Zahnpulver
Peppermint tooth-powder	Pfefferminz-Zahnpulver

Pumice stone tooth-powder	Bimsstein-Zahnpulver
Rose and Quinine tooth-powder	Rosen- und Chinin-Zahnpulver
Salicylic acid tooth-powder	Salizyl-Zahnpulver

Tooth soap	Zahnseife
White rose tooth soap	Rosen-Zahnseife

Dentrifrice	Mundwasser
Eau de Botot	Eau de Botot
Myrrh and Borax	Myrrthentinktur mit Borax
Salicylic acid dentrifrice	Salizyl-Mundwasser

Hair oil	Haaröl
Arnica oil	Arnikaöl
Brilliantine	Brilliantine
Macassar oil	Makasseröl

Hair wash	Haarwasser
Bay Rum	Bay-Rum
Dr. Erasmus Wilson's hair wash	Dr. E. Wilsons Haarwasser
Eau de Quinine	Chinin-Haarwasser
Glycerine hair wash	Glyzerin-Haarwasser
Quinine and Arnica hair wash	Chinin-Arnika-Haarwasser

Pomade	Pomade
Arnica pomade	Arnika-Pomade
Castor oil pomade	Rizinus-Pomade
Crystallised pomade	Eispomade

Soaps	Seifen
Scented soap	wohlriechende Seife
Unscented soap	geruchlose Seife
Soap in balls	Seifenbälle
Transparent soap	durchscheinende Seife
Almond soap	Mandelseife
Castile soap	Olivenölseife
Glycerine soap	Glyzerinseife
Honey soap	Honigseife
Musk soap	Moschusseife
Rose soap	Rosenseife
Violet soap	Veilchenseife
Windsor soap	Windsorseife (eine braune, schwach riechende)
Carbolic acid soap	Karbolseife
Coal tar soap	Kohlenteerseife

Pine oil soap	Fichtennadelölseife
Sulphur soap	Schwefelseife
Tannin soap	Tanninseife
Terebene toilet soap	Terebenseife
Shaving soap in cakes	Rasierseife in Stücken
Shaving soap in sticks	Rasierseife in Stangen

Perfume	Parfüm
Eau de Cologne	Kölnisches Wasser
Elder flower water	Fliederblütenwasser
Florida water	Floridawasser
Lavender water	Lavendelwasser
Orange-flower water	Orangeblütenwasser
Rose water	Rosenwasser
Perfumed sachet	Riechkissen
Smelling salt	Riechsalz
Toilet vinegar	Toilettenessig

Pflaster, Verbandstoffe usw.

Plaster	Pflaster
Adhesive (sticking) plaster	Heftpflaster
Arnica plaster	Arnikapflaster
Arnicated white felt bunion plaster	Arnika-Hühneraugenpflaster
small thin, small thick	kleine dünne, kleine dicke
large thin, large thick	große dünne, große dicke
Belladonna plaster	Belladonnapflaster
Blistering (Spanish fly) plaster	Spanisch Fliegenpflaster
Bunion plaster	Hühneraugenpflaster
Corn plaster	Hühneraugenpflaster
Court plaster	englisches Pflaster
flesh coloured, white, black Court plaster	fleischfarbiges, weißes, schwarzes englisches Pflaster
Diachylon plaster	Zugpflaster
Goldbeater's skin	Goldschlägerhäutchen
Lead resp. white lead plaster	Bleipflaster
Mercury plaster	Quecksilberpflaster
Mustard leaf	Senfpflaster
Salicylic acid plaster	Salizylpflaster
Soap plaster	Seifenpflaster

Absorbent Cotton Wool	Gereinigte Baumwolle
Carbolised cotton wool	Karbolwatte
Salicylated cotton wool	Salizylwatte

Styptic cotton wool	Eisenchloridwatte
Sublimate cotton wool	Sublimatwatte
Gauze bandage	Mullbinde
Carbolic gauze	Karbolgaze
Iodoform gauze	Jodoformgaze
Plaster of Paris bandage	Gipsbinde
Roller, roll bandage	Leinenbinde
Flannel bandage	Flanellbinde
Lint	Lint
Boric lint	Borlint
Gutta Percha	Gummipapier
Parchment paper	Pergamentpapier
Oiled silk	Ölpapier
Wound pad	Tampon
Sanitary towels for ladies	Menstruationsbinden

Diversa.

Suspensory bandage with or without understrips	Suspensorium mit oder ohne Unterbänder
Bandage with cotton-net bag	Suspensorium mit baumwollenem Sack
Bandage with silk-net bag	Suspensorium mit seidenem Sack
Bandage with silk and India rubber	Suspensorium mit seidenem Sack an elastischen Gummibändern
Bathgloves	Frottierhandschuhe
Breastglass	Brustsaugflasche
Camel hair brush	Pinsel
Catheter	Katheter
Chest or lung protector	Brustschützer
Comb	Kamm
Corn file	Hühneraugenfeile
Corn knife	Hühneraugenmesser
Ear cleaner	Ohrreiniger
Ear syringe	Ohrenspritze
Elastic ball syringe	Gummiballonspritze
Elastic stockings	Gummistrumpf
Enema syringe	Irrigator
Enema cistern	Irrigatorbecher
Enema tap	Irrigatorhahn
Enema tubing	Irrigatorschlauch
Eye douche	Augendusche
Eye shade	Augenkappe
Eye tube	Augentropfglas

Eye dropping tube	Augentropfglas
Feeding bottle	Kinderflasche
Feeding bottle brush or cleaner	Kinderflaschenreiniger
Feeding cup	Kinderbecher
Glass brush	Ätzpinsel
Glass syringe	Glasspritze
Hairbrush	Haarbürste
Hot water bag	Wärmflasche
Hypodermic syringe	Pravazspritze
Ice bag	Eisblase
India rubber finger	Gummifinger
India rubber syringe	Gummispritze
Inhaler	Inhalationsapparat
Knee caps	Gummikniestrumpf
Lunar caustic	Höllensteinstift
Medicine glass	Einnehmeglas
Medicine glass in leather case	Einnehmeglas in Lederetui
Medicine glass in wooden case	Einnehmeglas in Holzbüchse
Medicine spoon	Einnehmelöffel
Metal sprinkler stopper	Spritzkork
Nail brush	Nagelbürste
Night lamp	Nachtlampe
Night lights	Nachtlichte
Nipple shield	Warzenhut
Nose douche	Nasendusche
Nose syringe	Nasenspritze
Nursery lamp food warmer	Nachtlampe mit Einrichtung zum Erwärmen von Milch
Perfume spray	Parfümzerstäuber
Poultice bag	Beutel zum Breiumschlag
Powder insufflator	Pulvereinbläser
Powder puff	Puderquaste
Razor blade	Rasierklinge
Respirator	Respirator
Safety razor	Sicherheits-Rasierapparat
Shaving brush	Rasierpinsel
Sponge (Turkish, Egyptian; bleached, unbleached)	Schwamm (türkischer, ägyptischer; gebleichter, ungebleichter)
Sponge bag	Schwammbeutel
Spray	Zerstäuber
Syringe	Spritze
Teat, India rubber teat	Lutscher

Thermometer	Thermometer
Thermometer boiling point	Thermometer-Siedepunkt
Thermometer freezing point	Thermometer-Gefrierpunkt
Toothbrush	Zahnbürste
Toothpicks	Zahnstocher
Throat brush	Halspinsel
Throat brush on stick	Halspinsel mit Holzstiel
Throat brush on wire	Halspinsel mit Drahtstiel
Throat brush, bent	Halspinsel gebogen
Throat brush, straight	Halspinsel gerade
Truss	Bruchband
Vaccination shield	Impfpockenschützer

C. Englische Handverkaufs-Spezialitäten.

Mehr noch als in der Rezeptur hat der englische Apotheker im Handverkauf von der Konkurrenz der patent medicines zu leiden, die mit Aufbietung einer ans Fabelhafte streifenden Reklame von den betreffenden Fabrikanten und Engroshändlern auf den Markt gebracht werden. Ob es vom rein geschäftlichen Standpunkte aus nun richtig ist, gegen die Geheimmittel anzukämpfen und sie durch eigene ähnliche Kompositionen zu ersetzen, wird wohl für alle Zeiten ein Gegenstand von Meinungsverschiedenheiten bleiben. Eins wird jedoch von jedem verständigen Geschäftsmann zugegeben werden müssen, daß man sich nämlich das ganze Geheimmittelgeschäft nutzbar zu machen hat, indem man daraus zu lernen sucht, was und wie dasselbe beim Publikum leichten Eingang findet. Der Schluß dürfte kein trügerischer sein, daß ein einer gangbaren Spezialität ähnliches, aber jener nicht nachgeahmtes Präparat, sofern man es nicht als Substituens eines Originalfabrikates, sondern als ein solches selbst behandelt, stets eine angemessene Zahl Abnehmer finden wird. Daher erscheint es auch wohl angebracht, an dieser Stelle die Frage aufzuwerfen, welcher Art die gebräuchlichsten englischen Geheimmittel sind, um in der Antwort einen weiteren Anhaltepunkt für die Entscheidung zu gewinnen, was sich mit einer gewissen Aussicht auf Erfolg für den englischen Handverkauf aufzumachen verlohnt. Eine derartige Übersicht läßt sich ohne Zweifel wohl am besten an der Hand des Preiskurantes einer jener großen englischen Geschäfte feststellen, die sich ausschließlich mit Herstellung und Verkauf von Geheimmitteln abgeben. Legt man eine Londoner Preisliste zugrunde, so ergibt sich folgende Statistik.

Von 2077 verschiedenen, in den Apotheken käuflichen Geheimmitteln waren   70% wirkliche Arzneimittel,
30% kosmetische Mittel.

Diese Zahlen beweisen am besten, wie sehr in englischen Apotheken der Handel mit kosmetischen Mitteln, d. h. in diesem Falle Haarpomaden, -Wässern, -Farben, Zahnpulvern, -Pasten, -Wässern und Pudern, entwickelt ist. Sieht man sich die Arzneimittel auf ihre Form an, so setzen sich dieselben in folgender Weise zusammen:

     Pillen 35,7%
     Flüssige Extrakte . . 11,5%
     Salben 8,8%
     Mixturen 8,4%
     Tinkturen 8,4%
     Sirupe 8,1%
     Pulver, gemischte . . 6,8%
     Pastillen 4,5%
     Pflaster 4,5%
     Seifen 2,1%
     Chartae 1,2%

Aus dieser Tabelle erhellt, daß die Pillenform die am meisten bevorzugte ist, was deutschen Verhältnissen entsprechen dürfte. Sehr abweichend dagegen sind die Beziehungen der innerlich eingenommenen flüssigen Medikamente untereinander. Während bei uns die Form der Tropfen überwiegt, teilen dieselben in England das Feld mit Mixturen und Sirupen. Namentlich die ersteren können als spezifisch englisch bezeichnet werden und stehen durchaus auf dem Boden des englischen Geheimmittelwesens, welches keineswegs den Arzt nur zu unterstützen, sondern vollständig zu ersetzen trachtet.

Daher denn auch der beim Apotheker sich Rat holende Engländer in den überaus meisten Fällen nach einer Mixtur oder dem Teil derselben, einem draught, verlangt und für eine solche bei weitem zugänglicher als für Tropfen ist. Die Sirupe sind ebenso, wie das ja auch in Frankreich der Fall, viel mehr eingebürgert als bei uns und von großer Mannigfaltigkeit und Kompliziertheit in der Zusammensetzung.

Fragt man sich fernerhin nach dem Zweck, dem all diese Geheimmittel dienen, so findet man von denselben, daß

14,0% Neuralgie, Rheumatismus und Gicht
12,5% Husten bekämpfen sollen
8,0% Appetit anregen und Verdauung befördern
7,6% Hühneraugenmittel
5,8% Abführmittel
5,0% diätetische Arzneimittel
4,0% Kindermehle, -milch usw.

3,0 % Asthmamittel
2,4 % Eisenpillen und die Menstruation befördernd
2,3 % gegen Ungeziefer wirkend
2,0 % Nervenmittel
2,0 % Beruhigungssäfte
1,7 % Lebertranpräparate
1,4 % Fruchtsäfte
1,0 % Wurmmittel
0,7 % gegen Hämorrhoiden
0,4 % Frostmittel sind
25,0 % zersplittern sich in der verschiedensten Weise.

Natürlich bezieht sich diese Zusammenstellung auf die Bedürfnisse einer im Lande selbst lebenden englischen Familie und bedarf gewisser Modifikationen, um auf den reisenden Engländer, mit dem es ja der deutsche Apotheker in erster Linie zu tun hat, Anwendung finden zu können. Frostmittel z. B. dürften, da man ja den Sommer zum Reisen benutzt, gegenstandslos und nur in den größeren Plätzen von Interesse sein, wo, wie etwa in Wiesbaden, eine nicht unbedeutende Anzahl Engländer dauernden Aufenthalt nimmt. Ebenso hat man Kindermehl, Beruhigungssäfte, Wurmmittel, Lebertranpräparate nur insoweit ins Auge zu fassen, als sie für die englische Kinderstube unentbehrlich sind, und von dem mit ganzer Familie reisenden Engländer jedenfalls verlangt werden. Immerhin ist es interessant, einmal zu sehen, welche Aufmerksamkeit z. B. dem Lebertran gewidmet wird. Selten findet man in deutschen Apotheken mehr als eine besondere Marke desselben, wenn eine solche überhaupt vorhanden ist. In der obigen Liste machen dieselben nicht weniger als 1,7 %, d. h. 20 verschiedene Marken und deren Präparate wie als Emulsion mit Saccharin und dergleichen mehr aus. Scotts Emulsion als Originalpräparat wie in den zahlreichen zur Zeit vorhandenen Nachahmungen und Ersatzpräparaten beweist gerade jetzt schlagend, was der Engländer aus einer solchen Zubereitung zu machen versteht. Auch die Hustenmittel werden von dem reisenden Publikum nicht ganz so viel verlangt werden, wie es die Zusammenstellung vermuten läßt, dagegen dürften für die Neuralgika, Tonika, Hühneraugen-, Purgier-, diätetischen und Asthmamittel, die Eisenpillen, Fruchtsäfte, Hämorrhoidalmittel und nicht zu allerletzt die Insektenpulver die angegebenen Zahlen zutreffen. Jederzeit selbstverständlich in gewissen Grenzen. Wer Gicht und Rheumatismus heilende Quellen aufsucht, wird allerdings diese trinken und von anderen Mitteln absehen, in Bädern mit Eisenquellen wird für Eisenpillen kein Raum bleiben usw.

Will man noch die Zusammensetzung genannter Arzneimittel ins Auge fassen, um einen Anhaltepunkt für den englischen Geschmack auch nach dieser Richtung hin zu gewinnen, so werden sich nur bei verhältnismäßig wenigen diesbezügliche Schlüsse ziehen lassen. Die meisten segeln unter ganz allgemeinen Bezeichnungen, wie: Gout pills, Neuralgic tincture, Embrocation, Kill pain, Herbal embrocation, Antidolor, Cough mixture, Cough balsam, Bronchial Syrup, Pectoral Elixir, Tonic-, Digestive-, Stomach-, Liver-, Dinner-, Antibilious-, Indigestion-Pills, Digestive table salt, Dyspepsia cakes, Blood mixture, Aperient saline, Saline medicine, Aperient-, Purifying, Blood-pills, Infant food, Asthma remedy und cure, Corn remedy, -salve, -plaster, -solvent, Iron und Female pills, Mixture for females, Vermin killer, Fly powder, Nerve pills und powder, Nervine essence, -tincture, -mixture, Soothing und Teething syrup, Cod-liver oil, -jelly, -emulsion, Fruit syrup, Worm powders, Pile remedy und ointment, Lotion for chilblains, Chilblain jelly, -ointment; zuweilen dagegen verrät die Signatur den wirksamen Bestandteil des Mittels, z. B. bei:

Quinine, Quinine-Phosphorus-, Quinine-Camphor pills, Syrup of Horehound, Syrup of Camphor, Black Currant Cough Syrup, Syrup of Iceland moos, Balsam of Honey, Balsam of Linseed and Honey, Fruit Cough Balsam, Extract of Honey and flowers, Balsam of Aniseed, Balsam of Horehound, Balsam of Liquorice, Oxymel of Horehound, Horehound Honey, Essence of Rennet, Essence of Cubebs, Rhubarb-, Ginger-, Podophyllum-, Dandelion-, Euonymin-, Pepsin-, Camomile, Bark pills, Orange and Quinine Syrup, Chiretta Balsam, Essence of Ginger, Lime juice and Pepsin, Balm of Columbia, Hopbitters, Sarsa bark-, Castor oil pills, Syrup of Senna, Syrup of Tamarinds, Tamarind emulsion, Sarsaparilla mixture, Palatable castor oil, Almondised castor oil, Cascara pills, Cascara wine, Beef jelly, -tea, -wine, Essence of beef, Extract of meat, Meat juice, Pills of Iodide of Iron, Ergotine pills, Dialysed Iron pills, Steel-, Pennyroyal-, Aromatic steel-, Quinine-, Iron-, Reduced Iron pills, Hamamelis Cerate etc., Syrup of Raspberries, Concentrated Lemon-, Lemon-, Acidulated Syrup, Lime Juice, Cantharidin plaster.

Auch bei den Kosmetika begegnen wir einer Reihe von Präparaten mit allgemeinen Bezeichnungen, wie z. B. Hair wash, Hair restorer, Hair tonic, Hair dye, Hair colour restorer, Hair oil, Hair cream, Hair producer, Hair tincture, Hair restoring ointment, Hair renewer, Hair elixir, Hair cleaner, Toothpowder, Toothpaste, Dentrifice, Tooth lotion, Mouthwash, Tooth soap, Toilet cream, Cream for the complexion, Hand emollient, Oriental cream, Face powder, Toilet Vinegar, Complexion balm, Skin powder,

Eau de toilette, jedoch sind wohl die meisten durch ihre Namen charakterisiert, so:

Bay Rum, Rosemary Hair wash, Cantharidin Hair oil und Hair wash, Lime and Glycerine, Bandoline, Brilliantine, Castorine Hair wash, Arnica Hair wash, Melrose hair restorer, Vaseline hair oil, Quinine hair wash, Cantharidin pomade, Walnut pomade, Walnut extract, Logwood pomade, Sulphur Cold cream, Quinine-Dentrifrice, Antiseptic camphorated dentifrice, Terebene-, Rhatany tooth powder, Camphor-, Glycerine-, Cherry-, Areca nut-, Myrrhine tooth paste, Rose tooth cream, Quinine-, Mint-, Rose tooth soap. Cold Cream, Glycerine cold cream, Castor oil, Lime cream, Cream of cod-liver oil, Petroline-, Camphor-, Rose-, Oatmeal cream, Vaseline cold cream, Glycerine cream, Glycerine and Cucumber, Lime juice and Glycerine, Glycerine jelly, Glycerine balm, Glycerine carbolic jelly, Glycerine honey jelly, Arnica-Camphor jelly, Milk of Cucumber, Cucumber lotion, Eau de Quinine, Lavender water, Almond meal, Rose face powder, Terebene powder, Cherry blossom toilet powder, Rose leaves powder etc.

D. Vorschriften zu englischen Handverkaufsartikeln.

Antibilious Pills.

1. Ext. colocynth. co. (B. P.) . . . . 0,2 g
   Calomel . . . . 0,06 g
2. Pil. Rhei co. (B. P.) . . . . 0,25 g
   Calomel . . . . 0,03 g
3. Ext. hyoscyami (B. P.) . . . . 0,06 g
   Calomel . . . . 0,06 g
   Pil. colocynth. co. (B. P.) . . . . 0,2 g
4. Podophyllin . . . . 0,015 g
   Ext. colocynth. co. (B. P.) . . . . 0,15 g
5. Ext. taraxaci (B. P.) . . . . 0,05 g
   Ext. aloes . . . . 0,1 g
   Rhiz. zingiber. pulv. . . . . 0,05 g
   Rad. rhei pulv. . . . . 0,05 g
   Resin. scammoniae . . . . 0,015 g

Anti-Catarrh Smelling Salts.
   Phenol . . . . 2 g
   Menthol . . . . 2 g

Ammoniumkarbonat in erbsengroß. Stücken 45 g
Gepulverte Holzkohle . . . . 15 g
Ammoniakflüssigkeit (32,5%) . . . . . 20 Tropfen

Aperient Pills.
  1. Aloin . . . . 0,006 g
     Capsicin . . . . 0,0015 g
     Podophyllin . . . . 0,016 g
     Ext. nucis vomicae (B. P.) . . . . 0,006 g

  2. Aloeextrakt . . . . 0,06 g
     Capsicin . . . . 0,003 g
     Seifenpulver . . . . 0,016 g

Bath Salts.
Diese bestehen hauptsächlich aus Borax oder Kaliumkarbonat in erbsengroßen Kristallen, die verschiedentlich gefärbt werden, und zwar mittelst Eosin oder Neutralrot; Erythrosin, Safranin, Chrysoidin, Tartrazin, Auramin, Naphtholgrün, Phenolrot oder Patentblau. Außerdem werden die Kristalle parfümiert, wozu besonders Lavendel-, Verbena- und Fichtennadelöl oder Kölnisch Wasser in Anwendung kommen. Das Hauptgewicht legt man hierbei auf die Ausstattung, durch Verwendung besonderer Flaschen.

Bay Rum.
  Bayöl . . . . 40 ccm
  Pimentöl . . . . 4 ccm
  Quassiaextrakt . . . . 30 g
  Saponin . . . . 8 g
  Essigäther . . . . 60 ccm
  Alkohol . . . . 1680 ccm
  Wasser . . . . 1120 ccm

Bronchial Cold and Cough Mixture.
  Liq. ammon. acet. (B. P.) . . . . 25 ccm
  Ammoniumkarbonat . . . . 4 g
  Vin. ipecacuanhae (B. P.) . . . . 4 ccm
  Tinct. scillae (B. P.) . . . . 8 ccm
  Spirit. aetheris . . . . 4 ccm
  Spirit. chloroformi (B. P.) . . . . . . 8 ccm
  Glyzerin . . . . 25 ccm
  Infus. senegae (B. P.) ad . . . . 180 ccm

Calamine Lotion.
  1. Calamina . . . . 1 g
     Zinkoxyd . . . . 1 g
     Kalkwasser . . . . 4 ccm

Glyzerin	2 ccm
Wasser zu	30 ccm
2. Calamina	10 g
Zinkoxyd	5 g
Glyzerin	5 ccm
Kalkwasser oder Rosenwasser zu	100 ccm

Camphor Ice.

Weiße Vaseline	240 g
Zeresin	150 g
Kampfer	60 g

Catarrh Inhalant.

Menthol	10 g
Kampfer	5 g
Eukalyptusöl	8 ccm
Zimtöl	4 ccm
Fichtennadelöl	10 ccm
Lavendelöl	10 ccm
Azeton	1020 ccm

Chilblain Lotion.

Verdünnte Essigsäure	30 ccm
Bleiessig	15 ccm
Kampferspiritus	15 ccm

Chilblain Paint.

Jodtinktur	15 ccm
Elastisches Kollodium	15 ccm

Children's Cough Linctus.

Vin. ipecacuanhae (B. P.)	180 ccm
Tinct. camphor. co. (B. P.)	75 ccm
Syr. rhoeados (B. P.)	60 ccm
Syr. tolutani (B. P.)	60 ccm
Syr. scillae (B. P.)	60 ccm
Syr. papaveris	30 ccm
Aquam ad	1080 ccm

Children's Cough Mixture.

Liq. ammon. acet. (B. P.)	16 g
Vin. ipecacuanhae (B. P.)	6 ccm
Spirit. aether. nitrosi	4 ccm
Sirup. simpl.	30 ccm
Aquam ad	90 ccm

Cold and Influenza Mixture.

1. Chininsulfat	1 g
Bromwasserstoffsäure (10%)	12 ccm

Vorschriften zu englischen Handverkaufsartikeln.

```
Kaliumbromid . . . . . . . . . . . . .      6 g
Pomeranzentinktur . . . . . . . . . .      15 ccm
Chloroformspiritus . . . . . . . . . .      8 ccm
Wasser zu . . . . . . . . . . . . . .     240 ccm
```

2.
```
Natriumsalicylat . . . . . . . . . . .      6 g
Spirit. ammon. aromat. (B. P.) . . . . .    8 ccm
Pomeranzentinktur . . . . . . . . . .      8 ccm
Chloroformwasser zu . . . . . . . . .    180 ccm
```

Corn Paint, Corn Solvent.

1.
```
Salizylsäure . . . . . . . . . . . . .      8 g
Indischhanfextrakt . . . . . . . . . .      1 g
Elastisches Kollodium . . . . . . . .      15 g
```

2.
```
Salizylsäure . . . . . . . . . . . . .    1,5 g
Milchsäure . . . . . . . . . . . . . .   20 Tropfen
Indischhanfextrakt . . . . . . . . . .    0,5 g
Kollodium . . . . . . . . . . . . . .      30 g
```

Cough Mixture.
```
Vin. ipecacuanhae (B. P.) . . . . . . .    45 ccm
Tinct. camphor. co. (B. P.) . . . . . .    50 ccm
Oxymel. scillae (B. P.) . . . . . . . .    45 ccm
Syr. tolutani (B. P.) . . . . . . . . .    60 ccm
Infus. senegae (B. P.) ad . . . . . . . 1260 ccm
```

Diarrhoea Mixture.
```
Cretae praeparatae (B. P.) . . . . . .      6 g
Mucilag. tragacanth. (B. P.) . . . . .     15 g
Spt. ammon. aromat. (B. P.) . . . . .      15 ccm
Sirup. simpl. . . . . . . . . . . . . .    30 ccm
Tinct. catechu (B. P.) . . . . . . . .     15 ccm
Tinct. opii . . . . . . . . . . . . . .     4 ccm
Aq. cinnamomi ad . . . . . . . . . . .    180 ccm
```

Dinner Pills.
```
Ext. aloes . . . . . . . . . . . . . .      1 g
Rad. ipecacuanhae pulv. . . . . . . .     0,4 g
Ext. nucis vomicae (B. P.) . . . . . .    0,4 g
Chinin. sulf. . . . . . . . . . . . . .   0,8 g
Pulv. saponis . . . . . . . . . . . .     0,4 g
```
Zur Pillenmasse angestoßen und in 12 Pillen zu teilen.

Effervescing Bath Salts.
```
Natriumbikarbonat . . . . . . . . . .      90 g
Weinsäure . . . . . . . . . . . . . .      75 g
Lösliche Stärke . . . . . . . . . . .     120 g
```

Zitronenöl . . . . 2 ccm
Ionon . . . . 5 Tropfen

Hieraus werden Tabletten im Gewichte von 30 g hergestellt.

Embrocation.

1. Terpentinöl . . . . 1000 ccm
Erdnußöl . . . . 500 ccm
Kampfer . . . . 150 g
Verdünnte Essigsäure . . . . 220 ccm
Eier 6
Wasser zu . . . . 2800 ccm

2. Verdünnte Essigsäure . . . . 30 ccm
Ammoniakflüssigkeit (32,5%) . . . . . . 30 ccm
Menthol . . . . 1,5 g
Kampfer . . . . 6 g
Terpentinöl . . . . 30 ccm
Kaliseife . . . . 15 g
Wasser . . . . 90 ccm

Family Aperient and Liver Pills.

Podophyllin . . . . 0,008 g
Phenolphthalein . . . . 0,03 g
Pil. colocynth. co. (B. P.) . . . . 0,06 g
Pil. rhei co. (B. P.) . . . . 0,06 g
Gingerin . . . . 0,008 g
Ext. hyoscyami (B. P.) . . . . 0,015 g

Florida Water.

Bergamotöl . . . . 4 ccm
Lavendelöl . . . . 2 ccm
Nelkenöl . . . . 10 Tropfen
Pimentoöl . . . . 5 Tropfen
Alkohol . . . . 600 ccm
Wasser . . . . 150 ccm
Zibetextrakt . . . . 2 g

Glycerin and Cucumber.

Sapo durus (B. P.) . . . . : 15 g
Borax . . . . 8 g
Gurkenpomade . . . . 8 g
Kirschlorbeerwasser . . . . 90 ccm
Alkohol . . . . 90 ccm
Wasser . . . . 1120 ccm

Die Gurkenpomade wird wie folgt hergestellt: 300 g Schweineschmalz und 180 g Hammeltalg werden zusammen geschmolzen und 0,5 g Tolubalsam hinzugefügt in etwas Alkohol gelöst. Dann werden unter Umrühren, in kleineren Portionen, 360 ccm frischer Gurkensaft hinzugesetzt, das Ganze fleißig gerührt, die Flüssigkeit abgegossen und das Fett auf dem Wasserbad geschmolzen und die Masse in Kruken gegossen. Nach dem Erkalten wird die Pomade mit einer Schicht Rosenwasser gedeckt.

Gripe Water.
    Natr. bicarbon. . . . . 4 g
    Ol. carvi . . . . ℳ iij
    Ol. anethi . . . . ℳ iij
    Ol. anthem. . . . . ℳ ij
    Alkohol. . . . . 4 ccm
    Glyzerin . . . . 12 ccm
    Saccharin. . . . . 0,06 g
    Aquam ad . . . . 180 ccm

Health Salts.
1. Natriumbikarbonat . . . . 60 g
   Weinsäure . . . . 45 g
   Weinstein . . . . 45 g
   Getrocknetes Natriumsulfat. . . . . . . 30 g
   Zucker . . . . 180 g

2. Natriumbikarbonat . . . . 4 Teile
   Weinsäure . . . . 4 Teile
   Weinstein . . . . 4 Teile
   Getrocknetes Magnesiumsulfat . . . . . 2 Teile
   Zucker . . . . 12 Teile

An Stelle von Magnesiumsulfat wird auch Magnesiumkarbonat verwandt. Diese „Gesundheitssalze" werden meistens granuliert abgegeben.

Indigestion Mixture.
1. Glycerin. pepsini (B. P.) . . . . 30 ccm
   Tinct. cardamon. co. (B. P.) . . . . . . 25 ccm
   Aq. chloroformi (B. P.) ad . . . . . . 180 ccm

2. Natriumbikarbonat . . . . 8 g
   Wismutkarbonat. . . . . 6 g
   Tinct. capsici (B. P.) . . . . 20 Tropfen
   Spt. chloroformi (B. P.) . . . . 8 ccm
   Zuckersirup . . . . 15 ccm
   Wasser zu . . . . 180 ccm

Influenza Mixture.
1. Chininsulfat . . . . 0,8 g
   Ammoniumazetatlösung . . . . 90 ccm
   Vin. ipecacuanhae (B. P.) . . . . 4 ccm

Tolubalsamsirup . . . . 30 ccm
Verdünnte Chlorwasserstoffsäure . . . . q. s.
Chloroformspiritus . . . . 6 ccm
Wasser zu . . . . 180 ccm

2. Ammoniumkarbonat . . . . 2 g
Ammoniumazetatlösung . . . . 30 ccm
Meerzwiebeltinktur . . . . 4 ccm
Tolubalsamsirup . . . . 25 ccm
Kampferwasser zu . . . . 180 ccm

Influenza Smelling Salts.
Eukalyptusöl . . . . 4 ccm
Phenol . . . . 2 g
Ammoniakflüssigkeit (32,5%) . . . . . . 4 ccm
Ammoniumkarbonat in erbsengroßen Stücken 16 g

Jaborandi Hair Lotion.
Chininsulfat . . . . 1,2 g
Jaboranditinktur . . . . 30 ccm
Kölnisch Wasser . . . . 60 ccm
Glyzerin . . . . 30 ccm
Bay Rum . . . . 60 ccm
Rosenwasser . . . . 330 ccm

Kidney Mixture.
Kaliumazetat . . . . 15 g
Tinct. hyoscyami (B. P.) . . . . 15 ccm
Kaliumnitrat . . . . 8 g
Succ. taraxaci (B. P.) . . . . 30 ccm
Infus. buchu (B. P.) ad . . . . 240 ccm

Lavender Water.
Lavendelöl . . . . 30 ccm
Moschus (art.) . . . . 0,3 g
Bergamotöl . . . . 20 ccm
Rosenöl . . . . 2 ccm
Neroliöl . . . . 10 Tropfen
Versüßter Salpetergeist . . . . 24 ccm
Rosenwasser (Triplex) . . . . 90 ccm
Alkohol . . . . 600 ccm

Laxative Pills.
1. Aloin . . . . 0,06 g

2. Cascara Sagrada-Extrakt . . . . 0,12 g
Podophyllin . . . . 0,015 g
Ext. hyoscyami (B. P.) . . . . 0,06 g

Vorschriften zu englischen Handverkaufsartikeln.

3. Aloin . . . . 0,03 g
   Jalapin . . . . 0,03 g
   Oleoresina zingiberis . . . . 0,01 g

Liquid Brilliantine.
1. Ölsäure . . . . 8 g
   Alkohol . . . . 180 ccm
   Neroliöl . . . . 10 Tropfen
   Zitronenöl . . . . 5 Tropfen
   Bergamotöl . . . . 10 Tropfen

2. Rizinusöl . . . . 4 g
   Mandelöl . . . . 120 g
   Zitronellöl . . . . 15 Tropfen
   Alkohol zu . . . . 180 g

Liquid Dry Shampoo.
1. Kaliseife . . . . 75 g
   Alkohol . . . . 500 ccm
   Ammoniakflüssigkeit . . . . 12 ccm
   Wasser . . . . 500 ccm
   Parfüm nach Belieben.

2. Kaliumkarbonat . . . . 36 g
   Wasser . . . . 900 ccm
   Alkohol . . . . 1350 ccm
   Saponin . . . . 0,8 g
   Parfüm nach Belieben.

Liver Mixture.
   Acid. nitro-hydrochlor. dil. (B. P.) . . . 8 ccm
   Tinct. strychni . . . . 8 ccm
   Ext. chinae fluid. . . . . 12 ccm
   Aq. chloroformi (B. P.) ad . . . . 180 ccm

Liver Pills siehe Antibilious Pills.

Mouth Wash.
   Seifenpulver . . . . 20 g
   Glyzerin . . . . 20 ccm
   Wasser . . . . 75 ccm
   Pfefferminzöl . . . . 12 Tropfen
   Zimtöl . . . . 5 Tropfen
   Nelkenöl . . . . 5 Tropfen
   Anisöl . . . . 10 Tropfen
   Alkohol . . . . 150 ccm

Neuralgia Mixture.
   Ammoniumbromid . . . . 8 g
   Verdünnte Bromwasserstoffsäure (10%) . 8 ccm

Chininsulfat . . . . 0,8 g
Tinct. gelsemii (B. P.) . . . . 6 ccm
Syr. aurantii (B. P.) . . . . 25 ccm
Wasser zu . . . . 180 ccm

Petroleum Emulsion.
Flüssiges Paraffin . . . . 720 ccm
Agar Agar . . . . 108 g
Arabisches Gummi . . . . 108 g
Benzoesäure . . . . 2 g
Saccharin . . . . 0,4 g
Zitronenöl . . . . 1 ccm
Chloroform . . . . 2 ccm
Wasser zu . . . . 1700 ccm

Pick-me-up.
1. Spirit. chloroformi (B. P.) . . . . 60 ccm
   Spirit. ammon. aromat. (B. P.) . . . . . 150 ccm
   Tinct. cascarillae . . . . 150 ccm
   Glyzerin . . . . 150 ccm
   Tinct. gentianae co. (B. P.) ad . . . . . 900 ccm
Ein bis vier Kaffeelöffel voll als Dosis.

2. Spirit. chloroformi (B. P.) . . . . 2 ccm
   Spirit. ammon. aromat. (B. P.) . . . . . 2 ccm
   Tinct. gentianae co. (B. P.) . . . . 4 ccm
   Tinct. cardamon. co. (B. P.) . . . . . . 8 ccm
   Sirup. simpl. . . . . 8 ccm
   Aquam ad . . . . 60 ccm
Für eine Dosis.

3. Verdünnte Essigsäure . . . . 2,5 ccm
   Wasser . . . . 60 ccm
   Ammoniumkarbonat . . . . 1,2 g
Frisch zu bereiten und während des Aufbrausens zu trinken, gegen Katzenjammer.

Pilocarpine Hair Lotion.
Pilocarpinhydrochlorid . . . . 0,3 g
Rosenöl . . . . 8 Tropfen
Rosmarinöl . . . . 15 ccm
Spanischfliegentinktur . . . . 6 ccm
Glyzerin . . . . 30 ccm
Mandelöl . . . . 60 ccm
Kampferspiritus . . . . 90 ccm

Quinine Hair Lotion.
  Chininsulfat . . . . 2,5 g
  Verdünnte Essigsäure . . . . 1,5 ccm
  Tinct. Cantharidini (B. P.) . . . . 16 ccm
  Rosmarinspiritus . . . . 12 ccm
  Rosenwasser zu . . . . 240 ccm

Resorcin Hair Lotion.
  1. Resorzin . . . . 5 g
     Spanischpfeffertinktur . . . . 15 ccm
     Rizinusöl . . . . 10 ccm
     Alkohol zu . . . . 100 ccm
     Parfüm nach Belieben.

  2. Zinkoxyd . . . . 20 g
     Resorzin . . . . 10 g
     Glyzerin . . . . 10 g
     Wasser zu . . . . 300 ccm

Rheumatic Mixture.
  Natriumsalizylat . . . . 12 g
  Kaliumjodid . . . . 8 g
  Kaliumbikarbonat . . . . 25 g
  Vin. colchici (B. P.) . . . . 16 ccm
  Wasser zu . . . . 360 ccm

Sir Erasmus Wilson's Hair Lotion.
  1. Mandelöl . . . . 75 ccm
     Ammoniakflüssigkeit (32,5%) . . . . . . 75 ccm
     Rosmarinöl . . . . 50 Tropfen
     Alkohol . . . . 300 ccm
     Honigwasser zu . . . . 600 ccm

  2. Mandelöl . . . . 30 ccm
     Ammoniakflüssigkeit . . . . 30 ccm
     Chloroformspiritus (B. P.) . . . . . . 30 ccm
     Rosmarinspiritus . . . . 150 ccm
     Zitronenöl . . . . 2 ccm

Solid Brilliantine.
  Weißes Zeresin . . . . 1 Teil
  Wollfett . . . . 2 Teile
  Flüssiges Paraffin . . . . 6 Teile

Wird nach Belieben parfümiert und event. durch Zusatz von Chlorophyll grün gefärbt.

Solid Eau de Cologne.
  Natriumstearat . . . . 10 g
  Wasser . . . . 15 g

Menthol . . . . 1 g
Kölnisch Wasser zu . . . . 100 g

Stimulating Hair Lotion.
Resorzinazetat . . . . 0,6 g
Spanischpfeffertinktur . . . . 15 Tropfen
Rosmarinöl . . . . 10 Tropfen
Wasser . . . . 30 ccm
Alkohol zu . . . . 240 ccm

Sulphur Hair Restorer.
Bleiazetat. . . . . 6 g
Schwefelmilch . . . . 4 g
Quillajatinktur . . . . 2 ccm
Glyzerin . . . . 8 ccm
Wasser zu . . . . 300 ccm
Mit Heliotropin zu parfümieren.

Tooth Paste.
Gefälltes Kalziumkarbonat . . . . 360 g
Kaliumchlorat . . . . 780 g
Milchzucker . . . . 150 g
Flüssiges Paraffin . . . . 8 ccm
Pfefferminzöl . . . . 4 ccm
Glyzerin und Wasser zu gleichen Teilen q. s., um eine Paste herzustellen.

Peroxide Tooth Paste
Gefälltes Kalziumkarbonat . . . . 480 g
Magnesiumsuperoxyd. . . . . 30 g
Kaliumchlorat . . . . 180 g
Seifenpulver . . . . 60 g
Flüssiges Paraffin . . . . 8 ccm
Glyzerin und Wasser zu gleichen Teilen q. s., um eine Paste herzustellen.

Tooth Powder.
Acid Tooth Powder.
Weinstein . . . . 180 g
Milchzucker . . . . 180 g
Carmin . . . . 0,3 g
Pfefferminzöl . . . . 15 Tropfen

Alkaline Tooth Powder.
Gefälltes Kalziumkarbonat . . . . 180 g
Schweres Magnesiumkarbonat . . . . 180 g

Vorschriften zu englischen Handverkaufsartikeln.

  Carmin . . . . 0,2 g
  Pfefferminzöl . . . . 15 Tropfen
Menthol Tooth Powder.
  Veilchenwurzelpulver . . . . 16 g
  Kaliumchlorat . . . . 2 g
  Menthol . . . . 0,6 g
  Methylsalizylat . . . . 10 Tropfen
  Schlämmkreide . . . . 90 g
Carbolic Tooth Powder.
  Kaolin . . . . 360 g
  Kieselgur . . . . 120 g
  Phenol . . . . 15 g
  Quillajaextrakt . . . . 60 g
  Eosin . . . . 0,2 g
  Rosenöl . . . . 10 Tropfen
Antacid Tooth Powder.
  Seifenpulver . . . . 30 g
  Natriumbikarbonat . . . . 15 g
  Schlämmkreide . . . . 480 g
  Karmin . . . . 0,4 g
  Nelkenöl . . . . 15 Tropfen
  Rosenöl . . . . 15 Tropfen
Oxygen Tooth Powder.
  Magnesiumsuperoxyd . . . . 10 g
  Seifenpulver . . . . 2,5 g
  Menthol . . . . 0,1 g
  Rosenöl . . . . 4 Tropfen
  Gaultheriaöl . . . . 8 Tropfen
  Schlämmkreide zu . . . . 100 g

Witch Hazel Jelly.
  Gelatine . . . . 8 g
Wird 12 Stunden in 30 ccm Orangenblütenwasser aufgeweicht, dann setzt man hinzu
  Glycerinum amyli (B. P.) . . . . 180 g
  Borsäure . . . . 4 g
und erwärmt zur Lösung der Gelatine. Daraufhin fügt zur Mischung hinzu
  Destilliertes Hamamelisextrakt . . . . . 300 ccm
  Neroliöl . . . . 20 Tropfen

E. The English draught, eine besondere englische Handverkaufs-Spezialität.

Eine nicht unbedeutende Einnahmequelle bildet außerdem für den englischen Handverkauf das Abgeben der sog. draughts, auf die noch einmal besonders aufmerksam zu machen angezeigt erscheint. Unter draughts hat man bittere oder süße Schnäpse zu verstehen, Mischungen, die verlangt und gegeben werden bei Appetitlosigkeit, Magenbeschwerden, Durchfall usw. Fühlt ein Engländer sich unwohl, so ist sein erster Gang zum chemist, dem er sein Leiden klagt und dagegen einen draught fordert.

Beim Abgeben des draught's kann nur dringend, im Interesse des Patienten, dem oft grauenhaftes Zeug zusammengemischt wird, empfohlen werden, eine Anzahl leidlich wohlschmeckender Liköre mit Ingwer-, Enzian- und Pfefferminzgeschmack vorrätig zu halten, denen je nach Bedarf einige Tropfen T. Opii, Ac. mur., ein Teelöffel voll T. Rhei vinos., Pepsin. liquid. usw. zugesetzt werden kann, ohne daß sie gleich ungenießbar werden. Chinin in Lösung (oft verlangt) reiche man nur mit einer starken Dosis Sir. Aur., welcher den Geschmack wenigstens erträglich macht. Bedarf jemand eines draught's für Heiserkeit und sore throat, so ist Kal. chlor. 0,25 in Lösung unter Zusatz von 5—10 g Glyzerin und 1—2 Tropfen Ol. Menth. pip. bzw. Ol. Neroli eine praktische und beliebte Mischung. An Stelle des draught's tritt auch häufig ein in der Offizin verabreichtes Seidlitzpulver.

F. Reklamemittel.

Die Mittel und Wege, für seine Artikel Reklame zu machen, sind dem englischen Apotheker leichter zugänglich, als seinem deutschen Fachgenossen. Die großen Schaufenster z. B., welche bei keinem chemist shop fehlen dürfen, bieten eine günstige Gelegenheit, das Publikum mit den Spezialitäten des Geschäftes bekannt zu machen und zum Kaufen zu veranlassen. Gleichem Zwecke dienen die geräumigen Schaukästen, die, denselben bis zu seiner halben Breite bedeckend, um den Ladentisch herumlaufen. In Deutschland herrscht die Ansicht vor, daß es sich mit dem Ansehen unseres Standes nicht vertrage, Apothekerwaren wie jede andere Handelsware auszustellen und dadurch Kunden anzulocken. Anders in England. Dort bleibt man unter allen Umständen zunächst Kaufmann, alles andere kommt erst in zweiter Linie. Das geht so durch alle Stände und Klassen. Was Wunder also, daß auch der Apotheker seinen Beruf als Geschäft im wahren Sinne des Wortes auffaßt und seiner Offizin das Aussehen eines Kaufladens gibt?! Und zwar tun sie es alle ohne Unterschied, das feinste Westendgeschäft wie die armseligste Schmierbude in einem der verkommenen, düstern Viertel Londons. Noch mehr, es geht ihnen jedes Verständnis für die deutsche Weise der Apothekenausstattung ab. In ihren Augen schaut eine solche armselig, unfertig aus; sie stehen kopfschüttelnd vor den langen, unbedeckten Ladentischen und können es nimmer begreifen, daß dieselben leer und ohne Aufbau bleiben sollen. Ich habe den Fall miterlebt, daß eine Firma, deren Ruf weit über London hinausgeht, den Versuch machte, ihre Apotheke mehr nach deutschem Stil einzurichten; das Publikum stieß sich so sehr daran, das man zur alten Weise zurückkehrte, Schaufenster, Schaukästen usw., alles das mußte wieder hervorgeholt werden. Darin liegt eine gewisse Lehre für den deutschen Apotheker, der mit englischer Kundschaft zu arbeiten hat und dies in nutzbringender Weise tun möchte. Eine Konzession auch nach dieser Seite hin, selbstverständlich in gewissen Grenzen gehalten, wäre nicht ohne weiteres von der Hand zu weisen. Abgesehen von dem famosen ,,English spoken", durch das man die englischen Reisenden anzulocken sucht, wird dieser Zweck am sichersten durch große, mit verschieden gefärbtem Wasser (grün und rot sind die besten, gelb und blau weniger vorteilhafte Farben) gefüllte, birnenförmige Flaschen, welche in die Schaufenster gestellt werden, erreicht; sie sind für den Engländer das beste Erkennungszeichen einer Apotheke.

Zur Füllung solcher Standflaschen eignen sich folgende lichtbeständige Farblösungen:

Colours for Carboys.

Blau, Blue.
Cupr.-sulf.-Lösung mit Liq. Am. caust.
Grün, Green.
Cuprum gelöst in Ac. nitric. oder Nickel gelöst in Ac. sulf. dil.
Gelb, Yellow.
Kal. bichrom. 6,0, Kal. carb. 4, Aq. q. s. oder Kal.-chrom.-Lösung.
Kanariengelb, Canary.
Spirituöse Pikrinsäure-Lösung.
Orange.
Kal.-bichrom.-Lösung mit Ac. sulf. q. s.
Pupurrot, Purple.
Plumb. acet. 24,0 Coccionell. 1,0 Aq. q. s.
Rot, Red.
Coccionell., gelöst in Liq. Am. caust.

Rosa, Pink.
Cobalt. nitric. unter Zusatz von Am. carb. im Überschuß.

Auch dem Innern der Apotheke läßt sich, ohne mit den deutschen Ansichten in Kollision zu kommen, durch geschickt angebrachte Schränke mit Glasscheiben oder durch Aufsätze an den Ecken des Ladentisches, die ja leicht in gefälliger Weise mit diesem und jenem bestellt werden können, ein dem englischen Geschmack näher kommendes Aussehen geben. Ebenfalls dürften sich an passenden Stellen angebrachte Plakate in englischer Sprache nicht ganz wirkungslos erweisen. So z. B. „All kinds of English patent medicines are kept in stock" oder „English prescriptions are made up according to the B. P.", „The strictest attention is devoted to the dispensing of English prescriptions", „Quinine and Iron tonic, an agreeable tonic combining those two powerful remedies, Quinine and Iron, in a certain and invariable strength. Persons suffering from general weakness, nervous debility or want of energy will find this remedy invaluable". „A choice selection of perfumes and soaps always in stock" usw., was man nun gerade unter die Augen seiner Kundschaft bringen möchte.

Mit großer Vorliebe benutzt ferner der englische Apotheker gedruckte Geschäftsanzeigen, die den abgegebenen Medizinen oder Handverkaufsartikeln beigewickelt werden, um die Aufmerksamkeit des Publikums auf sein Geschäft zu lenken. Es ist dies kein schlechter Weg und für deutsche Verhältnisse nicht minder empfehlenswert. Folgendes Beispiel diene als Anhaltspunkt, solche Ankündigungen in englischer Sprache abzufassen.

N. N.

Pharmaceutical Chemist in Wiesbaden recommends to his customers the following articles, which are either of his own manufacture or for which he is agent.

Pure Glycerine Jujubes,
a most pleasant and efficient form for applying Glycerine to the throat, air passages and vocal organs.
In boxes RM 1.— and 2.—.

The Salicylic Acid Dentrifice
is highly recommended by medical authorities for its strengthening and antiseptic properties, correcting any disagreeable odour arising from decayed teeth and imparting a delightful fragrance to the breath.
In bottles RM 1.50 and 2.75.

Pepsin Wine
In bottles RM 1.50 and 3.—.

Cascara Pills
a very agreeable purgative.
In boxes RM 1.—; 1.75; 2.50.

Bishop's Eff. Citrate of Magnesia.
The effervescent properties of this light and elegant preparation are retained in the highest degree through its granular form. It is very valuable for travellers.
In bottles RM 1.50.

Compound Liquorice Powder
a preparation of the German Pharmacopœia, which, on account of its prompt and safe purgative effect, has obtained a great fame.
In bottles RM 1.— and 2.—.

The London Throat Hospital Lozenges.
RM —.50 an ounce.

B. W. and Co's Tabloids
of Chlorate of Potash, Sodamint.

Quinine and Iron Tonic,
an agreeable tonic, combining those two powerful remedies, Quinine and Iron, in a clear and invariable strength. Persons suffering from general weakness, nervous debility or want of energy will find this tonic invaluable.
In bottles RM 2.— and 3.50.

Essence of Jamaica Ginger
in bottles RM 1.75 and 3.—.

Quinine Wine
prepared according to the German Pharmacopœia and made with the best Sherry.
RM 2.— the bottle.

Lavender, Musk, Rose &c. Lozenges.
Compressed Tablets
of Antipyrine, Aspirin, Rhubarb, Saccharine &c.

Dr. Weber's Solutio contra dolores
has been successfully used as a wonderful embrocation for sprains and rheumatism.
In bottles RM 3.—.

Quinine Pills
silvered or sugar coated.
In boxes RM 1.—; 1.75; 2.50.

Rose and Quinine Toothpowder,
the most pleasant and elegant preparation for cleaning, preserving and beautifying the teeth.
In boxes RM 1.—.

English, American and French Patent Medicines.
German and Foreign Mineral Waters.
A choice Selection of Perfumes and Soaps always in stock.

III. Anleitung zum Englischsprechen.
A. Allgemeine Winke.

Zum Schluß bleibt noch übrig, der Hauptschwierigkeit zu gedenken, welche zu überwinden ist, der Sprache. Es liegt auf der Hand, daß bei dem Rezeptar verhältnismäßig geringe Kenntnisse im Englischen ausreichen, um zu verstehen und sich verständlich zu machen; der Handverkauf dagegen verlangt, daß man die Sprache einigermaßen beherrscht. Jeder aber, der versucht hat, sich eine fremde Sprache aus Büchern anzueignen, weiß, welche Schwierigkeiten es macht, auf diesem Wege zum geläufigen Konversieren zu gelangen. Die Ausdrücke, welche man sich einprägt, lassen einen nur gar zu leicht im Stich; man hat eine Reihe umständlicher Phrasen im Kopf, und die alltäglichsten, kurzen Redewendungen fehlen einem. Wirklich praktische Vokabularien sind einem so gut wie gar nicht zugänglich, und was sie enthalten, ist teilweise unnützer Ballast. Es sei daher der Versuch gemacht, dem Englisch lernenden Kollegen an dieser Stelle etwas Besseres zu bieten und ihn durch eine Sammlung solcher kurzer zusammenhängender Gespräche zu unterstützen, welche in einem jahrelangen Umgang mit dem englischen Publikum in der Apotheke zusammengetragen sind, daher von Haus aus auf einen gewissen praktischen Wert Anspruch erheben dürfen, sowie ihm eine Reihe von Ausdrücken an die Hand zu geben, die zu kennen ihm seine nächste Umgebung nahelegt bzw. der Geschäftsverkehr notwendig macht. Für denjenigen, welcher sich beim Erlernen des Englischen einer durch die Praxis erprobten Methode bedienen will, seien folgende Ratschläge empfohlen: Man beschaffe sich ein leicht verständliches, interessantes Buch der klassischen englischen Literatur, etwa das berühmte Vanity Fair von Thackeray. Dickens, zu welchem der Anfänger mit Vorliebe zu greifen pflegt, ist durchaus unpraktisch, weil die Ausdrucksweise desselben für eine moderne englische Konversation sich gar nicht eignet, Bulwer (Lord Lytton) zu genießen, verspare man sich, bis man bereits über einen größeren Schatz von Vokabeln verfügt, denn die Sprache dieses berühmten und fesselnden Schriftstellers ist eine sehr reiche. Außerdem versehe man sich mit einem kleinen Langenscheidtschen Englisch-Deutschen Taschenlexikon, welches durch seinen Inhalt, guten Druck, Billigkeit, Haltbar- und Handlichkeit gleich ausgezeichnet ist. In diesem wird jede aufgesuchte Vokabel mit einem Blaustift angestrichen und täglich eine bestimmte Menge der angemerkten Vokabeln memoriert. Wer sich dieser verhältnismäßig geringen Mühe unterzieht, wird sich ohne besondere Schwierigkeit bald eine reiche Zahl von Ausdrücken angeeignet haben, er wird mit dem Erlernten stets den rechten Sinn verbinden, weil er es unmittelbar aus der Lektüre aufgenommen hat; er wird bei aufmerksamem Lesen sich hinreichende grammatikalische Kenntnisse erwerben und mit Freude und Lust das Studium der englischen Sprache betreiben. Neben der Lektüre englischer Bücher sind es vor allem Tages- und Fachzeitungen, aus denen man sein Wissen schöpfen und bereichern soll. Apotheken, in denen Engländer verkehren, müßten stets eine gelesene Tages- und Fachzeitung halten, einmal schon zur Unterhaltung des Publikums, welches es gern sieht, wenn englische Blätter ausliegen, und aus diesem Umstand meistens besonderes Vertrauen zu der Sachkenntnis des Apothekers gewinnt, andererseits aber auch, um Besitzer und Personal dauernd Gelegenheit zu geben, die Sprachkenntnisse zu vermehren und sich jederzeit auf dem laufenden zu erhalten.

B. Vokabularium.
1. Technische Ausdrücke.

Chemist	Apotheker	ceiling	Decke
governor, manager	Prinzipal, Geschäftsleiter	floor	Fußboden
		to sweep the floor	auskehren
is the governor in?	ist der Chef zu sprechen?	furniture	Einrichtung
		chair	Stuhl
partner	Associé	table	Tisch
assistent	Gehilfe	shelf	Regal, Bord
fellow assistant	Kollege	on the second shelf	auf dem zweiten Bord
apprentice	Lehrling		
apprenticeship	Lehrzeit	on the top of the shelves	auf dem obersten Bord
boy, errand boy	Junge, Laufbursche		
		to make dusty	bestauben
to call for a boy	Jungen rufen	to get dusty	staubig werden
to send a boy	e. Jungen schicken	to dust	abstauben
situation	Stelle	clean	rein
salary	Salär	to clear away	weg-, aufräumen
wages	Lohn	counter	Ladentisch
to give notice to	kündigen jem.	retail counter	Handverkaufstisch
to give a week's notice	jem. für nächste Woche kündigen	prescription counter	Rezeptiertisch
		dispensing department	Aufschrift engl. Rezeptiertische
to turn out	hinauswerfen, fortjagen		
		balance, scales	Waage
to engage	engagieren	weight	Gewicht
to be on duty	Dienst haben	to adjust	eichen
the hours are from.. to..	die Dienststunden sind von.. bis..	to weigh	abwiegen
		to have done with the scales	mit Wägen fertig sein
it is my night off	ich bin heute abend dienstfrei		
		measure glass	Mensur
chemist's shop	Apotheke	lipped measure glass	mit Ausguß versehene Mensur
door	Tür		
push, pull	Stoßen! Ziehen! (Türaufschriften)	unlipped measure glass	Mensur ohne Ausguß
to knock on the door	an die Tür klopfen	to wash a measure glass	eine Mensur reinigen
come in	herein!		
to shut the door	die Tür schließen	to drop a measure glass	eine Mensur fallen lassen
shut the door, please	Tür zu, bitte!		
to leave the door open	die Tür offen lassen	to break a measure glass	eine Mensur zerbrechen
to close	schließen, zumach.	to measure	abmessen
what time do you close?	wann machen Sie zu?	measured	gemessen
		string	Bindfaden
window	das Schaufenster	a pair of scissors	Schere
to put in the window	ins Schaufenster legen	paper	Papier
		capping paper	Tekturpapier
to have in the window	ausliegen haben	to cap a bottle	tektieren
		wax paper	Wachspapier
showcase	Schaukasten	parchment paper	Pergamentpapier
showcard	Reklameschild	leather	Leder
artistic showcard	künstlerisch ausgestattetes R.	tinfoil	Stanniolpapier
		cork	Kork

corkscrew	Korkzieher
corkpress	Korkzange
to draw out a cork	einen Kork herausziehen
corkborer	Korkbohrer
sealing wax	Siegellack
to seal	siegeln
white paper capsules	weiße Papierkapseln
wax paper capsules	Wachskapseln
wafers	Oblaten
cachets	Capsulae amylaceae
paper drawer	Papierkasten
to empty the p. dr.	d. P. ausleeren
spoon	Löffel
tea-, table-, dessertspoon	Tee-, Eß-, Dessertlöffel
spatula, knife	Spatel
to clean the knives	d. Spatel reinigen
mortar	Mörser
porcelain mortar	Porzellanmörser
iron mortar	Eisenmörser
to wash the mortars	d. Mörser reinigen
pestle	Pistill
sawdust	Sägespäne
greasy	fettig
pill machine	Pillenmaschine
pill tray	Pillenbrett
pill finisher	Rollierer
pill silverer	Versilberer
silver leaves	Blattsilber
suppository	Suppositorium
mould	Form
infusion pot	Infusionsbüchse
strainer	Kolatorium
flannel strainer	Flanellkolatorium
gauze strainer	Gazekolatorium
to strain an infusion	ein Infus kolieren
kettle	Kessel
copper kettle	Kupferkessel
porcelain dish	Porzellanschale
water bath	Wasserbad
basin	Abguß d. Wasserleitung
to run off	ablaufen
india rubber tube	Gummischlauch
gas	Gas
to light the gas	das Gas anstecken
to turn the gas out	Gas ausdrehen
to turn the gas down	Gas klein drehen
to boil	kochen
wire gauze	Drahtnetz
glass rod	Glasstab
to stir	umrühren
funnel	Trichter
filtering paper	Filtrierpapier
cotton wool	Watte
tow	Werg
to filter a liquid	eine Flüssigkeit filtrieren
to run slowly, quickly through the filter	langsam, schnell filtrieren
to run over	überlaufen
to fill out, up	aus-, auffüllen
glass tube	Glasröhre
test tube	Reagierzylinder
test paper	Reagenzpapier
bottle	Flasche
empty bottle	leere Flasche
to bring an empty bottle back	leere Flasche zurückbringen
to allow for an empty bottle 1 d.	10 Pf. für eine leere Flasche zurückgeben
℥ vi-bottle	Sechsunzenflasche
one bottle holds six ounces	eine Flasche hält ℥ vi
plain bottle	Flasche ohne Teilstriche
marked bottle	graduierte Flasche
blue bottle	blaue Flasche
small bottle	kleine Flasche
big bottle	große Flasche
round bottle	runde Flasche
square bottle	flache Flasche
dropping bottle	Tropfglas
acid bottle	Säureflasche
stoppered bottle, wide mouthed bottle	Stöpselglas, weithalsige Flasche
bottle with a narrow neck	enghalsige Flasche
phial, vial, flask	Arzneiflasche
to crack a bottle	eine Flasche zerbrechen
to shake a bottle	eine Flasche umschütteln
shake the bottle, to be shaken	umschütteln
not to be shaken	nicht umschütteln
box	Schachtel
round, square, oval box	runde, viereckige, ovale Schachtel
powder box	Pulverschachtel
pill box	Pillenschachtel
wooden box	Holzschachtel

tin box	Blechschachtel	to read a prescription	ein Rezept lesen
ointment pot	Salbenkruke	to make up a prescription	ein Rezept anfertigen (Arznei)
covered pot	Deckelkruke	to repeat a prescription	ein Rezept wiederholen (Arznei)
bag	Beutel, Tüte		
prescription desk	Rezeptpult		
pen	Feder		
penholder	Federhalter	medicine	Arznei
pencil	Bleistift	simple, innocuous medicine	einfache, harmlose Arznei
blue, red pencil	Blau-, Rotstift		
ink	Tinte	patent medicine	Patentmedizin
inkstand	Tintenfaß	proprietary article	Spezialität
rule	Lineal	homœopathic medicines	homöopathische Arzneien
to stamp, stamp	abstempeln, Stempel		
blotting paper	Löschpapier	globules, pilules	Streukügelchen
pins	Stecknadeln	sugar of milk	Milchzucker
label	Etikett, Signatur	mother, matrix tincture	Urtinktur
to label	signieren		
to put on	ankleben e. Sign.	trituration	Verreibung
to take off	abmachen e. E.	number one, two &c.	1., 2. usw. Verdünnung od. Potenz
directions	Anweisung, Signatur		
you will find all the directions on the bottle	die genaue Signatur befindet sich an der Flasche	remedy	Heilmittel
		liquid	Flüssigkeit
		mixture	Mixtur
		cough mixture	Hustenmixtur
prescription	Rezept	draught	Trank
physician	Arzt	calming draught	Beruhigungstrank
physician to the court	Hofarzt	sleeping draught	Schlaftrunk
		to make one sleep	schlafen machen
medical adviser	ärztlich. Ratgeber	does it make me sleep	schlafe ich danach
medical advice	ärztlicher Rat		
specialist	Spezialarzt	to prepare a mixture	eine Mixtur machen
to see a physician, to call on a physician	einen Arzt konsultieren		
		to take a mixture	Arznei nehmen
		to be taken pure	unvermischt zu nehmen
to treat	behandeln		
treatment	Behandlung	to be mixed with	zu mischen mit
to prescribe	verschreiben	taste, tasteless	Geschmack, geschmacklos
to write a prescription	ein Rezept aufschreiben		
		to taste	schmecken
to sign a prescription	ein Rezept unterschreiben	does it taste?	hat es Beigeschmack?
to enter a prescription in the prescription book	ein Rezept einschreiben	to taste nice, nasty	schön, schlecht schmecken
		agreeable, disagreeable	angenehm, unangenehm
to copy a prescription	ein Rezept kopieren	bitter, sweet	bitter, süß
		sharp, sour	scharf, sauer
to loose a prescription	ein Rezept verlieren	to disgust	anekeln
		to like, to be fond of	gern mögen
to have a look in the prescription book	im Rezeptbuch etwas nachsehen, nachschlagen	to agree with	sich vertragen mit, bekommen
		to interfere with	sich nicht vertragen mit
to find out, to make out	finden, herausfinden		

to do good to	gut bekommen, helfen	eye drops	Augentropfen
to do harm to	nicht bekommen, schaden	gargle	Gurgelwasser
		to gargle	gurgeln
to become accustomed to	sich gewöhnen an	hair wash	Haarwasser
		inhalation	Inhalation
to confine to	sich beschränken auf	to inhale	inhalieren
		for inhaling	zum Inhalieren
to have enough of	genug haben von	injection	Injektion
to smell of	riechen nach	mouth wash	Mundwasser
to smell like	riechen wie	ointment, salve	Salbe
to smell good, bad	gut, schlecht riech.	lipsalve	Lippensalbe
smell, scent	Geruch, Duft	to melt	schmelzen
bad smell	schlechter Geruch	to rub on	einreiben
nice scent	angenehmer Duft	to spread on	aufstreichen
scented, unscented	parfümiert, unparfümiert	what has to be done with that ointment?	was soll ich mit der Salbe machen?
fragrant	duftend	Spread it on a piece of lint and apply it to the painful spot	Streichen Sie sie auf etwas Lint und legen Sie sie auf die schmerzende Stelle
to fumigate	räuchern		
fumigating paper, -powder, -ribbon	Räucherpapier, -pulver, -band		
to keep	sich halten		
to last	vorhalten	paste	Paste
to be spoilt, to go wrong	verderben	powder	Pulver
		ingredient	Bestandteil
to become mouldy	schimmeln	what are the ingredients of this powder?	was enthält dieses Pulver?
to become cloudy	trübe werden, von Sirupen		
to throw away	fortwerfen	to mix a powder	ein Pulver mischen
mistake	Versehen	to reduce to powder	fein pulvern
to make a mistake	Versehen machen	to crush	zerstoßen
dose	Dosis	sieve, to sift	Sieb, sieben
small, good, strong, pretty strong, usual dose	kleine, gute, stark ziemlich starke, gewöhnliche Dosis	lozenges	Pastillen
		plaster	Pflaster
		te spread a plaster on linen, leather &c.	ein Pfl. streichen auf Leinen, Leder usw.
overdose	zu hohe Dosis		
for external use	äußerlich	oil	Öl
lotion	Waschung	electuary	Latwerge
Solution	Lösung	pill	Pille
to dissolve	auflösen	sugar-coated pill	überzuckerte Pillen
that stuff does not seem to be easily dissolved	das Zeug da scheint sich nicht leicht zu lösen	to coat pills with gelatine, talcum, chocolate	Pillen m. Gelatine, Talkum, Schokolade überziehen
eye lotion	Augenwasser	laxative pills	Abführpillen

2. Der menschliche Körper und seine Teile usw.

Skull	Schädel	to have a fearful, beastly headache	fürchterliche, schauderhafte Kopfschmerzen haben
forehead	Stirn		
head	Kopf		
headache	Kopfweh		

Vokabularium. 153

temple	Stirn
bald head	Kahlkopf
hair	Haar
fair, light coloured	blond
dark	dunkel
to come out	ausgehen
all my hair is coming out	meine ganzen Haare gehen aus
curl	Locke
to curl	Locken brennen
face	Gesicht
skin	Haut
delicate skin	zarte Haut
my skin is too delicate	meine Haut ist so empfindlich
blackhead	Mitesser
pustule, blotch	Pustel
freckle	Sommerfleck
complexion	Gesichtsfarbe
pale	blaß
you look rather pale	Sie sehen ziemlich blaß aus
how pale you look	wie blaß Sie aussehen
jaundice	Gelbsucht
eye	Auge
eye brow, -lid, -lash	Augenbraue, -lid, -wimper
inflammation of the eye	Augenentzündung
my eye is inflamed	mein Auge ist entzündet
short-, nearsighted	kurzsichtig
eyeglass	Kneifer
spectacles	Brille
to wear spectacles	Brille tragen
blind	blind
blind of one eye	auf ein. Auge blind
to grow blind	erblinden
to squint	schielen
ear	Ohr
ear wax	Ohrenschmalz
to put a plaster behind the ear	ein Pflaster hinters Ohr legen
nose	Nase
bleeding of the nose	Nasenbluten
nostril	Nasenloch
to snuff up the nostrils	mit den Nasenlöchern aufziehen
to sneeze	niesen
cold	Schnupfen
to catch a cold	sich einen Schnupfen holen, sich erkälten
I have caught a very bad cold last night	ich habe mich gestern abend sehr stark erkältet
catarrh	Katarrh
ague	Schüttelfrost
cheek	Backe
mouth	Mund
lip	Lippe
to swallow	schlucken
to spit out	ausspeien
to vomit, to be sick	sich erbrechen
tooth	Zahn
hollow tooth	hohler Zahn
toothache	Zahnweh
to suffer from toothache	Zahnweh haben
to get rid of the toothache	das Zahnweh los werden
gums	Zahnfleisch
to rub on the gums	das Zahnfleisch damit einreiben
dentist	Zahnarzt
to extract teeth	Zähne ausziehen
do you extract teeth	ziehen Sie Zähne aus?
set of teeth	Gebiß
to breathe	atmen
breath	Atem
bad smelling breath	übelriechender Atem
shortness of breath	Atembeschwerde, -not
asthma	Asthma
tongue	Zunge
let me see your tongue	zeigen Sie mal Ihre Zunge
throat	Hals
sore throat	rauher Hals
inflammation of the throat	Halsentzündung
my throat is inflamed	mein Hals ist entzündet
pains in the throat	Halsschmerzen
quinsy	Halsbräune
has anybody already looked at your throat?	hat Ihnen schon jemand in den Hals gesehen?
please show me your throat	lassen Sie mich mal in Ihren Hals sehen
diphtheria	Diphtheritis
little white spots	kleine weiße Flecken

154 Anleitung zum Englischsprechen.

to cough	husten	inflammation of the chest	Brustfellentzündung
to expectorate	aushusten	lungs	Lunge
cough	Husten	inflammation of the lungs	Lungenentzündung
whooping cough	Keuchhusten	consumption	Schwindsucht
to gargle	gurgeln	nipple	Brustwarze
to inhale	inhalieren	heart	Herz
to insufflate	einblasen	to beat	schlagen
voice	Stimme	oppression of the heart	Herzbeklemmung
to clear the voice	klare Stimme machen	rib	Rippe
hoarse	heiser	navel	Nabel
hoarseness	Heiserkeit	intestines, bowels	Eingeweide
phlegm	Schleim	constipation	Verstopfung
full of phlegm	verschleimt	to open the bowels, to go through the bowels	abführen
my chest is full of phlegm	ich bin stark verschleimt	to act on the bowels	abführend wirken
tonsils	Mandeln	aperient, laxative, purgative	abführend
the tonsils are swollen	die Mandeln sind geschwollen	diarrhoea	Durchfall
gland	Drüse	to stop the diarrhoea	den Durchfall stopfen
glandular swelling	Drüsenanschwellung	flatulence, wind	Blähung
chin	Kinn	pile	Hämorrhoide
jaw	Kinnbacke	stomach	Magen
neck	Hals, Nacken	appetite	Appetit
shoulder	Schulter	to have good appetite	guten Appetit haben
arm	Arm	to have no appetite whatever	überhaupt keinen Appetit haben
one-armed	einarmig	indigestion	Verdauungsbeschwerde
to break an arm	den Arm brechen	dyspepsia	Verdauungsstörung
fracture of an arm	Armbruch	my stomach is wrong, out of order	mein Magen ist nicht recht in Ordnung
elbow	Ellenbogen	pains in the stomach	Magenschmerz
wrist	Handgelenk	spasm in the stomach	Magenkrampf
hand	Hand	liver	Leber
to dislocate	verrenken, ausrenken	kidneys	Nieren
to set	Glied einrenken	gall	Galle
finger	Finger	gall stone	Gallenstein
to cut the finger	sich in den Finger schneiden	bilious	gallig
to strap a cut finger	einen geschnittenen Finger verbinden	bilious fever	Gallenfieber
to scratch	ritzen	hip	Hüfte
to burn the finger	Finger verbrennen	leg	Bein
scald	Brandwunde	fracture of the leg	Beinbruch
wound	Wunde	to limp	hinken
to dress a wound	Wunde verbinden	joint	Gelenk
festered finger	schwärend. Finger		
thumb	Daumen		
to suck the thumb	am Daumen lutschen		
nail	Fingernagel		
chest	Brust		
pains in the chest	Brustschmerzen		

Vokabularium. 155

knee	Knie	unconscious	bewußtlos
shin bone	Schienbein	unconsciousness	Bewußtlosigkeit
foot, feet	Fuß, Füße	epilepsy	Epilepsie
foot bath	Fußbad	epileptic	epileptisch
ankle	Fußknöchel	nervous	nervös
heel	Hacken, Ferse	irritable	reizbar
to strain	verrenken	to feel nervous	nervös sein
to slip	ausgleiten	illness	Krankheit
to fall down	hinfallen	ill, sick	krank, unwohl
to bruise	quetschen	sea-sickness	Seekrankheit
toe	Zehe	seasick	seekrank
corn	Hühnerauge	to cure	heilen
chilblain	Frostbeule	pain	Schmerz
backbone	Rückgrat	painful, painless	schmerzvoll, -los
pains in the back	Rückenschmerzen	health	Gesundheit
bladder	Harnblase	healthy	gesund
to urinate, make water	urinieren	to be, to feel	sich befinden
		to feel good, bad	sich gut, schlecht befinden
urine	Urin		
to analyse	analysieren	I'm very bad to-day	ich befinde mich heute sehr schlecht
analysis	Analyse		
do you make analyses?	machen Sie Analysen?		
		I feel very miserable to day	es geht mir heute ganz miserabel
please analyse this water (urine)	analysieren Sie bitte diesen Harn!		
		to be in excellent health	ausgezeichnet bei Gesundheit sein
penes	Penis		
clap, running	Tripper	to get better	besser gehen
testicle	Hode	he gets a little better	es geht ihm etwas besser
swollen testicles	Hodenentzündung dicker Sack		
		what is the matter with you?	was fehlt Ihnen?
crab	Filzlaus		
the monthly	Regel	to suffer from	leiden an
the whites	weißer Fluß	to nurse	pflegen
haemorrhage	Blutfluß	nurse	Krankenwärterin
vein	Ader	weakness	Mattigkeit
blood	Blut	feeble, exhausted	schwach, erschöpft
bloody	blutig	to recover	sich erholen
loss of blood	Blutverlust	danger	Gefahr
to bleed	bluten	dangerous	gefährlich
bleeding	das Bluten	to be without danger	außer Gefahr sein
to stop the bleeding	Blutung stillen	infectious	bösartig
styptic	blutstillend	to infect	anstecken
chlorosis	Bleichsucht	infected with	behaftet mit
anaemic	bleichsüchtig	infection	Ansteckung
congestion	Blutandrang	to disinfect	desinfizieren
fit	Ohnmacht	disinfecting powder	Desinfektionspulver
to faint	ohnmächtig werden		
		disinfecting fluid	Desinfektionsflüssigkeit
apoplectic fit	Schlaganfall		
apoplexy	Schlagfluß	abscess	Eiterbeule
sunstroke	Sonnenstich	to suppurate	eitern
giddy, dizzy	schwindlig	suppuration	Eiterung
I feel so giddy	ich bin so schwindlig	ulcer	Geschwür
		tumour, boil	Beule

to soften	erweichen	hay fever	Heufieber
to break	aufbrechen	rheumatism, lumbago	Rheumatismus, Reißen
to heal	abheilen	gout	Gicht
to swell	schwellen	attack of the gout	Anfall von Gicht
swelling	Geschwulst	measles	Masern
to itch	jucken	to vaccinate	impfen
fever	Fieber	vaccination	Impfung
burning fever	hitziges Fieber	small pox	Pocken
ague	kaltes Fieber	pock-mark	Pockennarbe
chill	Schüttelfrost		

3. Im geschäftlichen Verkehr viel gebrauchte Ausdrücke.

Good morning	guten Morgen	are you being served?	werden Sie bedient?
good evening	guten Abend	to excuse	entschuldigen
good afternoon	guten Tag	please excuse me	bitte um Entschuldigung
how are you, how do you do?	wie gehts?	pardon, I beg your pardon	Verzeihung
all right, thank you	danke, gut	with pleasure	mit Vergnügen
very well, quite well	sehr gut	please, if you please	bitte
not too well	nicht besonders	to take a seat	Platz nehmen
pretty well	so ziemlich	please take a seat	bitte, Platz zu nehmen
good day, good bye	adieu	sit down	setz dich
then I shall say good bye to you, Sir	dann will ich mich Ihnen empfehlen	one moment, please	einen Augenblick, bitte
my compliments to	bitte, mich zu empfehlen	to wait	warten
to ask, inquire	fragen, nachfragen	will you wait?	wollen Sie warten?
I only want to ask you, if..	ich wollte Sie nur fragen, ob..	what are you waiting for?	worauf warten Sie?
may I ask your name?	wie ist Ihr werter Name?	to call in again	wiederkommen
what is your name?	wie heißen Sie?	to send for	danach schicken, holen lassen
I should like to know	ich möchte gerne wissen	to fetch	holen
to ask for, want, wish, require	nachfragen, wünschen, haben wollen, verlangen	to be in a hurry	es eilig haben
give me, let me have	geben Sie mir	to have it just in hand	gerade dabei sein
what is it?	was gibts?	to make haste	sich beeilen
you want?	Sie wünschen?	to finish	fertig werden mit
what do you want?	was wünschen Sie?	ready	fertig
what do you like?	was ist Ihnen gefällig?	quite ready	fix und fertig
if you like, Sir	wenn es Ihnen gefällig ist	not yet ready	noch nicht fertig
		to be ready at once, in a few minutes	sogleich, in wenigen Minuten, fertig sein
what do you say?	wie meinen Sie?	to take long	lange dauern
what are you talking about?	wovon ist die Rede?	it takes a little while	es dauert ein bißchen
I had rather to serve	ich hätte lieber bedienen	it does not take very long	es dauert nicht allzu lange

Vokabularium.

thank you, thanks	danke	that's right	recht so
thank you very much	danke recht sehr	all right	schön
no, thanks	nein, danke	I see	so, so
much obliged to you, Sir	ich bin Ihnen sehr verbunden	is that so?	wirklich?
		oh no, oh yes	o nein, o ja
to be kind enough to	so gut sein und ..	indeed	in der Tat
would you be kind enough to	würden Sie so gut sein und ..	certainly	gewiß
		of course	natürlich
would you oblige me by?	würden Sie mir die Gefälligkeit erweisen, zu ..	you may be sure	Sie dürfen überzeugt sein
		on the contrary	im Gegenteil
		in some measure	teilweise
glad, to be glad	froh, froh sein	in some degree	gewissermaßen
I'm glad to hear it	freut mich zu hören	scarcely	kaum
sorry, to be sorry	traurig, traurig sein, bedauern	mostly, chiefly	meistens, größtenteils
I'm very sorry to hear it	das tut mir ungemein leid	seldom	selten
		often	oft
it is a pity	schade	always	immer
great pity for him	böse für ihn	generally	im allgemeinen
to think	meinen, denken, glauben	occasionally	gelegentlich
		especially, particularly	ganz besonders
do you think so	glauben Sie?		
I think so, yes I do	jawohl	at least	zum mindesten
what do you think?	wie denken Sie darüber?	not in the least	nicht im geringsten
		not at all	ganz und gar nicht
I do no not think so	ich glaube nicht	by no means	auf keinen Fall
I do no not believe it	ich glaube es nicht	perhaps	vielleicht
		never	niemals
I suppose	ich vermute	retail and wholesale	en detail und en gros
I'm sure	ich weiß genau		
I'm afraid	ich fürchte	to keep	vorrätig halten
never mind	tut nichts	do you keep?	haben Sie? führen Sie?
no matter	lassen Sie doch gut sein		
		not to have in stock	nicht vorrätig haben
do not mention it	das macht nichts		
that is not my business	das geht mich nichts an	to get	bekommen, besorgen
to remember	erinnern	can you get it for me?	können Sie es mir besorgen
as far as I can remember	soweit ich mich besinnen kann		
		I can get it for you	ich kann es Ihnen besorgen
to consider	bedenken		
you must consider	Sie müssen bedenken	you can get it	Sie können es bekommen
to be compelled	gezwungen sein	you may get as much as you like	Sie können soviel davon bekommen, wie Sie wollen
to depend upon	abhängen von		
that depends upon	das hängt davon ab		
to misunderstand	mißverstehen	anything else?	noch etwas anderes gefällig?
mistake	Versehen		
to mistake	irrtümlich verwechseln	nothing else?	nichts weiter gefällig?
to be right, wrong	recht, unrecht haben	let me see	lassen Sie mich sehen
you are right, Sir	Sie haben recht		

Anleitung zum Englischsprechen.

I don't think I want anything more	ich glaube nicht, daß ich noch etwas weiter gebrauche	I cannot afford it	das kann ich nicht erschwingen
customer	Käufer	to do without	sich behelfen
to buy, purchase	kaufen	to recommend	empfehlen
to sell	verkaufen	can you recommend it to me?	können Sie mir es empfehlen?
how do you sell it?	wie verkaufen Sie es?	is it really good?	es ist tatsächlich gut?
do you sell it by the weight, by the dozen?	verkaufen Sie es nach Gewicht? Dutzendweise?	nice, fine	schön, gut
		capital, excellent, splendid	ausgezeichnet, vorzüglich, brillant
for sale	verkäuflich	fair, neat	nett, niedlich
selling off	Ausverkauf	fresh, quite fresh	frisch, ganz frisch
vendor of	Verkäufer von	new	neu
vendor of patent medicines	Spezialitätenhändler	strong, pretty strong	stark, ziemlich stark
price	Preis	convenient	passend
price list	Preiskurant, Taxe	useful	nützlich
price list free on application	Preiskurant auf Wunsch gratis und franko	to be of no use	unbrauchbar sein
		that is of no use to me	das kann ich nicht gebrauchen
to look over the price list / to have a look in the price list	in der Taxe nachsehen	quality	Qualität
		to be of good quality	von guter Qualität sein
		first, second quality	erste, zweite Qualität
to mark out	Preise auszeichnen	finest quality	beste Qualität
to cost	kosten	better, superior quality	bessere Qualität
how much	wieviel?		
how much does it cost?	wieviel kostet es?	ordinary quality	gewöhnliche Qualität
how much is it?	wieviel habe ich zu bezahlen?	to prefer	vorziehen
		to try	versuchen
please, let me know how much it will be	bitte, sagen Sie mir, wieviel es machen wird	then I shall try it	dann will ichs mal versuchen
		to do	passen
cheap	billig	that will do for me very nicely	das paßt mir ausgezeichnet
dear	teuer		
awfully, very dear	fürchterlich teuer	that will do for me	d. genügt für mich
expensive, inexpensive	kostspielig, nicht kostspielig	sufficient	genügend
		to be sufficient	genügen
reasonable, low, usual, moderate price	entsprechender, niedriger, gewöhnlicher, mäßiger Preis	will that be sufficient?	genügt das?
		more than sufficient	mehr als hinreichend
		enough	genug
reduced prices	zurückgesetzte Preise	too much	zuviel
		a little more	etwas mehr
net cash price	Nettopreis	only a little	nur ein bißchen
trifling sum	Spottpreis	half the quantity will do	die Hälfte ist genug
that is a trifling sum for	das ist ein Spottpreis für		
		twice, three times as much	zweimal, dreimal soviel
to overcharge	überteuern		
to afford	sich leisten	as much again	noch einmal soviel

size (of a bottle)	(Größe (von Flaschen) usw.	change	Wechselgeld
of the same size	von derselb. Größe	to change	wechseln
small, large size	kleine, große Flasche usw.	would you oblige me by changing this note	würden Sie so liebenswürdig sein, mir diesen Schein zu wechseln?
medium, middle size	mittlere Größe		
kind	Art	I'm sorry, Sir, to trouble you with changing	ich bedaure, daß ich Ihnen die Mühe machen muß, z. wechseln
of the same kind	von derselben Art		
of a different kind	von verschiedener Art		
different	verschieden	till	Ladenkasse
difference	Verschiedenheit	to lock the till	Kasse ab- (zu-) schließen
principal difference	hauptsächlichste Verschiedenheit	safe	Geldschrank
is there any difference in it?	ist das verschieden?	cash	Barzahlung
		discount for cash	Skonto
shape	Form	to ask for cash	sich gleich das Geld geben lassen
of the same shape	von derselb. Form		
sample	Probe	to pay	bezahlen
pattern	Muster	to borrow	borgen
fancy-articles	Luxusartikel	to lend	leihen, borgen
fashionable	modern	to owe	schulden
to be in fashion, out of fashion	modern, unmodern sein	account	Konto
		on account of (o/a. o.)	auf Rechnung von
out of season	unzeitgemäß		
proprietary articles, goods	Spezialitäten	to put on account	auf Rechnung schreiben
genuine, original	echt	put it on my account	schreiben Sie's auf meine Rechnung
trademark	Schutzmarke		
to come out	in den Handel gebracht werden	to cross out	auskreiden
		have you crossed it out in your book?	haben Sie es auch in Ihrem Buch ausgestrichen?
money	Geld		
five pound note	Hundertmarkschein		
		to settle accounts	abrechnen
shilling	1 Mark	to amount to	sich belaufen auf
eighteenpence	= 1,50	to sum up	zusammenrechnen
penny (Plur. pence)	= 1/12 Mark (unserem Zehnpfennigstück entsprechend)	invoice, bill	Rechnung
		to write out an invoice	eine Rechnung schreiben
		to receive an invoice	eine Rechnung erhalten
threepence	= 0,25 Mark		
pennyworth	etwa für 10 Pfg.	to receipt a bill	eine Rechnung quittieren
three halfpence	anderthalb Pence		
cheque	Scheck	received with thanks	dankend erhalten
bank, banker	Bank, Bankier		
exchange	Börse	to pay a debt	Schuld bezahlen

4. Diverses.

Address	Adresse	can you tell me the address of?	können Sie mir die Adresse sagen von?
to address	adressieren		
care of (c/o.)	per Adresse		
to give an address	eine Adresse geben	directory	Adreßbuch

to write down an address	eine Adresse niederschreiben
would you allow me to write down an address on your desk?	würden Sie mir gestatten, an Ihrem Pult eine Adresse aufzuschreiben?
letter	Brief
paper	Briefpapier
envelope	Kuvert
stamp	Briefmarke
postcard	Postkarte
postage	Porto
post paid	franko
to post a letter	einen Brief expedieren
to deliver a letter	einen Brief abgeben
to receive a letter	einen Brief erhalten
letter box	Briefkasten
post office	Postamt
postman	Briefträger
parcel	Paket
to enclose	einpacken
enclosed	beiliegend
to forward a parcel	ein Paket befördern
direction	Paketadresse
paste upon	aufkleben
please, paste this direction for me upon the parcel	bitte, kleben Sie diese Adresse für mich auf das Paket
to make up in a parcel	ein Paket daraus machen
to wrap in paper	in Papier packen
to pack	einpacken
to unpack	auspacken
is the parcel, which came in this morning, unpacked?	ist das Paket ausgepackt, was heute morgen ankam?
parcel book	Paketbuch
consigner	Absender
to send by post	per Post schicken
what will be the best way for sending it, by post or by railway?	was wird das beste sein, es per Post oder Eisenbahn zu schicken?
to send by book-post	unter Kreuzband schicken
money (postal) order	Geldanweisung
cash on delivery	gegen Nachnahme
by return (of post)	mit wendender Post, umgehend
express mail	Eilpost
telegram	Depesche
to get a telegram	eine Depesche erhalten
to travel	reisen
traveller	Reisender
passenger	Durchreisender
journey	Reise zu Lande
voyage	Reise zu Wasser
railway	Eisenbahn
steamboat	Dampfschiff
to go by railway, by steamboat	mit der Eisenbahn, dem Dampfschiff fahren
railway station	Bahnhof
time table	Fahrplan
booking office	Billettschalter
ticket	Billett
first-, second-, third class ticket	Billett 1ter, 2ter, 3ter Klasse
return ticket	Retourbillett
tickets ready	Billette bereit halten
train	Zug
express train	Schnellzug
excursion train	Ausflugzug
luggage	Gepäck
allowed luggage	Freigepäck
luggage ticket	Gepäckschein
carriage	Fracht
carriage paid	franko
bill of lading	Frachtbrief
express goods	Eilgut
custom house	Zollhaus
duty	Zoll
do you know if there is any duty on it in America?	wissen Sie, ob irgendwelcher Zoll in Amerika darauf liegt?
have I to pay any duty for it, when I take it over to England?	habe ich irgendwelchen Zoll dafür zu bezahlen, wenn ich es mit nach England nehme?
there is a heavy duty on it	da liegt eine hohe Steuer drauf
there is no duty on it whatever	da liegt überhaupt keine Steuer drauf
hotel	Hotel
boarding house	Pension

Vokabularium.

lodging	Wohnung	rocky	felsig
private hotel	Privathotel	place on the seaside	Seebad
to stay at the Victoria hotel	im Viktoriahotel logieren	sea	See
to take lodgings	Zimmer mieten	beach	Strand
can you recommend me a good boarding house?	können Sie mir eine gute Pension empfehlen?	on the beach	am Strande
		street	Straße
		footpath	Fußweg
room	Hotelzimmer	passage	Durchgang
number of the room	Zimmernummer	thoroughfare	Durchfahrt
		building	Gebäude
what is the number of your room?	welche Zimmernummer haben Sie?	public buildings	öffentliche Gebäude
		house	Haus
		ground floor	Parterre
porter	Portier	first &c. floor	erste usw. Etage
to leave with	abgeben bei	stairs	Treppe
send it to the hotel and leave it with the porter	schicken Sie es ins Hotel u. geben es beim Portier ab	upstairs	oben
		downstairs	unten
		to be in, to stay at home	zu Hause sein
the porter will pay for it	lassen Sie es sich beim Portier bezahlen	proprietor	Besitzer
		housekeeper	Portier
guide	Fremdenführer	corner	Ecke
season	Saison	at the corner	an der Ecke
list of visitors	Kurliste	round the corner	um die Ecke
tax	Kurtaxe	take the next (second) turning	gehen Sie in die erste (zweite) Querstraße
spring	Quelle		
mineral water	Mineralwasser	on the right (left) hand side	rechts (links)
use of mineral waters	Brunnenkur		
		straight on	geradeaus, -zu
to take the water	Quelle trinken	just opposite	gerade gegenüber
dairy	Molkerei	across the street	über die Straße
garden	Kurgarten	way	Weg
gardener	Gärtner	nearest way to	der nächste Weg nach
hothouse	Warmhaus		
to open, close the garden	Kurgarten öffnen, schließen	please, can you tell me the nearest way to ..	bitte, können Sie mir den nächsten Weg sagen nach ..
lawn tennis ground	Lawn-Tennis-Platz		
stand	Verkaufsbude	far, distant	entfernt
to play	spielen	far off	weit
band	Orchester	how far?	wie weit?
military band	Militärkapelle	is it a long way from here to..?	ist es weit von hier nach ..?
what time is the band playing in the garden?	wann spielt die Musik im Kurgarten?		
		not very far	nicht sehr weit
		close by	nahe bei
picture gallery	Gemäldegalerie	policeman	Polizist
monument	Denkmal	tramway	Straßenbahn
views of	Ansichten von	Taxi	Autodroschke
forest, wood	Wald, Gehölz	motor car	Automobil
mountain	Berg	Chauffeur, driver	Automobilfahrer
hill	Hügel	carriage	Wagen
top of the hill	Bergspitze	to hire out	vermieten
rock	Felsen	fare	Fahrgeld

Capelle-Forrester, Engl. Apoth.-Praxis. 3. A.

what is the fare?	wieviel bekommen Sie?
barber	Barbier
hairdresser	Friseur
barber's shop	Barbierstube
to shave	rasieren
shaving and hair dressing	rasieren und frisieren
dressmaker	Schneiderin
shoemaker	Schuster
tailor	Schneider
book	Buch
bookseller	Buchhändler
bookseller's shop	Buchhandlung
library	Leihbibliothek
newspaper	Zeitung
is here anywhere a bookseller's shop, where I can get foreign newspapers?	gibt es hier irgendwo eine Buchhandlung, wo ich ausländische Zeitungen bekomme?
stationery	Papierhandlung
confectioner's shop	Konditorei
sweets	Konfekt
beverage, drink	Getränk
to retail liquors	Getränke verkaufen
to refresh	erfrischen
refreshment	Erfrischung
Cognac	Kognak
Whisky, Brandy	Whisky, Branntwein
Port wine	Portwein
Madeira	Madeira
Champagne	Champagner
a bottle of Cognac	e. Flasche Kognak
a glass of Madeira	ein Glas Madeira
cider	Apfelwein
lemonade	Limonade
Selzer, Soda, Potash water	Selter-, Sodawasser
Cordial	Likör
lime juice	Zitronensaft
lime juice cordial	Zitronenlikör
cordial drops	Magentropfen
Stomachic, tonic bitters	Magenbitter
to effervesce	aufbrausen
effervescing	brausend
effervescing draught	Brauselimonade
sparkling	perlend
thirst	Durst
thirsty	durstig
to drink	trinken
to drink very little	mäßig sein
to intoxicate	berauschen
I'm intoxicated with beer	ich bin von Bier betrunken
to get drunk	betrunken werden
tipsy	betrunken
I had a little too much whisky last night	ich habe gestern abend ein bißchen zuviel Whisky getrunken
orange	Apfelsine
lemon	Zitrone
to squeeze out	auspressen
fig	Feige
quince	Quitte
raspberry	Himbeere
currant	Johannisbeere
black currant	schwarze Johannisbeere
cucumber	Gurke
weather	Wetter
fine, bright, nice day	schöner, klarer, hübscher Tag
bad weather today, is it not?	schlecht Wetter heute, nicht wahr?
hot	heiß
very hot to-day	infam heiß heute
heavy	drückend
heavy air	Gewitterluft
thunderstorm	Gewitter
it looks like a thunderstorm	es sieht ganz nach einem Gewitter aus
it seems to be yet far off	es scheint noch weit entfernt zu sein
rain	Regen
heavy rain	starker Regen
to rain, to be raining	regnen
rainy day	regnerischer Tag
it looks like rain	es sieht aus, als ob es regnen wollte
we have had plenty of rain lately	wir haben in der letzten Zeit viel Regen gehabt
just enough, I think	ich meine gerade genug
snow	Schnee
snow-fall	Schneefall
snow-storm	Schneesturm
to freeze	frieren

Vokabularium.

to skate	Schlittschuhlaufen	at bedtime	beim Schlafengehen
good chance for skating	gute Gelegenheit zum Schlittschuhlaufen	to-night	heute nacht
		to awake	aufwachen
season	Jahreszeit, Badesaison	to rise, to get up	aufstehen
		on rising	beim Aufstehen
are you satisfied with the season?	sind Sie mit der Saison zufrieden?	to tire	ermüden
		tired	müde
		to grow tired, sleepy	müde, schläfrig werden
it is a very good season this year, I suppose?	es ist eine gute Saison dies Jahr, nicht wahr?	to go to bed	zu Bett gehen
		to sleep	schlafen
spring, summer	Frühling, Sommer	I cannot sleep	Ich kann nicht schlafen
autumn, winter	Herbst, Winter		
year, month	Jahr, Monat	sleeplessness	Schlaflosigkeit
six months	Halbjahr	time	Zeit
week, day	Woche, Tag	how long?	bis wann?
about six weeks	ungefähr 6 Wochen	till now	bis jetzt
a few days ago	vor wenigen Tagen	just now	eben erst
for the last three weeks	während der letzten drei Wochen	soon	bald
		as soon as possible	sobald als möglich
this day week	heute vor acht Tagen	the sooner the better	je eher, desto besser
Friday last week	vorigen Freitag	after, afterwards	nachher, später
Thursday next week	nächsten Donnerstag	what is the time?	was ist die Uhr?
		please, can you tell me what time it is?	bitte, können Sie mir sagen, wieviel Uhr es ist?
to-day	heute		
to-morrow	morgen		
to-morrow morning	morgen früh	three o'clock	drei Uhr
yesterday	gestern	twelve o'clock precisely	genau zwölf Uhr
morning	Morgen		
forenoon	Vormittag	half past six	1/2 7 Uhr
dinner time	Mittag	a quarter past ten	1/4 11 Uhr
afternoon	Nachmittag	ten minutes to seven	in 10 Min. 7 Uhr
evening	Abend		
night	Nacht	a quarter to five	3/4 5 Uhr
early in the morning	früh am Morgen	at nine o'clock	um 9 Uhr
		hour	Stunde
in the course of the day	im Laufe des Tags	half an hour	eine halbe Stunde
		quarter of an hour	eine Viertelstunde
in the afternoon	am Nachmittag	minute	Minute
in the evening	am Abend	a few minutes	wenige Minuten

5. Gespräche.

Good morning, Sir.
Good morning, Sir, what do you want?
I wish you to make me up this prescription.
Very well, will you wait for it?

I cannot wait for it, how long will it take?

Guten Morgen! Herr.
Guten Morgen, Herr, was ist Ihnen gefällig?
Ich möchte Sie bitten, mir dies Rezept anzufertigen.
Sehr wohl, wollen Sie darauf warten?

Ich kann nicht darauf warten, wie lange nimmt es Sie in Anspruch?

It will take about half an hour.	Ich habe es in ungefähr einer halben Stunde fertig.

Do you make up foreign prescriptions?	Können Sie ausländische Rezepte machen?
Certainly.	O ja!
Well, I have here an English one, can you read it?	Schön, ich habe hier ein englisches; können Sie es lesen?
Certainly, Sir.	Gewiß, Herr!
Then I wish you to make it up for me. Will it take long?	Dann möchte ich Sie bitten, es mir zu machen. Nimmt es viel Zeit?
O no, it will be ready in a few minutes.	O nein, es wird in wenigen Minuten fertig sein.
Well, then I will wait for it.	Schön, dann warte ich!
Please, take a seat for a moment.	Bitte, nehmen Sie einen Augenblick Platz!
Thank you.	Danke sehr!
If you please, Sir, your mixture is ready.	Bitte sehr, Herr, Ihre Arznei ist fertig!
Thanks, how much is it?	Danke wieviel kostet sie?
Two marks fifty pfennigs, if you please.	2,50 M., wenn ich bitten darf!
Thank you, much obliged.	Danke, sehr verbunden.
Good day.	Adieu!
Good day, Sir.	Adieu, Herr!

Will you be good enough to make me up this prescription?	Wollen Sie so gut sein, mir dies Rezept zu machen?
With pleasure, Sir, will you wait for it or will you come back?	Mit Vergnügen, Herr, wollen Sie darauf warten oder wiederkommen?
No. I will call in again, what time will it be ready?	Nein, ich komme wieder heran, wann wird es fertig sein?
In about half an hour.	Etwa in einer halben Stunde!
Very well.	Sehr wohl!

Please make me up this prescription!	Bitte, machen Sie mir dies Rezept!
Very well, Sir, will you wait for it?	Sehr wohl, wollen Sie warten?
No, I cannot, can you not send it to me?	Nein, ich kann nicht, können Sie es mir nicht zuschicken?
Certainly, where shall I send it to?	Gewiß, wo darf ich es hinschicken?
Send it to my hotel.	Senden Sie es in mein Hotel.
Very well.	Sehr wohl.
When will you send it?	Wann werden Sie es schicken?
In the course of the afternoon.	Im Laufe des Nachmittags.
All right.	Schön.

Can I get this prescription made up?	Kann ich dies Rezept gemacht bekommen?
Yes, Sir.	Jawohl.
When will it be ready?	Wann wird es fertig sein?
It will take about three-quarters of an hour.	Es dauert etwa dreiviertel Stunden.

Then I must ask you to send it to me.	Dann muß ich Sie bitten, es mir zu schicken.
With pleasure, Sir, will you be kind enough to give me your address?	Mit Vergnügen, Herr, wollen Sie so liebenswürdig sein, mit Ihre Adresse zu geben?
Mr. N. N., Hotel Metropole.	Herrn N. N., Metropole-Hotel.
What room?	Zimmer-Nr.?
No. 43. May I pay for it now?	Nr. 43. Kann ich es jetzt bezahlen?
Yes, Sir, just as you like.	Jawohl, ganz wie Sie wünschen!
How much will it be?	Wieviel macht es?
Two marks.	2 Mark.
If you please.	Bitte sehr.
Thanks, much obliged.	Danke verbindlichst.

I want you to prepare me this mixture.	Ich möchte Sie bitten, mir diese Mixtur anzufertigen.
Very well, will you wait for it?	Sehr wohl, warten Sie darauf?
Well, I cannot take it with me, does it take long?	Ja, ich kann es nicht mit mir nehmen, dauert es lange?
Oh, not too long, about twenty minutes.	O, nicht zu lange, ungefähr 20 Minuten.
Then I will send my boy for it; can you tell me now how much it will be?	Dann schicke ich meinen Jungen danach; können Sie mir gleich sagen, wieviel es macht?
One mark and fifty pfennigs.	1,50 Mark.
All right.	Schön!

I had a prescription made up by you last month, can you find out what it was?	Sie haben für mich im letzten Monat ein Rezept gemacht, können Sie herausfinden, was es gewesen ist?
Yes, I think so, can you tell me the exact time when you had it last?	Ich glaube wohl, können Sie mir den Tag genau angeben, wann Sie es zuletzt machen ließen?
Wait a minute. If I'm not mistaken, it was Friday last week.	Einen Augenblick! Wenn ich mich nicht irre, war es letzten Freitag.
Just so, it was a cough mixture, was it not?	Ganz recht, es war eine Hustenmixtur, nicht wahr?
Yes, that is quite right, can I wait for it?	Jawohl, das stimmt, kann ich warten?

If you please, Sir, take a seat.	Bitte sehr, Platz zu nehmen.
I have lost my prescription, can you remember what I have had?	Ich verlor mein Rezept, erinnern Sie sich nicht, was ich hatte?
Have you not kept the bottle, so that I may be able to find it out?	Haben Sie nicht noch die Flasche, dann dürfte ich imstande sein, es herauszufinden.
How is that?	Wieso das?
I look at the number on the label, under which the prescription is entered in the prescription book.	Ich sehe nach der Nummer der Signatur, unter welcher das Rezept in das Rezeptbuch eingetragen ist.
Oh, I see, then I had better get you the bottle.	So ist das; dann besorge ich Ihnen besser die Flasche.

Mrs. N. wants again the cough mixture.	Frau N. möchte noch einmal die Hustenmixtur.
How is Mrs. N., is she better now?	Wie befindet sich Frau N., geht es ihr schon besser?
Thank you, yes, she feels a little better to-day.	Danke sehr, ja, sie fühlt sich heute ein wenig besser.
Pleased to hear it. Will you wait for the mixture?	Freut mich zu hören. Wollen Sie auf die Arznei warten?
Yes, I must wait, it takes me too much time to call in again.	Ja, ich muß warten, es nimmt mir zu viel Zeit, nochmals vorzukommen.
All right.	Gut.

Is my mixture ready, Sir?	Ist meine Arznei fertig?
One moment, Sir, I have it just in hand.	Einen Augenblick noch, ich bin gerade dabei.
But it will not take me long till it is ready.	Aber es wird nicht mehr lange dauern, bis es fertig ist.
Oh no, Sir, I have only to put the label on the bottle.	Ei bewahre, ich habe nur noch das Etikett an die Flasche zu kleben.
Here it is.	Da ist es schon.
Thanks, how much will it be?	Danke sehr, wieviel kostet es?
Three marks.	3 Mark.
Oh, that is rather dear!	O, das ist ziemlich teuer!
Oh no, Sir, because it contains a good deal of quinine.	Nicht doch, es enthält ziemlich viel Chinin.
I see, that is what makes it dearer.	Aha, das macht es teurer!

Are the powders ready?	Sind die Pulver fertig?
Yes, Sir, are they for your child?	Jawohl, sind dieselben für Ihr Kind?
Yes, they are.	Jawohl.
What is the matter with the child?	Was fehlt dem Kinde?
It is suffering from a very bad attack of diarrhoea. Do you think the powders will stop it?	Es leidet an sehr starkem Durchfall; glauben Sie, daß die Pulver denselben stopfen?
I expect so.	Ich glaube wohl!

Please, let me have these pills.	Bitte, machen Sie mir diese Pillen.
Will you wait for them?	Wollen Sie auf dieselben warten?
Yes, I will wait.	Ja, ich warte darauf.
Take a seat, if you please.	Bitte, nehmen Sie Platz.
I have been to see Dr. N.	Ich habe Dr. N. konsultiert.
Yes, so I see from the prescription.	Jawohl, das sehe ich am Rezept.
What do you think about him?	Was halten Sie von ihm?
I beg your pardon?	Pardon?
I mean, what do you think about him, is he a clever man?	Ich meine, was halten Sie von ihm, ist er tüchtig?
Yes, so I think, he has more than fifty patients every day.	Das glaube ist, er hat täglich mehr als fünfzig Patienten.
Has he? really?	Wirklich?

Good afternoon, Sir.	Guten Tag!
Good afternoon, what do you want?	Guten Tag, Sie wünschen?
I have here a prescription from a friend of mine. I'm suffering very badly from indigestion and he has recommended me to try these powders. I suppose they wont do me any harm?	Ich habe hier ein Rezept von einem meiner Freunde. Ich leide sehr an Verdauungsbeschwerden, und er hat mir empfohlen, diese Pulver zu versuchen. Sie werden mir doch nicht schaden?
Oh no, I'm sure they will do you good.	Sicherlich nicht, sie werden Ihnen gut tun.
You think so?	Meinen Sie?
Yes.	Jawohl.
How many powders are on the prescription?	Wieviel Pulver sind verschrieben?
Ten, Sir.	Zehn.
Then better let me have at once twice as much.	Dann nehme ich besser gleich noch mal soviel.
Very well.	Sehr wohl.
What will be the best time to take them?	Um welche Zeit nimmt man sie am besten?
Take them between meals.	Nehmen Sie sie zwischen den Mahlzeiten.
Are they nasty?	Schmecken Sie schlecht?
Oh, not at all.	Absolut nicht.
Do they act on the bowels?	Wirken Sie abführend?
A little.	Etwas.
Are you waiting for anything?	Warten Sie auf etwas?
I want my drops.	Ich möchte meine Tropfen haben.
They are not quite ready yet.	Sie sind noch nicht ganz fertig.
Will they be ready soon?	Es wird doch nicht mehr lange dauern?
In a few minutes.	Einige Minuten.
How much do they cost?	Wieviel kosten sie?
One mark and seventy-five pfennigs.	1,75 Mark.
Then I must trouble you to change a twenty-mark note.	Dann muß ich sie bemühen, mir 20 Mark zu wechseln.
Oh, that does not matter.	O bitte, das tut nichts.
I have had last week this mixture from you, is it still good?	Ich hatte diese Arznei vergangene Woche von Ihnen, ist sie noch gut?
Quite good.	O ja!
Then it keeps for any time, I suppose?	Dann hält sie sich wohl für unbegrenzte Zeit?
Well, I'm not going to say that, but it keeps certainly for some weeks.	Ja, das möchte ich allerdings nicht behaupten, sie hält sich aber jedenfalls für einige Wochen.
Then better make me the next time only half of it, because I take it so very seldom.	Dann machen Sie mir nächstens besser nur die Hälfte, denn ich nehme sie nur sehr selten.
Please look at this mixture, is it still good or has it gone wrong?	Bitte, sehen Sie sich diese Arznei mal an, ist sie noch gut oder schon verdorben?

I would not take it, it does not seem to be all right.	Ich würde sie nicht einnehmen, sie scheint nicht mehr ganz gut zu sein.
Then it does not keep?	Dann hält sie sich wohl nicht?
Well, you may keep it well stoppered and in a cool place for a week or so, but certainly not longer.	Ja, gut verschlossen und an einem kühlen Orte mögen Sie sie etwa eine Woche halten, aber sicherlich nicht länger.
Then better throw it away and make it up again.	Dann gießen Sie sie besser fort und machen sie frisch.

I want you to repeat my sleeping draught.	Ich möchte Sie bitten, mir meine Schlafmixtur noch einmal zu machen.
Very well, Sir.	Sehr wohl.
Do you think there is any harm in taking it repeatedly?	Glauben Sie, daß es schädlich ist, dieselbe öfter zu nehmen?
Well, I would not say that, but I'm afraid you will become too much accustomed to it.	Das will ich gerade nicht behaupten, aber ich fürchte, Sie werden sich zu sehr daran gewöhnen.
That may be, but I cannot do without it.	Das mag sein, aber ich kann ohne dieselbe nicht auskommen.

Please repeat this prescription.	Bitte, machen Sie mir das Rezept noch einmal!
All right, will you look in again?	Schön, kommen Sie wieder vorbei?
No, it will not take long, will it?	Nein, es dauert doch nicht lange, was?
It takes a little while, you may be sure.	Es dauert eine Weile, darauf können Sie sich verlassen!
But do not keep me long, I'm in a hurry.	Aber halten Sie mich nicht zu lange auf, ich hab's sehr eilig.
I will do my best to get it ready as soon as possible. Have you brought the bottle with you?	Ich tue mein Bestes, es so schnell wie möglich fertig zu bekommen; haben Sie die Flasche mitgebracht?
Yes, here it is. How much do you allow for the empty bottle?	Ja, hier! Wieviel rechnen Sie für die leere Flasche ab?
1 d.	10 Pfennig.
That is not much.	Das ist aber nicht viel.
I think that is just enough.	Ich denke, das wäre gerade genug.
Now it is ready; will you pay for it?	Na hier, es ist fertig; bezahlen Sie es?
No, put it on Mr. N.'s account.	Nein, schreiben Sie es Herrn N. auf die Rechnung.
Very well.	Schön.
May I have the prescription back?	Kann ich das Rezept zurückbekommen?
It is inside the parcel.	Es ist mit eingepackt.
Thanks. Good day.	Danke schön! adieu!
Good day.	Adieu!

Mr. N. sends me to get this prescription made up again.	Herr N. schickt mich, dies Rezept noch mal machen zu lassen.
Certainly. Do you want both the mixture and the pills?	Gewiß! Wollen Sie beides gemacht haben, die Mixtur und die Pillen?

No. I only want the mixture, not the pills.	Nein. Ich möchte nur die Arznei, aber nicht die Pillen.
Take a seat.	Setzen Sie sich!
Do you take the empty bottles back?	Nehmen Sie die leeren Flaschen zurück?
No, we cannot, they are of no use to us.	Nein, das können wir nicht, dieselben sind ganz wertlos für uns.
Will it be ready soon?	Wird es lange dauern?
It is nearly done.	Es ist gleich fertig.
Is there anything to pay?	Ist etwas zu bezahlen?
Yes, Mr. N. has no account with us.	Ja. Herr N. hat kein Konto hier.
How much?	Wieviel?
Five marks.	5 Mark.
Please mark the price on the bottle, or if you do not mind, let me have a bill.	Bitte, schreiben Sie den Preis auf die Flasche, oder, wenn es Ihnen nicht zu umständlich ist, geben Sie mir eine Rechnung.
All right. Here it is.	Schön. Hier ist sie!
Is it receipted?	Ist sie quittiert?
Of course it is.	Natürlich ist sie es.
Thanks.	Danke!

I left here a prescription this morning, is it ready now?	Ich ließ hier heute morgen ein Rezept, ist es jetzt fertig?
Yes, Sir.	Jawohl, Herr!
How is it to be taken?	Wie ist es einzunehmen?
A tablespoonful three times a day.	Dreimal täglich einen Eßlöffel!
May I take a dose here?	Kann ich hier eine Dosis einnehmen?
Certainly, Sir, with pleasure. Do you want to take it with water or without?	Gewiß, Herr, mit Vergnügen. Wollen Sie es mit oder ohne Wasser nehmen?
Well, what is the best way to take it?	Ja, wie nimmt man es am besten?
I would recommend you to take is with a little water.	Ich würde Ihnen empfehlen, es mit etwas Wasser zu nehmen.
Then mix it with a little water for me.	Dann mischen Sie es mir mit etwas Wasser.
What is the price of it?	Wieviel kostet es?
Three marks.	3 Mark.
Is that not very dear?	Ist das nicht sehr teuer?
No, Sir, that is the usual price, you cannot get it anywhere cheaper, when it is properly made up.	O nein, das ist der übliche Preis. Sie können es nirgends billiger bekommen, wenn es ordentlich gemacht ist.
All right, here is the money.	Na schön, hier ist das Geld!

My mixture ready?	Meine Arznei fertig?
Yes, Sir.	Jawohl.
How is it to be taken?	Wie ist sie zu nehmen?
You will find the directions on the bottle.	Sie finden genaue Anweisung an der Flasche.

I want my mixture.	Ich möchte meine Arznei.
If you please, Sir.	Bitte, schön, hier.
What is the dose to be taken?	Welche Dosis ist davon zu nehmen?
An eighth part three times a day.	Den achten Teil dreimal täglich.
As much as that? Is that not a pretty strong dose?	So viel? Ist das nicht eine ziemlich starke Dosis?
No, it is not an unusually strong dose.	Nein, es ist keine ungewöhnlich starke Dosis.
Is there any water to be mixed with it or has it to be taken pure?	Ist es mit Wasser zu mischen oder so zu nehmen?
Just as you like, Sir.	Ganz wie es Ihnen beliebt.
How long will the mixture last?	Wie lange komme ich mit der Mixtur aus?
Nearly three days; there are eight doses in the bottle.	Nahe an drei Tage, in jeder Flasche sind 8 Dosen.
Does it keep?	Hält sie sich?
Certainly.	O ja!
Then I had better take two bottles at once.	Dann nehme ich besser gleich zwei Flaschen!
Shall I make you up another bottle now?	Soll ich Ihnen jetzt noch eine andere Flasche machen?
If it does not take too long.	Wenn es nicht zu lange dauert.
It will be done in a moment.	Es ist im Augenblick gemacht.
Very well.	Schön!

Please make me up this mixture again.	Bitte, machen Sie mir diese Arznei noch mal.
Very well, Sir.	Sehr wohl.
Can you send it?	Können Sie sie schicken?
Certainly, where to?	Gewiß, wohin?
Send it to my office; when will you send it?	Senden Sie es in mein Kontor. Wann werden Sie es schicken?
In about an hour, will that do?	In ungefähr einer Stunde; wird das genügen?
Yes, that will do. I only wish to get it before six o'clock, because I'm leaving the town at that time.	Jawohl, das genügt. Ich möchte es nur gern vor 6 Uhr haben, weil ich um diese Zeit aus der Stadt gehe.
You may be sure to get it before that time.	Sie können sicher darauf rechnen, es vordem zu bekommen.

Please make me up these pills.	Bitte, machen Sie mir diese Pillen.
I'm very sorry, I cannot do it; before we may dispense them the prescription must be regularly signed by a physician.	Ich bedaure, es nicht zu können; bevor wir dieselben abgeben, müssen wir ein von einem Arzte regelrecht unterschriebenes Rezept haben.
How is that?	Wie kommt denn das?
You see, these pills contain morphine and we are not allowed by the law to dispense them without knowing the physician who prescribed them.	Sie sehen, die Pillen enthalten Morphin, und es ist uns gesetzlich nicht erlaubt, dieselben abzugeben, ohne den Arzt zu kennen, welcher sie verschrieben hat.
Is that so? I did not know that before. Then I shall have to go to	Verhält sich das so? Das wußte ich bisher nicht. Dann habe ich noch

Dr. N. again and ask him to sign the prescription.	mal zu Dr. N. zu gehen und ihn zu bitten, daß er das Rezept unterschreibt.
That will be the best. I am sorry that I cannot spare you the trouble, but I cannot help it.	Das wird das beste sein. Ich bedauere, Ihnen die Umstände nicht ersparen zu können, aber ich kanns nicht ändern.

Are my drops ready?	Sind meine Tropfen fertig?
Yes, they are.	Jawohl.
What are they for?	Wogegen sind die?
As far as I can judge from the prescription, they are for a disordered stomach.	Soweit wie ich es nach dem Rezept beurteilen kann, sind sie für einen verdorbenen Magen.
Yes, that is what I am suffering from; do you think the drops will do me good?	Das ist es, woran ich leide; glauben Sie, die Tropfen werden mir gut tun?
Well, I hope so.	Ja, ich hoffe.
They do not taste unpleasant, I hope?	Sie schmecken nicht schlecht, nicht wahr?
No, they do not, they are only a little bitter.	Nein, das nicht, sie sind nur etwas bitter.
Well, what is then the best way to take them?	Wie nimmt man sie denn da am besten?
You may take them on sugar or with water, just as you like.	Sie können sie mit Wasser oder auf Zucker nehmen, ganz wie Sie wünschen.
What is the best time to take them, before or after meals?	Wann nimmt man sie am besten, vor oder nach dem Essen?
The prescription does not say anything about that, but take them between the meals.	Auf dem Rezept steht nichts davon, aber nehmen Sie sie zwischen den Mahlzeiten.
They do not interfere with the meals, I suppose?	Sie vertragen sich mit den Mahlzeiten, nicht wahr?
No, they do not.	Jawohl.
There is also no objection to having a few glasses of beer?	Ebenso kann man dabei ruhig einige Glas Bier trinken?
You had better take some whisky and water.	Sie tränken besser Whisky mit Wasser.
Really? why?	So? Warum?
Because beer acts too much on the kidneys and stomach.	Weil das Bier zu sehr auf Nieren und Magen wirkt.
Does it? Then I shall confine myself to whisky.	Wirklich? Dann werde ich mich auf Whisky beschränken.

I am bringing you that mixture back which you made up for me yesterday.	Ich bringe Ihnen die Arznei wieder, die Sie mir gestern gemacht haben.
Why? What is the matter with it?	Weshalb? Was ist damit?
I do not think it is exactly the same as I always had before. Please have a look at it.	Ich glaube, es ist nicht genau dieselbe, wie ich sie sonst immer hatte. Bitte, wollen Sie sie sich mal ansehen.

In which way do you think is it different to the other bottles you had before?	In welcher Weise, meinen Sie, weicht dieselbe von den anderen Flaschen ab, die Sie früher hatten?
It seems to me much darker.	Sie erscheint mir viel dunkler.
There may be a slight difference in the colour, because it is a decoction and the colour depends upon the time the decoction has been boiled. Perhaps it has been this time a few minutes longer on the fire.	Sie mag ein wenig in der Farbe abweichen, es ist nämlich ein Dekokt, und die Farbe hängt davon ab, wie lange das Dekokt gekocht ward. Und vielleicht ist es diesmal einige Minuten länger auf dem Feuer gewesen.
Then you think I can take it?	Dann meinen Sie, daß ich sie nehmen kann?
Certainly you can, the mixture is all right. Besides it is such a simple preparation, that it is quite impossible to make any mistake in preparing it.	Gewiß können Sie es, die Mixtur ist ganz in Ordnung. Nebenbei ist sie in ihrer Zusammensetzung so einfach, daß jeder Irrtum bei der Bereitung ausgeschlossen ist.
Thank you.	Danke sehr.

Are my things ready?	Sind meine Sachen fertig?
Yes, here they are.	Jawohl, hier.
Is that all for me?	Ist das alles für mich?
Yes, Sir, mixture, pills and powders.	Jawohl, Herr, Mixtur, Pillen und Pulver.
How shall I carry them with me?	Wie soll ich das alles fortbringen?
I will make a parcel of the lot.	Ich mache ein Paket daraus.
Yes, do that, but wrap them in strong paper, because I have a long way home.	Ja, tun Sie das, aber packen Sie sie in starkes Papier, ich habe einen weiten Weg nach Hause.
Yes, Sir, I will.	Jawohl, Herr, das soll geschehen.
Here it is. I think that they are securely packed.	Hier ist es, ich denke, das ist gut genug gepackt.
Yes, thank you, that will do. May I have my prescription back?	Ja, danke, so wirds gehen! Kann ich mein Rezept zurückerhalten?
Your prescription is inside.	Ihr Rezept ist mit eingepackt.
Thanks.	Danke sehr.

Do you keep mineral waters?	Führen Sie Mineralwässer?
Yes, Sir, we do.	Jawohl, mein Herr.
What do you charge for a dozen bottles of Kronenquell water?	Wieviel rechnen Sie für ein Dutzend Flaschen „Kronenquelle"?
Twelve marks, Sir.	12 Mark.
That's nearly the same price I pay in America for it.	Das ist ja fast gerade soviel, als ich in Amerika dafür bezahle.
That's the usual price here in Germany, Sir.	Das ist hier in Deutschland der gewöhnliche Preis.
I suppose that they are freshly bottled?	Sie sind doch frisch?
Yes, Sir, because we do not keep mineral waters long in stock.	Jawohl, denn wir lassen Mineralwässer nie lange liegen.
Well, then send me a dozen.	Schön, dann schicken Sie mir ein Dutzend.

Where to?	Wohin?
Victoria Hotel, room No. 5.	Viktoriahotel, Zimmer Nr. 5.
Do you wish to pay for it now?	Wünschen Sie gleich zu bezahlen?
No, you may ask the porter of the hotel for the money.	Nein, Sie können sich das Geld von dem Hotelportier geben lassen.
Very well, Sir.	Sehr wohl, mein Herr.

Is there any difference between Carlsbad and Homburg water?	Sind Karlsbader und Homburger Wasser sehr verschieden?
Yes, Sir, there is a difference between these two waters.	Ja, mein Herr, sie sind verschieden.
Well, what does your Elisabeth spring contain?	Was enthält denn hier (Homburg) der Elisabethbrunnen?
Perhaps you will take this little book with you, you will find a correct analysis of the water in it.	Vielleicht nehmen Sie diese kleine Broschüre mit sich; Sie werden eine genaue Analyse von dem Wasser darin finden.
Thanks.	Danke sehr.

Let me have a piece of cotton wool.	Geben Sie mir etwas Verbandwatte.
How much do you want?	Wieviel wünschen Sie?
Just a pinch; what is the smallest quantity I can get?	Nur ein bißchen; was ist die geringste Menge, welche ich bekommen kann?
Say for fifty pfennigs?	Wollen wir sagen für 50 Pf.?
Yes, that will be more than sufficient.	Jawohl, das wird mehr als genug sein.

Give me the best toothpowder you have.	Geben Sie mir von Ihrem besten Zahnpulver.
Will you take a small or large box?	Nehmen Sie eine kleine oder große Schachtel?
Well, don't you sell it by weight?	Verkaufen Sie es denn nicht nach Gewicht?
O yes, we do.	Jawohl, auch das.
How much is it an ounce?	Wieviel kostet eine Unze?
Seventy-five pfennigs.	75 Pf.
Let me have half an ounce.	Geben Sie mir eine halbe Unze.
I'm sorry, Sir, but the smallest quantity we can supply will be fifty pfennigs.	Ich bedaure, mein Herr, wir verkaufen nicht für 35 Pf.; die geringste Menge, die Sie bekommen können, kostet 50 Pf.
Never mind, give me fifty pfennigs worth.	Schön, schön! Geben Sie mir für 50 Pf.

Do you keep Valentine's meat juice?	Haben Sie Valentines Fleischextrakt?
Yes, Sir, usually we do, but the last bottle was sold this very morning.	Ja, in der Regel haben wir es vorrätig, doch die letzte Flasche ist gerade heute morgen verkauft.
What time do you expect to get it in again?	Wann erwarten Sie, es wieder zu bekommen?

I hope to-morrow morning.	Ich hoffe morgen früh.
Well, then I shall call in again.	Schön, dann werde ich wieder mit vorkommen.

I want a couple of Antibilious pills.	Ich möchte ein Paar Antibilious-Pillen.
How much are they?	Kosten?
Twenty-five pfenngis, if you please.	25 Pf., bitte.
May I have a little water to take them here?	Kann ich etwas Wasser bekommen, um sie gleich einzunehmen?
Yes, Sir, with pleasure.	Mit Vergnügen.
Thank you, Sir, much obliged to you indeed.	Danke, ich bin Ihnen außerordentlich verbunden.

I suffer very much from toothache. I have not slept for the whole of last week, can you give me anything to get rid of it?	Ich habe schreckliche Zahnschmerzen. Schon die ganze letzte Woche habe ich nicht geschlafen. Können Sie mir nicht etwas geben, um es los zu werden?
Where does it come from; have you got a hollow tooth?	Woher kommt es, haben Sie einen hohlen Zahn?
Yes, that is it.	Ja, daran liegts.
Have you used anything for it?	Haben Sie vorher schon etwas anderes versucht?
Yes, I have tried various remedies.	Ja, ich habe verschiedene Heilmittel versucht.
Then I shall give you something else, try these toothache drops.	Dann werde ich Ihnen etwas anderes geben; versuchen Sie diese Zahnwehtropfen.
How shall I apply them?	Was soll ich damit machen?
Just put a few drops in the hollow tooth on a piece of cotton-wool. Besides you will find full directions on the bottle.	Nehmen Sie einige Tropfen auf Watte davon und stecken es in den hohlen Zahn. Außerdem finden Sie eine genaue Gebrauchsanweisung an dem Fläschchen.

Do you keep Eau de Cologne?	Führen Sie Eau de Cologne?
Certainly, Sir, would you like to have the genuine or our own make?	Gewiß, mein Herr, ist Ihnen die echte oder unsere selbstgemachte gefällig?
Is there a great difference in the price between the two?	Ist der Preisunterschied zwischen beiden groß?
The one is 2, the other 1 mark a bottle.	Die eine kostet 2, die andere 1 Mark per Flasche.
Then I would rather take the genuine.	Dann nehme ich lieber die echte.
One bottle or two?	Ein oder zwei Flaschen?
One will be enough.	Eine ist genug.

Do you sell foreign patent medicines?	Verkaufen Sie ausländische Patentmedizinen?
Yes, Sir, we keep a good many of them; what is it you would like to have? I think I can supply you.	Jawohl, wir haben eine ganze Reihe derselben vorrätig. Welche wünschen Sie? Ich glaube, sie Ihnen geben zu können.

Well, let me see, have you Carter's little liver pills?	Einen Augenblick; haben Sie Carters Leberpillen?
Yes, Sir, what size would you like, 1/3 or 2/6?	Jawohl, welche Größe wollen Sie, 1,25, 2,50?
The small size will do.	Die kleine Packung genügt.
Here it is, if you please.	Hier, bitte.
Thanks.	Danke sehr.
I have seen advertised in the papers a patent-medicine with the name of „Cuticura" or some thing like that, do you know it?	Ich habe in den Zeitungen eine Patentmedizin annonciert gesehen mit Namen „Cuticura", kennen Sie die?
Yes, I have it in stock, which do you want, the lotion or the soap?	Ja, ich habe sie auch vorrätig; wünschen Sie die Einreibung oder die Seife?
I will take the soap.	Ich nehme die Seife.
Would you like a cake or a whole box, the one is one mark, the other containing three cakes is two marks fifty pfennigs.	Wollen Sie ein Stück oder eine ganze Schachtel, eins kostet 1 Mark, die Schachtel zu drei Stück 2,50 M.
Where does comes it from, is it German or French?	Wo kommt es her? Ist es deutsch oder französisch?
No, it's American.	Nein, amerikanisch.
How much will it be, did you say?	Wieviel, sagten Sie, kostet es?
One mark, if you please.	1 Mark, wenn ich bitten darf.
Can you recommend me anything to make the hair grow?	Können Sie mir etwas empfehlen, um das Wachstum der Haare zu befördern?
Try our Hair Elixir.	Versuchen Sie es mit unserem Haar-Elixir.
Does that really make the hair grow? You see, it is all coming out.	Wachsen meine Haare wirklich wieder danach? Sie sehen, sie gehen alle aus.
Yes, Sir.	Jawohl.
Do you believe in it?	Glauben Sie dran?
Yes, I do. I have seen several gentlemen who have used it and are very satisfied.	Allerdings. Ich habe mehrere Herren gesehen, welche es gebraucht haben und sehr zufrieden damit sind.
What is the price of a bottle?	Was kostet die Flasche?
Six marks.	6 Mark.
Good gracious, what a price!	Ich bitte Sie, das ist ein gehöriges Stück Geld!
Not more expensive than other hairwashes.	Nicht teurer als andere Haarwässer.
Do you make any reduction in the price if I take three bottles?	Erniedrigt sich der Preis nicht etwas, wenn ich drei Flaschen auf einmal nehme?
Well, say sixteen marks.	Schön, sagen wir 16 Mark.
Then let me have three bottles.	Dann geben Sie mir drei Flaschen.
I want a bottle of Elliman's embrocation.	Ich möchte eine Flasche der Ellimanschen Einreibung.
A small or large bottle?	Eine kleine oder große Flasche?

If you can show me a bottle, I can tell you the size I want.	Wenn Sie mir eine Flasche zeigen, kann ich Ihnen die Größe sagen, die ich haben will.
That is the one mark twenty-five pfennig size.	Diese Größe kostet 1,25.
What is the next size?	Was die nächste?
Two marks fifty.	2,50.
Then I think I will take a larger bottle.	Dann nehme ich besser eine größere Flasche.
How do you sell your dentifrice?	Wie verkaufen Sie Ihr Mundwasser?
We sell it in bottles at one mark fifty pfennigs and two marks seventy-five pfennigs.	Wir verkaufen es in Flaschen zu 1,50 und 2,75.
Let me see it. Can you recommend it?	Lassen Sie es mich sehen. Können Sie es mir empfehlen?
Yes, Sir, it is the best on the market.	Jawohl, es ist das Beste im Handel.

Do you sell Poudre de riz?	Verkaufen Sie Reispuder?
Yes, I do.	Jawohl.
I want one ounce.	Ich möchte eine Unze haben.
We do not sell it loose.	Wir verkaufen es nicht lose.
How do you sell it?	Wie verkaufen Sie es?
In boxes at one mark.	In Schachteln zu 1 Mark.
Let me see, how many ounces are in a box?	Lassen Sie sehen, wieviel Unzen sind in der Schachtel?
About two.	Ungefähr zwei.
I will take a box.	Ich nehme eine Schachtel.

Do you keep X's dinner pills?	Führen Sie Xs Verdauungspillen?
We do not keep them in stock, they are so very little asked for.	Wir haben sie nicht vorrätig, es wird so sehr wenig danach gefragt.
Can you get them for me?	Können Sie sie mir besorgen?
Yes, Sir, with pleasure; but it will take some time, because I have to write for them to London.	Ja, mit Vergnügen, aber es wird einige Zeit dauern, weil ich sie erst in London bestellen muß.
Well, how long will it take?	Schön, wie lange wird es dauern?
Say five days.	Wollen sagen fünf Tage.
Then I shall call in again. Let me see, what's to-day?	Dann werde ich wieder mit vorkommen. Lassen Sie sehen, welchen Tag haben wir heute?
Friday.	Freitag.
Well, say Wednesday next week, will they be in by then?	Schön, dann werden sie nächsten Mittwoch da sein?
I think so.	Ich denke doch.

I want a Seidlitz-powder. Can I take it here?	Ich möchte ein Seidlitz-Pulver. Kann ich es hier nehmen?
Yes, Sir.	Jawohl.
Please.	Bitte.
Thanks, much obliged.	Danke recht sehr.

I have had last night a little too much whisky, can you give me a pick-me-up?	Ich habe gestern abend ein bißchen zuviel Whisky getrunken, können Sie mir einen kleinen Katerschnaps geben?
Yes, Sir, I will.	Jawohl, gleich.
I want something nice and refreshing.	Ich möchte etwas, was gut schmeckt und erfrischt.
Just as you like.	Ganz wie Sie wünschen.
Here it is.	Hier ist es.
Do you find it good?	Fanden Sie es gut?
Yes, it seems to be.	Ja, es scheint so.
What does it cost?	Wieviel kostet es?
Fifty pfennigs, if you please.	50 Pfennig, bitte.
If it is not better this afternoon, I shall call in again.	Wenn es heute nachmittag noch nicht besser ist, werde ich noch einmal vorkommen.
That would be the best; but I'm sure you will be all right very soon.	Das würde am besten sein, aber ich glaube, Sie werden sehr bald wieder auf dem Posten sein.
I should be very pleased.	Das sollte mich sehr freuen.

My stomach is upset, will you give me a draught?	Mein Magen ist in Unordnung, wollen Sie mir etwas dagegen einzunehmen geben?
Yes, Sir.	Ja, mein Herr.
What are you going to give me?	Was sind Sie im Begriff mir zu geben?
I think a little ginger will do you good.	Ich meine, etwas Ingwer wird Ihnen gut tun.
Well, that may be so, but do not give me an aperient, I have had just enough of that.	Schön, das mag wohl sein, aber geben Sie mir nichts zum Abführen, ich habe gerade genug davon.
No, Sir. I will not.	Nein mein Herr, ich tue es auch nicht.

My stomach is not all right, can you give me something for it?	Mein Magen ist nicht so ganz recht, können Sie mir etwas dafür geben?
Yes, Sir, where do you think it comes from?	Jawohl, woher meinen Sie, daß es kommt?
Well; I do not know, I'm sure.	Ja, ich weiß sicher nicht.
Have you had something for your dinner which does not agree with you?	Haben Sie etwas zu Mittag gegessen, was Ihnen nicht bekommen ist?
I had some pork to-day, perhaps it comes from that.	Ich habe heute Schweinefleisch gegessen, vielleicht kommt es daher.
That may be; I will give you a draught to put you right.	Das mag sein, ich mische Ihnen etwas, um Sie wieder in Ordnung zu bringen.
Perhaps an aperient would be the best, I dare say.	Vielleicht, meine ich, wird ein Abführmittel am besten sein.
Well, I have put some rhubarb in it.	Schön, ich tue Ihnen etwas Rhabarber hinein.
Please do that.	Bitte, tun Sie das.

Can you give me anything against diarrhoea?	Können Sie mir irgend etwas gegen Durchfall geben?
Yes, Sir, I will mix you a draught.	Jawohl, ich mache Ihnen etwas zurecht.
Do you think it will do me good?	Glauben Sie, daß mir das gut tut?
I'm sure it will stop the diarrhoea very soon.	Ich bin überzeugt, es wird den Durchfall sehr bald stopfen.
I should be only too glad, if it did.	Ich würde zu froh sein, wenn es wirklich der Fall wäre.

I'm suffering from neuralgia, please, let me have a dose of quinine, I wish to take it now.	Ich leide an Neuralgie, bitte, geben Sie mir eine Dose Chinin, gleich gelöst, damit ich es hier nehme.
Here it is.	Hier ist es.
Is it a good strong dose?	Ist es eine gute starke Dosis?
It is the usual dose.	Es ist die gewöhnliche Dosis.
What do you call the usual dose?	Was nennen Sie die gewöhnliche Dosis?
Three grains.	3 Gran.
That will not do for me, better let me have five grains.	Das reicht für mich nicht hin, geben Sie mir lieber 5 Gran.
Yes, Sir, I will.	Schön, mein Herr.
There is something besides quinine in it, what is it?	Da ist etwas außer Chinin drin, was ist es?
A few drops of acid to dissolve the quinine more easily and a little peppermint water.	Einige Tropfen Säure, um das Chinin leichter aufzulösen, und etwas Pfefferminzwasser.

I want to have something against headache, I have had a beastly headache all this morning.	Ich wünsche etwas gegen Kopfschmerzen zu haben; ich habe schauderhafte Kopfschmerzen schon den ganzen Morgen.
What do you think is the cause, is your stomach all right?	Woher glauben Sie, daß es kommt, ist Ihr Magen in Ordnung?
Not as it ought to be.	Nicht, wie er sein sollte.
I will mix you a draught.	Ich mache Ihnen etwas zurecht.
Is that the thing for it?	Ist das, was ich nehmen soll?
Yes, Sir.	Jawohl.
It does not taste nasty, I hope?	Es schmeckt doch nicht schlecht?
No, Sir, it does not.	Nein, durchaus nicht.
Is is efficacious?	Ist es wirksam?
The best thing you can take.	Das Beste, was Sie nehmen können.
If I find any benefit from it I shall be very pleased.	Wenn es mir etwas Erleichterung schafft, werde ich mich sehr freuen.
And I'm sure, Sir, you will.	Und Sie werden es sicherlich.
I hope so too, if not I will look in again.	Ich hoffe gleichfalls, wenn nicht, sehe ich noch einmal vor.

What is the price of the sponges you keep in your window?	Was kosten die Schwämme, die Sie in Ihrem Schaufenster liegen haben?
They vary in price from two marks upwards.	Das ist verschieden, von 2 Mark aufwärts.
Well, show me a very nice and soft one.	Schön, zeigen Sie mir einen hübschen, weichen.

How do you like this one?	Wie gefällt Ihnen dieser?
That's not large enough for me, I want a large bath sponge.	Der ist nicht groß genug für mich, ich will einen großen Badeschwamm.
Then better take this one, that is a very fine sponge.	Dann nehmen Sie besser diesen, das ist ein sehr feiner Schwamm.
Yes, that would do, how much is it?	Ja, der ginge, wieviel kostet er?
Three marks fifty pfennigs.	3,50 Mark.
All right, I will take it.	Schön, ich nehme ihn.
Will you take a sponge-bag too?	Nehmen Sie auch einen Schwammbeutel?
I'm sure you will find it very useful.	Ich bin überzeugt, Sie werden ihn sehr praktisch finden.
How much will they be both together?	Wieviel kostet nun beides zusammen?
Exactly five marks.	Genau 5 Mark.
Here are five marks.	Hier sind 5 Mark.
Thanks.	Danke.

Would you be kind enough to keep my bag in your shop till I pass by to-night?	Würden Sie so gut sein, mir zu erlauben, meine Handtasche in Ihrem Laden zu lassen, bis ich heute abend wieder vorbeikomme?
With pleasure, madam.	Mit Vergnügen, meine Dame.
Thanks, I shall take some things with me when I come back.	Danke sehr, ich werde mir einiges mitnehmen, wenn ich zurückkomme.
Perhaps I can make them ready for you in the meantime?	Vielleicht kann ich es Ihnen in der Zwischenzeit fertig machen?
Please, that would be the best.	Bitte, das würde am besten sein.
What is it you would like to have?	Was wünschen Sie zu haben?
First, I want you to make me another bottle of Erasmus Wilson's hairwash.	Zunächst möchte ich Sie bitten, mir noch eine Flasche Erasmus Wilsons Haarwasser zu machen.
Very well.	Sehr wohl.
One ounce of peppermint toothpowder and a bottle of Rimmel's toilet vinegar.	Eine Unze Pfefferminz-Zahnpulver und eine Flasche Rimmels Toilettenessig.
Thanks, I will get them ready.	Danke sehr, ich mache es fertig.

I want a laxative.	Ich möchte etwas zum Abführen.
Very well, Sir, which do you prefer, pills, drops...?	Schön, was nehmen Sie am liebsten, Pillen Tropfen...?
I do not mind, only it must act quickly.	Ganz egal; nur muß es schnell wirken.
Then I shall give you a good dose of rhubarb wine.	Dann werde ich Ihnen eine gute Dosis Rhabarberwein geben.
That will do.	Tun Sie das, bitte.

Can you give me something to ease this bad cough?	Können Sie mir nicht etwas zum Lösen dieses Hustens geben?
Yes, Sir, please take a seat for a moment, I will make you up something.	Jawohl, nehmen Sie einen Augenblick Platz; ich mache Ihnen etwas zurecht.
What are you going to give me?	Was wollen Sie mir geben?

I think a cough mixture will do you good.	Ich denke, eine Hustenmixtur wird Ihnen gut tun.
It is ready, Sir.	Es ist fertig, mein Herr.
Thank you, how shall I take it?	Danke, wie soll ich es gebrauchen?
Take a teaspoonful three times daily.	Einen Kaffeelöffel voll dreimal täglich.
How much does it cost?	Kostet?
One mark.	1 Mark.
My throat seems inflamed, what is the best thing to take for it?	Ich leide an einer Halsentzündung; was nimmt man am besten dagegen?
I would recommend a gargle, to be used every hour.	Hier haben Sie ein Gurgelwasser; gebrauchen Sie es stündlich.
But I cannot stay in, you see.	Aber ich kann nicht gut zu Hause bleiben.
Well, then I would advise these lozenges also, take instead of the gargle one or two of them every hour.	Schön, dann würde ich Ihnen diese Pastillen empfehlen; nehmen Sie anstatt des Gurgelwassers stündlich ein oder zwei davon.
Should they be swallowed or sucked?	Habe ich sie hinunterzuschlucken oder zergehen lassen?
No, let them dissolve slowly in your mouth. But as soon as you get home, use the gargle.	Nein, lassen Sie sie langsam im Munde zergehen. Aber sobald Sie nach Hause kommen, brauchen Sie das Gurgelwasser.
Thank you; how much have I to pay?	Danke, wieviel bin ich schuldig?
Two marks, if you please.	2 Mark, wenn ich bitten darf.
Well, Sir, what is the matter with you? Have you sprained your foot?	Nanu, was ist denn mit Ihnen los? Haben Sie sich den Fuß verstaucht?
No, only these damned corns! If only I could get rid of them!	Nein, aber diese infamen Hühneraugen! Ich weiß nicht, was ich darum geben würde, wenn ich sie nur los werden könnte!
Well, let us see, perhaps I can do it.	Na, wollen sehen, vielleicht kann ich Ihnen helfen.
But I do not care for plasters or a corn file.	Aber ich will kein Pflaster oder eine Hühneraugenfeile.
This Corn Solvent is very effective, it will remove them in a few days.	Dieser Hühneraugenlöser ist besonders wirksam, danach gehen sie allesamt in wenigen Tagen fort.
Well, we will see; how much is it?	Na, wir wollen mal sehen; wieviel kostet es?
Only one mark.	Nur 1 Mark.
I will pay that mark willingly, if it is really good.	Ich bezahle die Mark gern, wenn es wirklich gut ist.
You may be sure of that.	Da können Sie sicher sein.
But how is it to be used?	Aber wie ist es zu gebrauchen?
Apply it to the corn by means of the small brush fixed to the cork;	Applizieren Sie sie einfach mit dem Pinsel, der in dem Kork ist, abends

it is best painted on the corns at bedtime and then allowed to dry.	auf die Hühneraugen und lassen sie darauf trocknen.
What will be the effect?	In welcher Weise wird es wirken?
They will become soft, so that you can remove them very easily.	Sie werden weich werden, so daß Sie sie sehr leicht abnehmen können.

What is the best thing to use for chilblains?	Was nimmt man am besten gegen Frost?
Take this lotion.	Gebrauchen Sie diese Einreibung.
What is it, is it a patent medicine?	Was ist es, ist es eine Patentmedizin?
No, Sir, we make it up ourselves.	Nein, wir machen sie selbst.
Do you think that it will really do me good?	Glauben Sie, daß sie mir tatsächlich gut tun wird?
Certainly, Sir, we have sold it for the last thirty years and everybody who has used it was very satisfied.	Ohne Frage, wir verkaufen sie seit dreißig Jahren, und jeder, der sie gebraucht hat, war sehr damit zufrieden.
Well, I hope that I may be able to say the same.	Dann will ich hoffen, daß es mir ebenso ergeht.
Yes, Sir, so do I, chilblains are very troublesome.	Ja, das hoffe ich auch, Frost ist sehr unangenehm.
That they are; how shall I use it?	Das stimmt; wie soll ich sie gebrauchen?
Rub it on the painful spots and let it dry on them.	Reiben Sie sie auf die schmerzenden Stellen und lassen Sie sie darauf trocknen.
Several times a day?	Mehrmals täglich?
Before going to bed will be the best time.	Vor dem Zubettgehen wird die beste Zeit sein.
Thanks, if it is really good, I shall recommend it to my friends.	Danke, wenn sie tatsächlich gut ist, werde ich sie meinen Freunden empfehlen.
I shall be very much obliged to you, Sir, if you will be kind enough to do so.	Ich bin Ihnen sehr verbunden, bitte, seien Sie so gut, es zu tun.

Do you keep Coty's Compact Powder?	Haben Sie Cotys Compact Powder?
Can you recommend a really good face powder?	Können Sie mir ein wirklich gutes Gesichtspuder empfehlen?
Can you suggest a good face cream, my skin is so dry.	Können Sie mir eine gute Gesichtscrem empfehlen, meine Haut ist so trocken.
I can recommend this cream, it is specially suited for dry skin and is an excellent preparation.	Ich kann dieses Crem empfehlen, es ist für trockne Haut besonders geeignet und ist ein ausgezeichnetes Präparat.

I want a packet of blades.	Ich möchte ein Paket Rasierklingen.
I want a cheap safety razor.	Ich möchte einen billigen Sicherheitsrasierapparat.

We do not keep them, you will have to get them at a hairdresser's.	Wir führen diese nicht, Sie müssen sich an einen Barbier wenden.
Will you develop these three spools for me? When can I have them?	Wollen Sie diese drei Spulen für mich entwickeln, wann kann ich sie abholen?
I am sorry, but we do not undertake to do any photographic work. You will have to take your films to a photographic dealer.	Ich bedauere, aber wir besorgen nicht photographische Arbeiten. Sie müssen Ihre Rollfilme einer photographischen Handlung übergeben.
Really, I am surprised, I thought that all chemists did this work.	Wirklich! Ich bin erstaunt, da ich glaubte, daß diese Arbeit von allen Apothekern besorgt wird.
Do you stock Selo films?	Führen Sie Selo-Rollfime?
No, we do not sell any films, you will be able to get them at ..	Nein, wir verkaufen keine Rollfilme, Sie werden diese aber bei ... bekommen.
I have lost the case for my camera and I want another one.	Ich habe die Tasche zu meiner Kamera verloren und möchte eine haben.

Sachverzeichnis.

Abkürzungen auf Rezepten 86, 109.
Absolute Alcohol 19.
Acacia Bark 31.
— — Decoction of 36.
Acaciae Cortex 31.
— Gummi 18.
Acetanilide 18.
Acetanilidum 18.
Acetic Acid 32.
— — Diluted 32.
— Ether 19.
Acetone 18.
Acetonum 18.
Acetum Cantharidini 31.
— Scillae 31.
— Urgineae 32.
Acetylsalicylic Acid 18.
Acid Infusion of Cinchona 47.
— — of Roses 47.
— Potassium Tartrate 28.
— Quinine Hydrochloride 61.
— Sodium Phosphate 62.
— Solution of Mercuric Nitrate 53.
— Tooth Powder 142.
Acidum Aceticum 32.
— — Dilutum 32.
— — Glaciale 18.
— acetylsalicylicum 18.
— Arseniosum 18.
— Benzoicum 19.
— Boricum 19.
— Carbolicum 19.
— — Liquefactum 32.
— Chromicum 19.
— Citricum 19.
— Hydrobromicum Dilutum 32.
— Hydrochloricum 32.
— — Dilutum 32.
— Hydrocyanicum Dilutum 32.
— Hydriodicum Dilutum 32.
— Lacticum 19.
— Nitricum 32.
— — Dilutum 32.
— Nitro-Hydrochloricum Dilutum 32.
— Oleicum 32.

Acidum Phosphoricum Concentratum 32.
— — Dilutum 32.
— Picricum 32.
— Salicylicum 19.
— Sulphuricum 19.
— — Aromaticum 32.
— — Dilutum 32.
— Sulphurosum 32.
— Tannicum 19.
— Tartaricum 19.
Aconite, Liniment of 49.
— Root 33.
— Tincture of 68.
Aconiti Radix 33.
Aconitina 33.
Aconitine 33.
— Ointment 78.
Adeps Benzoatus 33.
— Lanae 19.
— — Hydrosus 33.
— Praeparatus 19.
Adhesive Plaster 38.
Adrenalin 19.
— Hydrochloric Solution of 51.
Adrenalinum 19.
Aether 19.
— Aceticus 19.
— chloratus 22.
— Purificatus 19.
Agropyrum 33.
Ajowan Oil 57.
Alcohol 29.
— Absolute 19.
— Absolutum 19.
Alkaline Tooth Powder 142.
Almond, Bitter 33.
— Mixture 55.
— Oil 25.
— Sweet 20.
Almonds, Compound Powder of 60.
Aloe 33.
Aloes 33.
— Compound Decoction of 37.
— Extract of 38.
— Pill 58.

Sachverzeichnis.

Aloes and Asafetida, Pill of 58.
— and Iron, Pill of 58.
— and Myrrh, Pill of 58.
Aloin 33.
Aloinum 33.
Alstonia 33.
— Infusion of 46.
— Tincture of 68.
Alum, Dried 14.
— Exsiccated 19.
— Glycerin of 45.
— Purified 19.
Alumen Exsiccatum 19.
— Purificatum 19.
Amber, Oil of 16.
Ammonia, Aromatic Spirit of 63.
— Fetid Spirit of 63.
— Liniment of 50.
— Solution of 24.
— Strong Solution of 51.
Ammoniacum 19.
— Mixture 55.
Ammoniakflüssigkeit, starke 51.
Ammoniated Mercury 24.
— — Ointment 79.
— Liniment of Camphor 50.
— Tincture of Opium 73.
— — of Ergot 71.
— — of Guaiacum 71.
— — of Quinine 74.
— — of Indian Valerian 75.
— — of Valerian 75.
Ammonii Benzoas 33.
— Bromidum 19.
— Carbonas 20.
— Chloridum 20.
Ammonium Acetate, Solution of 51.
— Benzoate 33.
— Bromide 19.
— Carbonate 20.
— Chloride 20.
— Citrate, Solution of 51.
Amygdala Amara 33.
— Dulcis 20.
Amyl Nitris 20.
— Nitrite 20.
Amylum 20.
Anethi Fructus 33.
Anhydrous Lanolin 19.
— Sodium Arsenate 62.
Anise Fruit 20.
— Oil of 25.
— Spirit of 63.
— Water 33.

Anisi Fructus 20.
Aniswasser 33.
Anleitung zum Englischsprechen 147.
Antacid Tooth Powder 143.
Anthemidis Flores 33.
Antibilious Pills 132.
Anti-Catarrh Salts 132.
Antimonial Powder 60.
— Wine 82.
Antimonii Oxidum 33.
Antimonious Oxide 33.
Antimonium Sulphuratum 20.
— Tartaratum 20.
Antimontrioxyd 33.
Aperient Pills 133.
— and Liver Pills, Family 136.
Apomorphinae Hydrochloridum 20.
Apomorphine Hydrochloride 20.
— Hypodermic Injection of 48.
Apothecaries Gewichte und Maße 1, 2.
Aqua Anethi 33.
— Anisi 33.
— Aurantii Floris 33.
— calcariae 24.
— Camphorae 33.
— Carui 33.
— Chloroformi 33.
— Cinnamomi 33.
— Destillata 20.
— Foeniculi 33.
— Laurocerasi 33.
— Menthae Piperitae 34.
— — Viridis 34.
— Rosae 34.
Arachis Oil 26.
Araroba 34.
Argenti Nitras 20.
— — Induratus 34.
— — Mitigatus 20.
Armoraciae Radix 34.
Arnica Flowers 20.
— — Tincture of 30, 68.
Arnicae Flores 20.
Aromatic Powder of Chalk 60.
— — of Chalk with Opium 60.
— Spirit of Ammonia 63.
— Sulphuric Acid 32.
— Syrup 65.
— — of Cáscara 66.
Arsenic 18.
— Hydrochloric Solution of 51.
Arsenical Solution 51.
Arsenii Iodidum 34.

Sachverzeichnis. 185

Arsenious Acid 18.
— and Mercuric Iodides, Solution of 51.
— Anhydride 18.
— Iodide 34.
Arsentrijodid 34.
Arzneibücher, nicht übereinstimmende Präparate 31—82.
— übereinstimmende Präparate 18 bis 31.
Arzneien und Arzneiformen 94.
Arzneimittel der British Pharmacopoeia, die im D.A.B. nicht enthalten sind 31—82.
— der British Pharmacopoeia und des D.A.B., übereinstimmende 18—31.
Arzneimittelpreise 102.
Arzneitaxe 102.
Asafetida 20.
— Tincture of 68.
Atropina 34.
Atropinae Sulphas 20.
Atropine 34.
— Discs of 49.
— Ointment 78.
— Sulphate 20.
— — Solution of 51.
Aurantii Cortex Indicus 34.
— — Recens 34.
— — Siccatus 20.
Ausdrücke, englische 115—128.
— geschäftliche 156.
— technische 149.
Avoirdupois Gewichte und Maße 1, 2.

Bael Fruit 34.
— Liquid Extract of 38.
Balasa-Kino 34.
Balsam of Peru 20.
— of Tolu 20.
— — Syrup of 68.
— — Tincture of 75.
Balsamum Copaivae 22.
— Peruvianum 20.
— Tolutanum 20.
Barbitone 20.
Barbitonum 20.
Barley 13.
Bath Salts 133.
— — Effervescing 135.
Bay Rum 133.
Bearberry, Infusion of 48.

Bearberry Leaves 31.
Beeswax, White 21.
— Yellow 22.
Belae Fructus 34.
Belladonna, Dry Extract of 39.
Belladonna Leaves 20.
— Liniment of 50.
— Liquid Extract of 39.
— Ointment 78.
— Root 34.
— Suppositories 65.
— Tincture of 69.
Belladonnae Folia 20.
— Radix 34.
Bengal Kino 34.
Benzaminae Lactas 34.
Benzamine Lactate 34.
Benzene 34.
Benzenum 34.
Benzoated Lard 33.
— Suet 62.
Benzoe 21.
Benzoeschmalz 33.
Benzoic Acid 19.
— — Lozenge 76.
Benzoin 21.
— Compound Tincture of 69.
Benzoinum 21.
Benzol 34.
Berberis 34.
— Tincture of 69.
Beta-Naphthol 25.
Betel 34.
Biborate of Sodium 21.
Bichloride of Mercury 23, 24.
Biniodide of Mercury 23.
Bismuth and Ammonium Citrate, Solution of 52.
— Lozenge, Compound 77.
— Oxycarbonate 21.
— Oxynitrate 21.
— Salicylate 21.
Bismuthi Carbonas 21.
— Salicylas 21.
— Subnitras 21.
Bitter Almond 33.
Black Catechu 21.
— Draught 56.
— Haw 82.
— — Liquid Extract of 43.
— Mercurial Lotion 55.
— Sassafras 57.
— Wash 55.
Blasenziehendes Kollodium 36.

Blauholzabkochung 37.
Bleijodid 59.
Bleipflaster 38.
Blistering Collodion 36.
— Liquid 52.
Blue Pill 58.
Bolus alba 24.
Bone Ash 13.
— Black 13.
Boracic Acid 19.
Borax, Glycerin of 45.
— Honey 55.
— Purificatus 21.
— Purified 21.
Boric Acid 19.
— — Glycerin of 45.
— — Ointment 78.
Brilliantine, Liquid 139.
— Solid 141.
British Pharmacopoeia und Deutsches Arzneibuch 18—87.
Bromwasserstoffsäure 32.
Bronchial Cold and Cough Mixture 133.
Broom, Infusion of 48.
— Juice of 64.
— Tops 62.
B. P. = British Pharmacopoeia 1, 18.
Buchu Folia 34.
— Infusion of 47.
— Leaves 34.
— Tincture of 69.
Bulbus Scillae 29.
Butea Gum 34.
— Seeds 34.
— — Powder of 60.
Buteae Gummi 34.
— Semina 34.
Butyl-Chloral Hydras 35.
— Hydrate 35.

Cacao Butter 27.
Cade, Oil of 57.
Caffeina 21.
Caffeinae Citras 35.
— — Effervescens 35.
Caffeine 21.
— Citrate 35.
— — Effervescent 35.
Cajuput, Oil of 57.
— Spirit of 64.
Calamine Lotion 133.
Calcii Carbonas Praecipitatus 21.

Calcii Chloridum 35.
— Hydras 35.
— Hypophosphis 21.
— Lactas 21.
— Phosphas 21.
Calcined Magnesia, Light 25.
Calcium Carbonate, Precipitated 21.
— chloratum anhydricum 35.
— Chloride 35.
— Hydroxide 35.
— Hypophosphite 21.
— Lactate 21.
— Lactophosphate, Syrup of 65.
— Phosphate 21.
Calomel 24.
— Ointment 80.
— Pill, Compound 58.
Calumba, Infusion of 47.
— Root 21.
— Tincture of 69.
Calumbae Radix 21.
Calx 21.
— Chlorinata 21.
— Sulphurata 35.
Camphor 21.
Camphora 21.
Camphor, Ammoniated Liniment of 50.
— Compound Liniment of 50.
— Compound Tincture of 69.
— Ice 134.
— Spirit of 64.
— Water 33.
Camphorated Oil 24.
Canada Turpentine 68.
Cannabis Indica 35.
Cantharidin 35.
— Ointment 78.
— Plaster 37.
— Tincture of 69.
— Vinegar of 31.
Cantharidinessig 31.
Cantharidinum 35.
Capsici Fructus 35.
Capsicum 35.
— Ointment 78.
— Tincture of 69.
Caraway Fruit 21.
— Oil of 26.
— Water 33.
Carbazotic Acid 32.
Carbo Ligni 21.
Carbolic Acid, siehe auch Phenol.
— Acid 19.

Carbolic Acid, Liquefied 32.
— Tooth Powder 143.
Carbon Bisulphide 35.
— Disulphide 35.
— Disulphidum 35.
Carboys 145.
Cardamom Seeds 21.
Cardamomi Semina 21.
Cardamoms, Compound Tincture of 70.
Carui Fructus 21.
Caryophyllum 21.
Cascara, Aromatic Syrup of 66.
— Sagrada 35.
— — Dry Extract of 39.
— — Liquid Extract of 39.
Cascarilla 35.
— Infusion of 47.
— Tincture of 70.
Cassia Pods 35.
— Pulp 35.
Cassiae Fructus 35.
— Pulpa 35.
Castor Oil 26.
— — Mixture 56.
Catarrh Inhalant 134.
Catechu 35.
— Compound Powder of 60.
— Lozenge 77.
— Nigrum 21.
— Tincture of 70.
Caustic, Mitigated 20.
— Potash 27.
— Toughened 34.
Cera Alba 21.
— Flava 22.
Cetaceum 22.
Chalk, Aromatic Powder of 60.
Chalk Mixture 56.
— Precipitated 21.
— Prepared 36.
— with Opium, Aromatic Powder of 60.
Chamomile Flowers 33.
— Oil of 57.
Charcoal, Wood 21.
Chaulmoogra Oil 57.
— Ointment 78.
Chemist 92.
— and Druggist 92.
Cherry-Laurel Leaves 49.
— Water 33.
Chilblain Lotion 134.
— Paint 134.

Children's Cough Linctus 134.
— — Mixture 134.
China, siehe Cinchona.
Chininpräparate 112.
Chininum, siehe Quinina.
— dihydrochloricum 61.
— hydrochloricum 28.
— sulfuricum 28.
Chirata 35.
Chiretta 35.
— Infusion of 47.
— Tincture of 70.
Chloralamide 35.
Chloral Formamide 35.
— Formamidum 35.
— Hydras 22.
— Hydrate 22.
— Syrup of 66.
Chloric Ether 64.
— — Spirit of 64.
Chlorinated Lime 21.
— Lime, Solution of 52.
— Soda, Solution of 54.
Chloroform 22.
— and Morphine, Compound Tincture of 70.
— Liniment of 50.
— Water 33.
Chloroformum 22.
Chloroformwasser 33.
Chromic Acid 19.
— — Solution of 51.
— Anhydride 19.
Chrysarobin 22.
— Crude 34.
— Ointment 79.
Chrysarobinum 22.
Cinchona = China.
— Acid Infusion of 47.
— Bark, Red 22.
— Compound Tincture of 70.
— Liquid Extract of 39.
— Tincture of 30, 70.
Cinchonae Rubrae Cortex 22.
Cinnamomi Cortex 22.
Cinnamon Bark 22.
— Compound Powder of 60.
— Oil of 26.
— Spirit of 64.
— Tincture of 30, 70.
— Water 33.
Citric Acid 19.
Cloves 21.
— Infusion of 47.

Cloves, Oil of 26.
Coal Tar, Prepared 27.
— — Solution of 54.
Cocaina 35.
Cocainae Hydrochloridum 22.
Cocaine 35.
— Discs of 49.
— Hydrochloride 22.
— Hypodermic Injection of 48.
— Ointment 79.
Coccionella 35.
Cochineal 35.
— Tincture of 71.
Coccus 35.
Codeina 35.
Codeinae Phosphas 22.
Codeine 35.
— Phosphate 22.
— — Syrup of 66.
Cod-liver Oil 26.
Coffeinum, siehe Caffeina.
Coffeinum 21.
— citricum 35.
Colchici Cormus 35.
— Semina 22.
Colchicum Corm 35.
— Extract of 40.
— Seeds 22.
— Tincture of 30, 71.
— Wine 82.
Cold and Influenza Mixture 134.
Collodion 35.
— Blistering 36.
— Flexible 35.
Collodium 35.
— elasticum 35.
— Flexile 35.
— Vesicans 36.
Colocynth, Compound Extract of 40.
— — Pill of 58.
— and Hyoscyamus, Pill of 58.
— Pulp 22.
Colocynthidis Pulpa 22.
Colophonium 28.
Compound Bismuth Lozenge 77.
— Calomel Pill 58.
— Extract of Colocynth 40.
— Decoction of Aloes 37.
— Infusion of Gentian 47.
— — of Orange Peel 47.
— Lead Suppositories 65.
— Liniment of Camphor 50.
— Mercury Ointment 79.

Compound Mixture of Iron 56.
— — of Senna 56.
— Pill of Colocynth 58.
— — of Mercurous Chloride 58.
— — of Soap 59.
— Powder of Almonds 60.
— — of Catechu 60.
— — of Cinnamon 60.
— — of Ipecacuanha 60.
— — of Jalap 60.
— — of Kaladana 61.
— — of Liquorice 28.
— — of Opium 61.
— — of Rhubarb 61.
— — of Scammony 61.
— — of Tragacanth 61.
— Rhubarb Pill 59.
— Solution of Cresol 52.
— Spirit of Horseradish 63.
— Squill Pill 59.
— Tincture of Benzoin 69.
— — of Camphor 69.
— — of Cardamoms 70.
— — of Chloroform and Morphine 70.
— — of Cinchona 70.
— — of Gentian 71.
— — of Jalap 72.
— — of Lavender 72.
— — of Rhubarb 74.
— — of Senna 75.
— Urginea Pill 59.
— Wool Fat Ointment 80.
Concentrated Phosphoric Acid 32.
Confectio Piperis 36.
— Rosae Gallicae 36.
— Sennae 36.
— Sulphuris 36.
Confection of Pepper 36.
— of Roses 36.
— of Senna 36.
— of Sulphur 36.
Copaiba 22.
— Oil of 57.
Copper Sulphate 22.
Coriander Fruit 36.
— Oil of 57.
Coriandri Fructus 36.
Corn Paint 135.
Corn Solvent 135.
Corrosive Sublimate 23.
Cortex Chinae 22.
— Evonymi 38.
— Rhamni Purshianae 35.

Cotton 23.
— Root Bark 46.
— — — Decoction of 37.
— — — Liquid Extract of 41.
— Wool 23.
Couch Grass 33.
— — Decoction of 36.
— — Liquid Extract of 38.
Cough Mixture 135.
Cream of Tartar, Purified 28.
Creosote 22.
— Ointment 79.
Creosotum 22.
Cresol 22.
— Compound Solution of 52.
Cresol with Soap, Solution of 52.
Creta Praeparata 36.
Croton Oil 26.
— — Liniment of 50.
Crude Chrysarobin 34.
Crumb of bread 14.
Crushed Linseed 49.
Cubebae Fructus 36.
Cubebs 36.
— Oil of 57.
— Tincture of 71.
Cucurbitae Semina Praeparata 36.
Cupri Sulphas 22.
Curd Soap 61.
Cusso 22.
Cutch 14.

Dandelion 14.
Datura Leaves 36.
— Seeds 36.
— — Tincture of 71.
Daturae Folia 36.
— Semina 36.
Decoction of Acacia Bark 36.
— of Cotton Root Bark 37.
— of Couch Grass 36.
— of Ispaghula 37.
— of Logwood 37.
— of Sappan 37.
— of Triticum 36.
Decoctum Acaciae Corticis 36.
— Aloes Compositum 37.
— Agropyri 36.
— Gossypii Radicis Corticis 37.
— Haematoxyli 37.
— Ispaghulae 37.
— Sappan 37.
Diacetyl-morphine Hydrochloride 22.

Diamorphinae Hydrochloridum 22.
Diamorphine Hydrochloride 22.
Diarrhoea Mixture 135.
Diethyl-barbituric Acid 20.
Digitalis Folia 22.
— Infusion of 47.
— Leaves 22.
— Tincture of 30, 71.
Dill Fruit 33.
Dillöl 57.
Dill, Oil of 57.
Dillwasser 33.
Dill Water 33.
Dilute Prussic Acid 32.
Diluted Acetic Acid 32.
— Hydrobromic Acid 32.
— Hydrochloric Acid 32.
— Hydrocyanic Acid 32.
— Hydriodic Acid 32.
— Mercuric Nitrate Ointment 80.
— Nitric Acid 32.
— Nitro-Hydrochloric Acid 32.
— Ointment of Nitrate of Mercury 80.
— Phosphoric Acid 32.
— Solution of Lead Subacetate 54.
— Sulphuric Acid 32.
Dinner Pills 135.
Discs 49.
— of Atropine 49.
— of Cocaine 49.
— of Eserine 49.
— of Homatropine 49.
— of Physostigmine 49.
Di-Sodium Hydrogen Phosphate 29.
Distilled Water 20.
Donovan's Solution 51.
Dover's Powder 60.
Drachm 2.
Draught 144.
Dried Bitter-Orange Peel 20.
Dry Extract of Belladonna 39.
— — of Cascara Sagrada 39.
— — of Nux Vomica 42.
— — of Opium 23.
— Thyroid 30.
Dutch Drops 14.

Earth-nut Oil 26.
Eau de Cologne, Solid 141.
Effervescent Caffeine Citrate 35.
— Epsom Salts 55.
— Lithium Citrate 55.
— Magnesium Sulphate 55.

Effervescent Sodium Citro-Tartrate 62.
— — Phosphate 62.
— — Sulphate 63.
— Tartarated Soda Powder 61.
Effervescing Bath Salts 135.
Embelia 37.
Embrocation 112, 136.
Emollient Ointment 80.
Emplastrum Calefaciens 37.
— Cantharidini 37.
— Hydrargyri 37.
— Menthol 38.
— Plumbi 38.
— Resinae 38.
— Saponis 38.
Englisch-lateinische Nomenklatur 8.
Englische Aufmachungen 110.
— Nomenklatur 8.
— Originalrezepte 103—108.
— Rezepte 87.
— — Beispiele 98—108.
— Rezeptur 1.
Englischer Handverkauf 110.
Englischsprechen, Anleitung zum 147.
Epsom Salts 25.
— — Effervescent 55.
Ergot = Secale cornutum.
Ergot 22.
— Ammoniated Tincture of 71.
— Extract of 40.
— Hypodermic Injection of 48.
— Infusion of 47.
— Liquid Extract of 40.
Ergota = Secale cornutum.
Ergota 22.
Eserine, Discs of 49.
— Sulphate 27.
Essigsäure 18, 32.
Ether 19.
— Purified 19.
— Spirit of 63.
Ethereal Tincture of Lobelia 73.
Ethyl Chloride 22.
— Chloridum 22.
— Nitrite, Solution of 52.
Eucain lacticum 34.
Eucalyptus Gum 49.
— — Lozenge 77.
— Kino 49.
— — Lozenge 77.
— Oil of 26.
— Ointment 79.

Euonymi Cortex 38.
Euonymus Bark 38.
— Extract of 40.
Exsiccated Alum 19.
— Ferrous Sulphate 23.
— Sodium Carbonate 62.
Extract of Aloes 38.
Extract of Colchicum 40.
— of Ergot 40.
— of Euonymus 40.
— of Gentian 40.
— of Hyoscyamus 41.
— of Indian Hemp 39.
— of Krameria 42.
— of Liquorice 40.
— of Rhatany 42.
— of Rhubarb 43.
— of Strophanthus 43.
— of Taraxacum 43.
Extractum Agropyri Liquidum 38.
— Aloes 38.
— Belae Liquidum 38.
— Belladonnae 39.
— — Liquidum 39.
— — Siccum 39.
— Cannabis Indicae 39.
— Cascarae Sagradae Liquidum 39.
— — Siccum 39.
— Cinchonae Liquidum 39.
— Colchici 40.
— Colocynthidis Compositum 40.
— Ergotae 40.
— Ergotae Liquidum 40.
— Euonymi 40.
— Filicis Liquidum 22.
— Gentianae 40.
— Glycyrrhizae 40.
— — Liquidum 41.
— Gossypii Radicis Corticis Liquidum 41.
— Grindeliae Liquidum 41.
— Hamamelidis Liquidum 41.
— Hydrastis Liquidum 41.
— Hyoscyami 41.
— Ipecacuanhae Liquidum 41.
— Kavae Liquidum 42.
— Krameriae 42.
— Nucis Vomicae 42.
— Nucis Vomicae Liquidum 42.
— — — Siccum 42.
— Opii Liquidum 42.
— Opii Siccum 23.
— Picrorhizae Liquidum 43.
— Rhei 43.

Sachverzeichnis.

Extractum Strophanthi 43.
— Taraxaci 43.
— Viburni Liquidum 43.

Family Aperient and Liver Pills 136.
Fel Bovinum Purificatum 43.
Fenchelwasser 33.
Fennel Fruit 23.
— Water 33.
Fetid Spirit of Ammonia 63.
Ferri Carbonas Saccharatus 43.
— et Ammonii Citras 44.
— et Potassii Tartras 44.
— Phosphas Saccharatus 45.
— et Quininae Citras 44.
— Sulphas 23.
— — Exsiccatus 23.
Ferric Chloride, Strong Solution of
  52.
— Chloride, Tincture of 71.
— Persulphate, Solution of 52.
Ferrous Iodide, Syrup of 30.
— Phosphate, Syrup of 66.
— Sulphate 23.
— — Exsiccated 23.
Ferrum 45.
— Redactum 23.
— Tartaratum 44.
Figs 14.
Filix Mas 23.
Flexible Collodion 35.
Flores Koso 22.
Florida Water 136.
Flowers of Sulphur 30.
Flüssige Arzneien 3.
Fluid drachm 2.
— Extract, s. unter Liquid Extract.
— Magnesia 53.
— ounce 2.
Foeniculi Fructus 23.
Folia Bucco 34.
Folliculi Sennae 62.
Foot 8.
Formaldehyd solutus 25.
Formaldehyde, Solution of 25.
— with Soap, Solution of 53.
Fowler's Solution 51.
Frankincense, common 13.
Fresh Bitter-Orange Peel 34.
Friars' Balsam 69.
Fruit Basis 76.

Gall Ointment 79.
— and Opium Ointment 79.

Galla 23.
Gallon 2.
Galls 23.
Gambir 35.
Gamboge 14.
Gaultheria, Oil of 57.
Gelatin 23.
Gelatinum 23.
Gelsemii Radix 45.
Gelsemium Root 45.
— Tincture of 71.
Gentian, Compound Infusion of 47.
— Compound Tincture of 71.
— Extract of 40.
— Root 23.
Gentianae Radix 23.
Geschäftliche Ausdrücke 156.
Geschäftsanzeigen 146.
Gespräche 163.
Gewichte, englische 1, 2.
Gewicht und Maß in der englischen
  Rezeptur 1.
Ghatti Gum 46.
Ginger 31.
— Syrup of 68.
— Tincture of 76.
Glacial Acetic Acid 18.
Gläser 93.
Glandulae Thyreoideae siccatae 30.
Glauber's Salt 29.
Glucose 45.
— Syrup of 66.
Glucosum 45.
Gluside 45.
Glusidum 45.
Glycerin 45.
— and Cucumber 136.
— of Alum 45.
— of Borax 45.
— of Boric Acid 45.
— of Lead Subacetate 46.
— of Pepsin 45.
— of Phenol 45.
— of Starch 45.
— of Tannic Acid 45.
— of Tragacanth 46.
— Suppositories 65.
Glycerinum 45.
— Acidi Borici 45.
— Carbolici 45.
— — Tannici 45.
— Aluminis 45.
— Amyli 45.
— Boracis 45.

Glycerinum Pepsini 45.
— Plumbi Subacetatis 46.
— Tragacanthae 46.
Glycyrrhiza = Liquiritia.
Glycyrrhizae Radix 23.
Goa Powder 34.
Golden Syrup 14.
Gossypii Radicis Cortex 46.
Gossypium 23.
Goulard's Lotion 54.
— Water 54.
Grain 1, 2.
Gregory's Powder 61.
Grey Powder 46.
Grindelia 46.
— Liquid Extract of 41.
Gripe Water 137.
Ground-nut Oil 26.
Guaiaci Lignum 23.
— Resina 46.
Guaiacol 46.
— Carbonas 23.
— Carbonate 23.
Guaiacum, Ammoniated Tincture of 71.
— Mixture 56.
— Resin 46.
— — Lozenge 77.
— Wood 23.
Guajacolum 46.
Gum Acacia 18.
— Acacia, Mucilage of 56.
Gummi Indicum 46.
Gynocardia Oil 57.
— Ointment 78.

Haematoxyli Lignum 46.
Hair Lotion, Jaborandi 138.
— — Pilocarpine 140.
— — Quinine 141.
— — Resorcin 141.
— — Sir Erasmus Wilson's 141.
— — Stimulating 142.
— Restorer, Sulphur 142.
Hamamelidis Cortex 46.
— Folia 46.
Hamamelis Bark 46.
— Leaves 46.
— Liquid Extract of 41.
— Ointment 79.
— Solution of 53.
— Tincture of 72.
Handverkauf 110.
— englische Ausdrücke 115—128.

Handverkaufsartikel 111.
— englische Ausdrücke 115—128.
Handverkaufs-Spezialitäten 128.
Hard Paraffin 27.
— Soap 62.
Harlem oil 15.
Hartshorn and oil 15.
Health Salts 137.
Heavy Calcined Magnesia 55.
— Magnesia 55.
— Magnesium Carbonate 55.
— — Oxide 55.
Heftpflaster 38.
Hemlock 15.
Henbane Leaves 15, 24.
Hexamethylenetetramine 23.
Hexamina 23.
Hips 15.
Hirudo 46.
Homatropinae Hydrobromidum 23.
Homatropine, Discs of 49.
— Hydrobromide 23.
Honey, Borax 55.
— Purified 25.
Hop 15.
Horseradish, Compound Spirit of 63.
— Root 34.
Hydrargyri Iodidum Rubrum 23.
— Oxidum Flavum 23.
— Oxidum Rubrum 23.
— Perchloridum 23.
— Subchloridum 24.
Hydrargyrum 24.
— Ammoniatum 24.
— bichloratum 23.
— bijodatum 23.
— chloratum 24.
— cum Creta 46.
— Oleatum 46.
— praecipitatum album 24.
Hydrastis, Liquid Extract of 41.
— Rhizoma 24.
— Rhizome 24.
— Tincture of 72.
Hydriodic Acid, Diluted 32.
— — Syrup of 65.
Hydrobromic Acid, Diluted 32.
Hydrochloric Acid 32.
— — Diluted 32.
— — Solution of Adrenalin 51.
— — of Arsenic 51.
Hydrocyanic Acid, Diluted 32.
Hydrogen Peroxide, Solution of 25.

Sachverzeichnis.

Hydrogenium peroxydatum solutum 25.
Hydrous Wool Fat 33.
Hyoscinae Hydrobromidum 24.
Hyoscine Hydrobromide 24.
Hyoscyami Folia 24.
Hyoscyaminae Sulphas 46.
Hyoscyamine Sulphate 46.
Hyoscyamus, Extract of 41.
— Leaves 24.
— Tincture of 72.
Hypodermic Injection of Apomorphine 48.
— Injection of Cocaine 48.
— — of Ergot 48.
— — of Morphine 48.
— — of Strychnine 48.

Imperial Gewichte und Maße 1, 2.
Inch 8.
India rubber 15.
Indian Gum 46.
— — Mucilage of 56.
— Hemp 35.
— — Extract of 39.
— — Tincture of 69.
— Orange Peel 34.
— Podophyllum Resin 59.
— — Rhizome 60.
— — Tincture of 74.
— Squill 81.
— Valerian, Ammoniated Tincture of 75.
— — Rhizome 81.
Indigestion Mixture 137.
Indische Quitten 34.
Influenza Mixture 137.
— Smelling Salts 138.
Infusion of Alstonia 46.
— of Bearberry 48.
— of Broom 48.
— of Buchu 47.
— of Calumba 47.
— of Cascarilla 47.
— of Chiretta 47.
— of Cloves 47.
— of Digitalis 47.
— of Ergot 47.
— of Krameria 47.
— of Orange Peel 46.
— of Quassia 47.
— of Rhatany 47.
— of Rhubarb 47.
— of Senega 48.

Infusion of Senna 48.
Infusum Alstoniae 46.
— Aurantii 46.
— — Compositum 47.
— Buchu 47.
— Calumbae 47.
— Caryophylli 47.
— Cascarillae 47.
— Chiratae 47.
— Cinchonae Acidum 47.
— Digitalis 47.
— Diosmae 15.
— Ergotae 47.
— Gentianae Compositum 47.
— Krameriae 47.
— Quassiae 47.
— Rhei 47.
— Rosae Acidum 47.
— Scoparii 48.
— Senegae 48.
— Sennae 48.
— Uvae Ursi 48.
Injectio Apomorphinae Hypodermica 48.
— Cocainae Hypodermica 48.
— Ergotae Hypodermica 48.
— Morphinae Hypodermica 48.
— Strychninae Hypodermica 48.
Iodine 24.
— Ointment 80.
— Strong Tincture of 72.
— Weak Tincture of 72.
Iodoform 24.
— Ointment 80.
— Suppositories 65.
Iodoformum 24.
Iodum 24.
— = Jodum.
Ipecacuanha, Compound Powder of 60.
— Liquid Extract of 41.
— Lozenge 77.
— Root 24.
— Wine 82.
— with Squill, Pill of 59.
— with Urginea, Pill of 59.
Ipecacuanhae Radix 24.
Ipomoeae Radix 48.
Iron 45.
Iron, siehe auch unter Ferric und Ferrous.
— Carbonate, Saccharated 43.
— Citrate, Wine of 82.
— Compound Mixture of 56.

Iron Pill 58.
— Lozenge, Reduced 77.
— Phosphate, Saccharated 45.
— Reduced 23.
— Wine 82.
— and Ammonium Citrate 44.
— and Potassium Tartrate 44.
— and Quinine Citrate 44.
Isinglass 15.
Ispaghula 48.
— Decoction of 37.

Jaborandi Hair Lotion 138.
Jalap 24.
— Compound Powder of 60.
— — Tincture of 72.
— Resin 24.
— Tincture of 72.
Jalapa 24.
Jalapae Resina 24.
Jodoformium 24.
Jodum 24.
— siehe Iodum.
Jodwasserstoffsäure 32.
Juice of Broom 64.
— of Taraxacum 64.
Jujubes 112.
Juniper, Oil of 26.
— Spirit of 64.
— Tar Oil 57.

Kaladana 48.
— Compound Powder of 61.
— Resin 49.
— Tincture of 72.
Kaladanae Resina 49.
Kali causticum fusum 27.
Kalilauge 54.
Kalium, siehe Potassium.
— aceticum 60.
— bicarbonicum 27.
— bromatum 28.
— carbonicum 28.
— chloricum 28.
— citricum 60.
— dichromicum 28.
— jodatum 28.
— nitricum 28.
— permanganicum 28.
— sulfuratum 27.
— sulfuricum 28.
— tartaricum 28.
Kalziumhydroxyd 35.
Kampferwasser 33.

Kaolin 24.
Kaolinum 24.
Kassienmus 35.
Kava, Liquid Extract of 42.
— Rhizome 49.
Kavae Rhizoma 49.
Kayennepfeffer 35.
Kidney Mixture 138.
Kino 49.
— Compound Powder of 61.
— Eucalypti 49.
— Tincture of 72.
Kirschlorbeerwasser 33.
Körperteile 152.
Kopien von Rezepten 94.
Kousso 22.
Krameria and Cocaine Lozenge 77.
— Extract of 42.
— Infusion of 47.
— Lozenge 77.
— Root 24.
— Tincture of 30, 72.
Krameriae Radix 24.
Krauseminzöl 57.
Krauseminzwasser 34.
Kümmel = Carui Fructus.
Kümmelwasser 33.

Lactic Acid 19.
Lactose 28.
Lamellae 49.
— Atropinae 49.
— Cocainae 49.
— Homatropinae 49.
— Physostigminae 49.
Lamellen 49.
Lanolin 33.
— Anhydrous 19.
Larch bark 15.
Lard, Benzoated 33.
— Prepared 19.
Laudanum 30, 73.
Laurocerasi Folia 49.
Lavender, Compound Tincture of 72.
— Oil of 26.
— Spirit of 64.
— Water 138.
Laxative Pills 138.
Lead Acetate 27.
— Iodide 59.
— — Ointment 81.
— Oxide 27.
— Plaster 38.

Sachverzeichnis.

Lead Subacetate, Diluted Solution of 54.
— — Glycerin of 46.
— — Ointment 81.
— — Strong Solution of 25.
— Sugar of 27.
— Suppositories, Compound 65.
— with Opium, Pill of 59.
Leeches 46.
Leinsamenpulver 49.
Lemon Grass, Oil of 57.
Lemon Juice 64.
— Oil of 26.
— Peel 49.
— Syrup of 66.
— Tincture of 73.
Lettuce 15.
Licorice, siehe Liquorice.
Light Calcined Magnesia 25.
— Magnesia 25.
— Magnesium Carbonate 25.
— — Oxide 25.
Lignum Santalinum rubrum 60.
Lime 21.
— Liniment of 50.
— Saccharated Solution of 52.
— Water 24.
Limonis Cortex 49.
Lini Semina 24.
— — Contusa 49.
Liniment of Aconite 49.
— of Ammonia 50.
— of Belladonna 50.
— of Camphor 24.
— of Chloroform 50.
— of Croton Oil 50.
— of Lime 50.
— of Mercury 50.
— of Mustard 51.
— of Opium 50.
— of Potassium Iodide with Soap 50.
— of Soap 50.
— of Turpentine 51.
— — and Acetic Acid 51.
Linimentum Aconiti 49.
— Ammoniae 50.
— Belladonnae 50.
— Calcis 50.
— Camphorae 24.
— — Ammoniatum 50.
— Chloroformi 50.
— Crotonis 50.
— Hydrargyri 50.

Linimentum Opii 50.
— Potassii Iodidi cum Sapone 50.
— Saponis 50.
— Sinapis 51.
— Terebinthinae 51.
— — Aceticum 51.
Linseed 24.
— Crushed 49.
— Oil 26.
Liquefied Carbolic Acid 32.
— Phenol 32.
Liquid Brilliantine 139.
— Dry Shampoo 139.
— Extract of Bael 38.
— — of Belladonna 39.
— — of Black Haw 43.
— — of Cascara Sagrada 39.
— — of Cinchona 39.
— — of Cotton Root Bark 41.
— — of Couch Grass 38.
— — of Ergot 40.
— — of Grindelia 41.
— — of Hamamelis 41.
— — of Hydrastis 41.
— — of Ipecacuanha 41.
— — of Kava 42.
— — of Liquorice 41.
— — of Male Fern 22.
— — of Nux Vomica 42.
— — of Opium 42.
— — of Picrorhiza 43.
— — of Triticum 38.
— Paraffin 27.
Liquiritia = Glycyrrhiza.
Liquor Acidi Chromici 51.
— Adrenalini Hydrochloricus 51.
— Ammoniae 24.
— — Fortis 51.
— Ammonii Acetatis 51.
— — caustici 24.
— — Citratis 51.
— Arsenicalis 51.
— Arsenici Hydrochloricus 51.
— — et Hydrargyri Iodidi 51.
— Atropinae Sulphatis 51.
— Bismuthi et Ammonii Citratis 52.
— Calcis 24.
— — Chlorinatae 52.
— — Saccharatus 52.
— Cresol Saponatus 52.
— Epispasticus 52.
— Ethyl Nitritis 52.
— Ferri Perchloridi 52.
— — — Fortis 52.

Liquor Ferri Persulphatis 52.
— Formaldehydi 25.
— — Saponatus 53.
— Hamamelidis 53.
— Hydrargyri Nitratis Acidus 53.
— — Perchloridi 53.
— Hydrogenii Peroxidi 25.
— Magnesii Bicarbonatis 53.
— Morphinae Acetatis 53.
— — Hydrochloridi 53.
— — Tartratis 54.
— Pancreatis 54.
— Picis Carbonis 54.
— Plumbi Subacetatis Dilutus 54.
— — — Fortis 25.
— Potassae 54.
— Potassii Permanganatis 54.
— Sodae Chlorinatae 54.
— Sodii Arsenatis 54.
— Strychninae Hydrochloridi 54.
— Trinitrini 25.
— Zinci Chloridi 54.
Liquorice, Compound Powder of 28.
— Extract of 40.
— Liquid Extract of 41.
— Root 23.
Litharge 27.
Lithargyrum 27.
Lithii Carbonas 25.
— Citras 55.
— — Effervescens 55.
Lithium Carbonate 25.
— Citrate 55.
— — Effervescent 55.
Liver Mixture 139.
— of Sulphur 27.
— Pills 139.
Lobelia 25.
— Ethereal Tincture of 73.
Logwood 15, 46.
— Decoction of 37.
Lotio Hydrargyri Flava 55.
— — Nigra 55.
Lozenges 76, 112.

Mace, Oil of 16.
Maize Starch 20.
Malonurea 20.
Maßgläser 3.
Maße, englische 1, 2.
Magnesia, Fluid 53.
— Heavy 55.
— — Calcined 55.
— Levis 25.

Magnesia, Light 25.
— — Calcined 25.
— Ponderosa 55.
— usta 25.
Magnesii Carbonas Levis 25.
— — Ponderosus 55.
— Sulphas 25.
— — Sulphas Effervescens 55.
Magnesium Bicarbonate, Solution of 53.
— Carbonate, Heavy 55.
— — Light 25.
— carbonicum ponderosum 55.
— Oxide, Heavy 55.
— — Light 25.
— oxydatum ponderosum 55.
— Sulphate 25.
— — Effervescent 55.
Male Fern 23.
— — Liquid Extract 22.
Measure-glasses 3.
Meerrettichwurzel 34.
Meerzwiebelessig 31.
Mel Boracis 55.
— Depuratum 25.
Melon Pumpkin Seeds 36.
Menthol 25.
— Plaster 38.
— Tooth Powder 143.
Mercurial Lotion, Black 55.
— — Yellow 55.
— Plaster 38.
Mercuric Chloride 23.
— — Solution of 53.
— Iodide 23.
— — Ointment 79.
— Nitrate, Acid Solution of 53.
— — Ointment 79.
— — — Diluted 80.
— Oleate 46.
— — Ointment 80.
— Oxide Ointment, Red 80.
— — — Yellow 80.
— — Red 23.
— — Yellow 23.
Mercurous Chloride 24.
— — Compound Pill of 58.
— — Ointment 80.
Mercury 24.
— siehe auch Mercuric und Mercurous.
— Liniment of 50.
— Ointment 79.
— — Compound 79.

Mercury Pill 58.
— with Chalk 46.
Methyl Salicylas 25.
— Salicylate 25.
Methylsulphonal 25.
Mexican Scammony Root 48.
Mezereon bark 16.
Milk of Sulphur 30.
Milk Sugar 28.
Minim 2.
Mistura Ammoniaci 55.
— Amygdalae 55.
— Cretae 56.
— Ferri Composita 56.
— Guaiaci 56.
— Olei Ricini 56.
— Sennae Composita 56.
Mitigated Caustic 20.
Mixtura, siehe Mistura.
Mixturen 96.
Morphinae Acetas 56.
— Hydrochloridum 25.
— Tartras 56.
Morphine Acetate 56.
— — Solution of 53.
— Hydrochloride 25.
— — Solution of 53.
— Hypodermic Injection of 48.
— and Ipecacuanha Lozenge 77.
— Lozenge 77.
— Suppositories 65.
— Tartrate 56.
— — Solution of 54.
Morphinazetat 56.
Morphintartrat 56.
Mouth Wash 139.
Mucilage of Gum Acacia 56.
— of Indian Gum 56.
— of Tragacanth 56.
Mucilago Acaciae 56.
— Gummi Indicae 56.
— Tragacanthae 56.
Mulberry juice 16.
Musk 16.
Mustard, Liniment of 51.
— Volatile Oil of 26.
Myristica 57.
Myrobalanum 57.
Myrobalan Ointment 80.
— and Opium Ointment 80.
Myrobalans 57.
Myrrh 25.
— Tincture of 30, 73.
Myrrha 25.

Naphthol 25.
Natrium, siehe Sodium.
— arsenicicum siccum 62.
— benzoicum 29.
— bicarbonicum 29.
— bromatum 29.
— carbonicum 29.
— chloratum 29.
— hypophosphorosum 62.
— jodatum 29.
— nitrosum 29.
— phosphoricum 29.
— salicylicum 29.
— sulfuricum 29.
— sulfurosum 63.
Neuralgia Mixture 139.
Nitric Acid 32.
— — Diluted 32.
Nitroglycerin, Solution of 25.
— Tablets 68.
Nitro-Hydrochloric Acid, Diluted 32.
Nitrous Ether, Spirit of 29.
Nomenklatur, englische 8.
— englisch-lateinische 8.
Nutmeg 57.
— Oil of 26.
— Spirit of 64.
Nux Vomica 25.
— — = Semen Strychni.
— — Dry Extract of 42.
— — Liquid Extract of 42.
— — Tincture of 30, 73.

Oak Bark 16.
Ölsäure 32.
Oil of Amber 16.
— of Anise 25.
— of Cade 57.
— of Cajuput 57.
— of Caraway 26.
— of Chamomile 57.
— of Cinnamon 26.
— of Cloves 26.
— of Copaiba 57.
— of Coriander 57.
— of Cubebs 57.
— of Dill 57.
— of Eucalyptus 26.
— of Gaultheria 57.
— of Juniper 26.
— of Lavender 26.
— of Lemon 26.
— of Lemon Grass 57.
— of Mace 16.

Oil of Nutmeg 26.
— of Peppermint 26.
— of Pine 57.
— of Rose 26.
— of Rosemary 26.
— of Rue 16.
— of Sandalwood 26.
— of Siberian Fir 57.
— of Spearmint 57.
— of Theobroma 27.
— of Wintergreen 57.
Ointment of Mercuric Iodide 79.
— of Nitrate of Mercury 79.
Oleated Mercury 46.
Oleic Acid 32.
Oleum Abietis 57.
— Ajowan 57.
— Amygdalae 25.
— Anethi 57.
— Anisi 25.
— Anthemidis 57.
— Arachis 26.
— Balsami Copaivae 57.
— Cacao 27.
— Cadinum 57.
— Cajeputi rect. 57.
— Cajuputi 57.
— camphoratum forte 24.
— Carui 26.
— Carvi 26.
— Caryophylli 26.
— Chamomillae romanae 57.
— Chaulmoograe 57.
— Cinnamomi 26.
— Citri 26.
— Copaibae 57.
— Coriandri 57.
— Crotonis 26.
— Cubebae 57.
— Cubebarum 57.
— Eucalypti 26.
— Gaultheriae 57.
— Graminis Citrati 57.
— Jecoris Aselli 26.
— Juniperi 26.
— — empyreumaticum 57.
— Lavandulae 26.
— Limonis 26.
— Lini 26.
— Menthae crispae 57.
— — Piperitae 26.
— — Viridis 57.
— Morrhuae 26.
— Myristicae 26.

Oleum Olivae 26.
— Phosphoratum 57.
— Pini sibiricum 57.
— Ricini 26.
— Rosae 26.
— Rosmarini 26.
— Santali 26.
— Sesami 26.
— Sinapis Volatile 26.
— Terebinthinae Rectificatum 26.
— Theobromatis 27.
Olive Oil 26.
Oliveri Cortex 57.
Oliver's Bark 57.
— — Tincture of 73.
Opium 27.
— Ammoniated Tincture of 73.
— Compound Powder of 61.
— Dry Extract of 23.
— Liniment of 50.
— Liquid Extract of 42.
— Tincture of 30, 73.
Orange, Syrup of 65.
— Tincture of 69.
— Wine 82.
Orange-Flower, Syrup of 65.
— Water 33.
Orange Peel, Compound Infusion of 47.
— — Dried Bitter 20.
— — Fresh Bitter 34.
— — Indian 34.
— — Infusion of 46.
Orangenblütenwasser 33.
Originalrezepte, englische 103—108.
Orizaba Jalap Root 48.
Otto of Rose 26.
Ounce 2.
Ox Bile, Purified 43.
Oxygen Tooth Powder 143.
Oxymel 57.
— Scillae 57.
— Urgineae 57.
— of Squill 57.
— of Urginea 57.
Oz. = ounce 2.

Panama Bark 16.
Pancreatic Solution 54.
Paraffin, Hard 27.
— Liquid 27.
— Ointment 80.
— Soft 27.
Paraffinum Durum 27.

Sachverzeichnis. 199

Paraffinum Liquidum 27.
— Molle 27.
Paraldehyde 27.
Paraldehydum 27.
Paregoric 69.
— Elixir 69.
Pastillen 76.
Patent Medicines 109.
Patentmedizinen 109.
Pea-nut Oil 26.
Pearl Barley 16.
Pelletierinae Tannas 57.
Pelletierine Tannate 57.
Pelletierinum tannicum 57.
Pellitory Root 16.
Pepper, Confection of 36.
Peppermint, Oil of 26.
— Spirit of 64.
— Water 34.
Pepsin 58.
— Glycerin of 45.
Pepsinum 58.
Perchloride of Mercury 23, 24.
Pericarpium Aurantii recens 34.
Peroxide Tooth Paste 142.
Petroleum Emulsion 140.
Pfefferlatwerge 36.
Pfefferminzwasser 34.
Pharbitis Seeds 48.
Pharbitisin 49.
Pharmaceutical Chemist 92.
Pharmazeutische Spezialpräparate und Patentmedizinen 109.
Phenacetin 27.
Phenacetinum 27.
Phenazone 27.
Phenazonum 27.
Phenol 19.
— siehe auch Carbolic Acid.
— Glycerin of 45.
— Liquefied 32.
— Lozenge 76.
— Ointment 78.
— Suppositories 65.
Phenolphthalein 27.
Phenolphthaleinum 27.
Phenyldimethylpyrazolonum 27.
Phenylum salicylicum 29.
Phosphate of Iron with Quinine and Strychnine, Syrup of 66.
Phosphorated Oil 57.
Phosphoric Acid, Concentrated 32.
— — Diluted 32.
Phosphorsäure 32.

Phosphorus 27.
— Pill 59.
Photographische Bedarfsartikel 114.
Physostigminae Sulphas 27.
Physostigmine, Discs of 49.
— Sulphate 27.
Pick-me-up 112, 140.
Picric Acid 32.
Picrorhiza 58.
— Liquid Extract of 43.
— Tincture of 73.
Pikrinsäure 32.
Pillen 97.
Pill of Aloes and Asafetida 58.
— — and Iron 58.
— — and Myrrh 58.
— of Colocynth and Hyoscyamus 58.
— of Ipecacuanha with Squill 59.
— — with Urginea 59.
— of Lead with Opium 59.
— of Quinine Sulphate 59.
Pilocarpinae Nitras 58.
Pilocarpine Hair Lotion 140.
— Nitrate 58.
Pilocarpinum nitricum 58.
Pilula Aloes 58.
— — et Asafetidae 58.
— — et Ferri 58.
— — et Myrrhae 58.
— Colocynthidis Composita 58.
— — et Hyoscyami 58.
— Ferri 58.
— Hydrargyri 58.
— — Subchloridi Composita 58.
— Ipecacuanhae cum Scilla 59.
— — cum Urginea 59.
— Phosphori 59.
— Plumbi cum Opio 59.
— Quininae Sulphatis 59.
— Rhei Composita 59.
— Saponis Composita 59.
— Scillae Composita 59.
— Urgineae Composita 59.
Pine Oil 57.
Pint 2.
Pix Carbonis Praeparata 27.
— Lithanthracis 27.
Plakate 146.
Plumbi Acetas 27.
— Iodidum 59.
— Oxidum 27.
Plumbum jodatum 59.
Plummer's Pill 58.

Podophylli Indici Resina 59.
— — Rhizoma 60.
— Resina 27.
— Rhizoma 60.
Podophyllinum 27.
Podophyllum Emodi Resin 59.
— — Rhizome 60.
— Resin 27.
— — Indian 59.
— Rhizome 60.
— — Indian 60.
— Tincture of 73.
Poppy Capsules 16.
— Heads 16.
Potassa Caustica 27.
— Sulphurata 27.
Potash, Solution of 54.
Potassii Acetas 60.
— Bicarbonas 27.
— Bichromas 28.
— Bromidum 28.
— Carbonas 28.
— Chloras 28.
— Citras 60.
— Iodidum 28.
— Nitras 28.
— Permanganas 28.
— Sulphas 28.
— Tartras 28.
— — Acidus 28.
Potassium = Kalium.
— Acetate 60.
— Bicarbonate 27.
— Bichromate 28.
— Bromide 28.
— Carbonate 28.
— Chlorate 28.
— — Lozenge 77.
— Citrate 60.
— Dichromate 28.
— Hydroxide 27.
— Iodide 28.
— — Ointment 81.
— — with Soap, Liniment of 50.
— Nitrate 28.
— Permanganate 28.
— — Solution of 54.
— Sulphate 28.
— Tartrate 28.
— — Acid 28.
Pound 2.
Powder of Butea Seeds 60.
Precipitated Calcium Carbonate 21.
— Chalk 21.

Precipitated Sulphur 30.
Preise für Rezepte 102.
Prepared Chalk 36.
— Coal Tar 27.
— Lard 19.
— Storax 64.
— Suet 29.
Proprietary Articles 109.
Prunes 16.
Pruni Virginianae Cortex 60.
Prussic Acid, Dilute 32.
Pterocarpi Lignum 60.
Ptychotis Oil 57.
Pulpa Tamarindorum cruda 30.
Pulver 98.
Pulvis Amygdalae Compositus 60.
— Antimonialis 60.
— Aromaticus 60.
— Buteae Seminum 60.
— Catechu Compositus 60.
— Cinnamomi Compositus 60.
— Cretae Aromaticus 60.
— Cretae Aromaticus cum Opio 60.
— Glycyrrhizae Compositus 28.
— Ipecacuanhae Compositus 60.
— Jalapae Compositus 60.
— Kaladanae Compositus 61.
— Kino Compositus 61.
— Liquiritiae compositus 28.
— Opii Compositus 61.
— Rhei Compositus 61.
— Scammoniae compositus 61.
— Sodae Tartaratae Effervescens 61.
— Tragacanthae Compositus 61.
Purified Alum 19.
— Borax 21.
— Cream of Tartar 28.
— Ether 19.
— Honey 25.
— Ox Bile 43.
Pyrethri Radix 61.
Pyrethrum Root 61.
— Tincture of 74.
Pyroxylin 61.
Pyroxylinum 61.

Quassia, Infusion of 47.
— Tincture of 74.
— Wood 28.
Quassiae Lignum 28.
Quecksilberpflaster 37.
Quicklime 16.
Quillaia Bark 28.

Quillaia, Tincture of 74.
Quillaiae Cortex 28.
Quince seeds 16.
Quinina = Chininum.
Quininae Hydrochloridum 28.
— — Acidum 61.
— Sulphas 28.
Quinine, Ammoniated Tincture of 74.
— Hair Lotion 141.
— Hydrochloride 28.
— — Acid 61.
— Sulphate 28.
— — Pill of 59.
— Tincture of 74.
— Wine 82.

Radix Liquiritiae 23.
— Ratanhiae 24.
Raisins 16.
Rectified Oil of Turpentine 26.
— Spirit 29.
Red Cinchona Bark 22.
— Gum 49.
— — Lozenge 77.
— Mercuric Iodide 23.
— — — Ointment 79.
— — Oxide 23.
— — — Ointment 80.
Red-Poppy Petals 61.
— Syrup of 67.
Red Precipitate 23.
— — Ointment 80.
— Sandal Wood 60.
— Sanders Wood 60.
Reduced Iron 23.
— — Lozenge 77.
Refined Sugar 28.
Reklamemittel 144.
Resin 28.
— Ointment 81.
— Plaster 38.
Resina 28.
— Guajaci 46.
Resorcin 28.
— Hair Lotion 141.
Resorcinol 28.
Resorcinum 28.
Rhatany and Cocaine Lozenge 77.
— Extract of 42.
— Infusion of 47.
— Lozenge 77.
— Root 24.
— Tincture of 30, 72.

Rhei Rhizoma 28.
Rheumatic Mixture 141.
Rhizoma Graminis 33.
Rhoeados Petala 61.
Rhubarb 28.
— Compound Powder of 61.
— — Tincture of 74.
— Extract of 43.
— Infusion of 47.
— Pill, Compound 59.
— Syrup of 67.
Rice Starch 20.
Rochelle Salt 29.
Rue, Oil of 16.
Rosae Gallicae Petala 61.
Rose Basis 76.
— Oil of 26.
— Syrup of 67.
— Water 34.
— — Ointment 78.
Rosemary, Oil of 26.
Rosenlatwerge 36.
Rosenwasser 34.
Rosemary, Spirit of 64.
Roses, Acid Infusion of 47.
— Confection of 36.

Saccharated Iron Carbonate 43.
— — Phosphate 45.
— Solution of Lime 52.
Saccharin 45.
Saccharum Lactis 28.
— Purificatum 28.
Sacred Bark 17.
Salicin 61.
Salicinum 61.
Salicylic Acid 19.
Salicylic Acid Ointment 78.
Salol 29.
Salpetersäure 32.
Sal Volatile, Spirit of 63.
Salzsäure 32.
Sandalwood, Oil of 26.
— — Red 60.
Sanders Wood, Red 60.
Santonin 29.
— Lozenge 77.
Santoninum 29.
Sapo Animalis 61.
Sapo Durus 62.
— Mollis 62.
Sappan 62.
— Decoction of 37.
Scammoniae Radix 62.

Scammoniae Resina 62.
Scammony, Compound Powder of 61.
— Resin 62.
— Root 62.
Schlämmkreide 36.
Schüttelmixturen 95, 96.
Schwefelkohlenstoff 35.
Schwefellatwerge 36.
Scilla 29.
Scoparii Cacumina 62.
Scopolamine Hydrobromide 24.
Scopolaminum hydrobromicum 24.
Scruple 2.
Sebum, siehe Sevum.
— ovile 29.
Secale cornutum, siehe Ergota.
— cornutum 22.
Seidlitz Powder 61.
Seifenpflaster 38.
Semen Lini 24.
— Myristicae 57.
— Strychni = Nux Vomica.
— — 25.
Senega, Infusion of 48.
— Root 29.
— Tincture of 75.
Senegae Radix 29.
Senna, Confection of 36.
— Compound Mixture of 56.
— Compound Tincture of 75.
— Infusion of 48.
Sennalatwerge 36.
Senna Leaves 29.
— Pods 62.
— Syrup of 67.
Sennae Folia 29.
— Fructus 62.
Serpentariae Rhizoma 62.
Serpentary Rhizome 62.
— Tincture of 75.
Sesame Oil 26.
Sevum = Sebum.
— Benzoatum 62.
— Praeparatum 29.
Shampoo, Liquid Dry 139.
Sherry 82.
Siberian Fir, Oil of 57.
Signatur des englischen Rezeptes 87—93.
Silver Nitrate 20.
Simple Basis 76.
Sir Erasmus Wilson's Hair Lotion 141.

Sirupus, siehe unter Syrupus.
— Ferri jodati 30.
— simplex 30.
Slaked Lime 17.
Smelling Salts, Influenza 138.
Soap, Compound Pill of 59.
— Curd 61.
— Hard 62.
— Liniment of 50.
— Plaster 38.
— Soft 62.
Sodii Arsenas Anhydrosus 62.
— Benzoas 29.
— Bicarbonas 29.
— Bromidum 29.
— Carbonas 29.
— — Exsiccatus 62.
— Chloridum 29.
— Citro-Tartras Effervescens 62.
— et Potassii Tartras 29.
— Hypophosphis 62.
— Iodidum 29.
— Nitris 29.
— Phosphas 29.
— — Acidus 62.
— — Effervescens 62.
— Salicylas 29.
— Sulphas 29.
— — Effervescens 63.
— Sulphis 63.
Sodium = Natrium.
— Arsenate, Anhydrous 62.
— — Solution of 54.
— Benzoate 29.
— Biborate 21.
— Bicarbonate 29.
— Biphosphate 62.
— Bromide 29.
— Carbonate 29.
— — Exsiccated 62.
— Chloride 29.
— Citro-Tartrate, Effervescent 62.
— Dihydrogen Phosphate 62.
— Hypophosphite 62.
— Iodide 29.
— Nitrite 29.
— Phosphate 29.
— — Acid 62.
— — Effervescent 62.
— Potassium Tartrate 29.
— Salicylate 29.
— Sulphate 29.
— — Effervescent 63.
— Sulphite 63.

Sachverzeichnis. 203

Soft Paraffin 27.
— Soap 62.
Solid Brilliantine 141.
— Eau de Cologne 141.
Solution of Ammonia 24.
— of Ammonium Acetate 51.
— — Citrate 51.
— of Arsenious and Mercuric Iodides 51.
— of Atropine Sulphate 51.
— of Bismuth and Ammonium Citrate 52.
— of Chlorinated Soda 54.
— — Lime 52.
— of Chromic Acid 51.
— of Coal Tar 54.
— of Cresol with Soap 52.
— of Ethyl Nitrite 52.
— of Ferric Chloride 52.
— — Persulphate 52.
— of Formaldehyde 25.
— — with Soap 53.
— of Hamamelis 53.
— of Hydrogen Peroxide 25.
— of Lime 24.
— of Magnesium Bicarbonate 53.
— of Mercuric Chloride 53.
— of Morphine Acetate 53.
— — Hydrochloride 53.
— — Tartrate 54.
— of Nitroglycerin 25.
— of Potash 54.
— of Potassium Permanganate 54.
— of Sodium Arsenate 54.
— of Strychnine Hydrochloride 54.
— of Trinitrin 25.
— of Zinc Chloride 54.
Spermaceti 22.
Spearmint, Oil of 57.
— Water 34.
Spermaceti Ointment 78.
Spezialpräparate 109.
Spirit of Anise 63.
— of Cajuput 64.
— of Camphor 64.
— of Chloric Ether 64.
— of Chloroform 64.
— of Cinnamon 64.
— of Ether 63.
— of Hartshorn 17.
— of Juniper 64.
— of Lavender 64.
— of Nitrous Ether 29.
— of Nutmeg 64.

Spirit of Peppermint 64.
— of Rosemary 64.
— of Sal Volatile 63.
— of Salt 17.
— Rectified 29.
Spiritus Aetheris 63.
— — Nitrosi 29.
— Ammoniae Aromaticus 63.
— — Fetidus 63.
— Anisi 63.
— Armoraciae Compositus 63.
— Cajuputi 64.
— Camphorae 64.
— Chloroformi 64.
— Cinnamomi 64.
— Juniperi 64.
— Lavandulae 64.
— Menthae Piperitae 64.
— Myristicae 64.
— Rectificatus 29.
— Rosmarini 64.
S. V. R., Abkürzung für Spiritus Vini Rectificatus (Alcohol 90%).
Squill 29.
— Oxymel of 57.
— Pill, Compound 59.
— Syrup of 67.
— Tincture of 31, 74.
— Vinegar of 31.
Standflaschen 145.
Staphisagriae Semina 64.
Star Anise Fruit 17.
Starch 20.
— Glycerin of 45.
Stavesacre Ointment 81.
— Seeds 64.
Stimulating Hair Lotion 142.
Storax, Prepared 64.
Stramonii Folia 30.
Stramonium Leaves 30.
— Tincture of 75.
Strong Solution of Ammonia 51.
— — of Ferric Chloride 52.
— — of Lead Subacetate 25.
— Tincture of Iodine 72.
Strontii Bromidum 64.
Strontium Bromide 64.
Strophanthi Semina 64.
Strophanthus, Extract of 43.
— Seeds 64.
— Tincture of 75.
Strychnina 64.
Strychninae Hydrochloridum 64.
Strychnine 64.

Strychnine Hydrochloride 64.
— — Solution of 54.
— Hypodermic Injection of 48.
Styrax Praeparatus 64.
Subchloride of Mercury 24.
Sublimed Sulphur 30.
Succus Limonis 64.
— Scoparii 64.
— Taraxaci 64.
Sucrose 28.
Suet, Benzoated 62.
— Prepared 29.
Sugar of Lead 27.
— Refined 28.
Sulfur, siehe unter Sulphur.
— praecipitatum 30.
— sublimatum 30.
Sulphonal 30.
Sulphur, Confection of 36.
— Flowers of 30.
— Hair Restorer 142.
— Liver of 27.
— Lozenge 77.
— Milk of 30.
— Ointment 81.
— Praecipitatum 30.
— Precipitated 30.
— Sublimatum 30.
— Sublimed 30.
Sulphurated Antimony 20.
— Lime 35.
— Potash 27.
Sulphuric Acid 19.
— Acid, Aromatic 32.
— — Diluted 32.
Sulphurous Acid 32.
Summitates Scoparii 62.
Suppositoria Acidi Carbolici 65.
— — Tannici 65.
— Belladonnae 65.
— Glycerini 65.
— Iodoformi 65.
— Morphinae 65.
— Plumbi Composita 65.
Suspensionsmittel 96.
Sweet Almond 20.
— Spirit of Nitre 29.
Syrup 30.
— of Balsam of Tolu 68.
— of Calcium Lactophosphate 65.
— of Chloral 66.
— of Codeine Phosphate 66.
— of Ferrous Iodide 30.
— — Phosphate 66.

Syrup of Ginger 68.
— of Glucose 66.
— of Hydriodic Acid 65.
— of Lemon 66.
— of Orange 65.
— — -Flower 65.
— of Phosphate of Iron with Quinine and Strychnine 66.
— of Red-Poppy 67.
— of Rhubarb 67.
— of Rose 67.
— of Senna 67.
— of Squill 67.
— of Urginea 68.
— of Wild Cherry 67.
Syrupus 30.
— Acidi Hydriodici 65.
— Aromaticus 65.
— Aurantii 65.
— — Floris 65.
— Calcii Lactophosphatis 65.
— Cascarae Aromaticus 66.
— Chloral 66.
— Codeinae Phosphatis 66.
— Ferri Iodidi 30.
— — Phosphatis 66.
— — — cum Quinina et Strychnina 66.
— Glucosi 66.
— Limonis 66.
— Pruni Virginianae 67.
— Rhei 67.
— Rhoeados 67.
— Rosae 67.
— Scillae 67.
— Sennae 67.
— Tolutanus 68.
— Urgineae 68.
— Zingiberis 68.

Tabellae Trinitrini 68.
Tablets of Nitroglycerin 68.
Tamarinds 30.
Tamarindus 30.
Tannic Acid 19.
— — Glycerin of 45.
— — Lozenge 76.
— — Suppositories 65.
Tannin 19.
Tar Ointment 81.
— Prepared Coal 27.
Taraxaci Radix 68.
Taraxacum, Extract of 43.
— Juice of 64.

Taraxacum Root 68.
Tartar Emetic 20.
Tartarated Antimony 20.
— Iron 44.
— Soda Powder, Effervescent 61.
— Sodium 29.
Tartaric Acid 19.
Tartarus depuratus 28.
— natronatus 29.
Technische Ausdrücke 149.
Tektieren 93.
Terebene 68.
Terebenum 68.
Terebinthina Canadensis 68.
Theobroma, Oil of 27.
Theobrominae et Sodii Salicylas 30.
Theobromine and Sodium Salicylate 30.
Theobromino-natrium salicylicum 30.
Thymol 30.
Thyroid, Dry 30.
Thyroideum Siccum 30.
Tinctura Aconiti 68.
— Alstoniae 68.
— Arnicae Florum 30, 68.
— Asafetidae 68.
— Aurantii 69.
— Belladonnae 69.
— Benzoini Composita 69.
— Berberidis 69.
— Buchu 69.
— Calumbae 69.
— Camphorae Composita 69.
— Cannabis Indicae 69.
— Cantharidini 69.
— Capsici 69.
— Cardamomi Composita 70.
— Cascarillae 70.
— Catechu 70.
— Chinae 30.
— Chiratae 70.
— Chloroformi et Morphinae Composita 70.
— Cinchonae 30, 70.
— — Composita 70.
— Cinnamomi 30, 70.
— Cocci 71.
— Colchici 30, 71.
— Cubebae 71.
— Daturae Seminum 71.
— Digitalis 30, 71.
— Ergotae Ammoniata 71.

Tinctura Ferri Perchloridi 71.
— Gelsemii 71.
— Gentianae Composita 71.
— Guaiaci Ammoniata 71.
— Hamamelidis 72.
— Hydrastis 72.
— Hyoscyami 72.
— Iodi Fortis 72.
— — Mitis 72.
— Jalapae 72.
— — Composita 72.
— Kaladanae 72.
— Kino 72.
— Krameriae 30, 72.
— Lavandulae Composita 72.
— Limonis 73.
— Lobeliae Aetherea 73.
— Myrrhae 30, 73.
— Nucis Vomicae 30, 73.
— Oliveri Corticis 73.
— Opii 30, 73.
— — Ammoniata 73.
— Picrorhizae 73.
— Podophylli 73.
— — Indici 74.
— Pruni Virginianae 74.
— Pyrethri 74.
— Quassiae 74.
— Quillaiae 74.
— Quininae 74.
— — Ammoniata 74.
— Ratanhiae 30, 72.
— Rhei Composita 74.
— Scillae 31, 74.
— Senegae 75.
— Sennae Composita 75.
— Serpentariae 75.
— Stramonii 75.
— Strophanthi 75.
— Strychni 30.
— Tolutana 75.
— Urgineae 75.
— Valerianae Ammoniata 75.
— — Indicae Ammoniata 75.
— Zingiberis 76.
Tincture of Aconite 68.
— of Alstonia 68.
— of Arnica Flowers 30, 68.
— of Asafetida 68.
— of Balsam of Tolu 75.
— of Belladonna 69.
— of Berberis 69.
— of Buchu 69.
— of Calumba 69.

Tincture of Cantharidin 69.
— of Capsicum 69.
— of Cascarilla 70.
— of Catechu 70.
— of Chiretta 70.
— of Cinchona 30, 70.
— of Cinnamon 30, 70.
— of Cochineal 71.
— of Colchicum 30, 71.
— of Cubebs 71.
— of Datura Seeds 71.
— of Digitalis 30, 71.
— of Ferric Chloride 71.
— of Gelsemium 71.
— of Ginger 76.
— of Hamamelis 72.
— of Hydrastis 72.
— of Hyoscyamus 72.
— of Indian Hemp 69.
— of Indian Podophyllum 74.
— of Jalap 72.
— of Kaladana 72.
— of Kino 72.
— of Krameria 30, 72.
— of Lemon 73.
— of Myrrh 30, 73.
— of Nux Vomica 30, 73.
— of Oliver's Bark 73.
— of Opium 30, 73.
— of Orange 69.
— of Picrorhiza 73.
— of Podophyllum 73.
— of Pyrethrum 74.
— of Quassia 74.
— of Quillaia 74.
— of Quinine 74.
— of Rhatany 30, 72.
— of Senega 75.
— of Serpentary 75.
— of Squill 31, 74.
— of Stramonium 75.
— of Strophanthus 75.
— of Urginea 75.
— of Virginian Prune 74.
— of Wild Cherry 74.
Titel 92.
Toilettengegenstände 114.
Tolu Basis 76.
Tooth Paste 142.
— — Peroxide 142.
— Powder 142.
— — Acid 142.
— — Alkaline 142.
— — Antacid 143.

Tooth Powder, Carbolic 143.
— — Menthol 143.
— — Oxygen 143.
Toughened Caustic 34.
Tragacanth 31.
— Glycerin of 46.
— Mucilage of 56.
Tragacantha 31.
Traumatic Balsam 17.
Treacle 17.
Trinitrin, Solution of 25.
— Tablets 68.
Triticum 33.
— Decoction of 36.
— Liquid Extract of 38.
Trochiscus 76.
— Acidi Benzoici 76.
— — Carbolici 76.
— — Tannici 76.
— Bismuthi Compositus 77.
— Catechu 77.
— Ferri Redacti 77.
— Guaiaci Resinae 77.
— Ipecacuanhae 77.
— Kino Eucalypti 77.
— Krameriae 77.
— — et Cocainae 77.
— Morphinae 77.
— — et Ipecacuanhae 77.
— Potassii Chloratis 77.
— Santonini 77.
— Sulphuris 77.
Troy ounce 2.
Tubera Aconiti 33.
— Colchici 35.
— Jalapae 24.
Turpentine and Acetic Acid, Liniment of 51.
— Liniment of 51.
— Rectified Oil of 26.
Turpeth 78.
Turpethum 78.
Turpithwurzel 78.

Unguentum Acidi Borici 78.
— — Carbolici 78.
— — Salicylici 78.
— Aconitinae 78.
— Aquae Rosae 78.
— Atropinae 78.
— Belladonnae 78.
— Cantharidini 78.
— Capsici 78.
— Cetacei 78.

Unguentum Chaulmoograe 78.
— Chrysarobini 79.
— Cocainae 79.
— Creosoti 79.
— Eucalypti 79.
— Gallae 79.
— — cum Opio 79.
— Hamamelidis 79.
— Hydrargyri 79.
— — Ammoniati 79.
— — Compositum 79.
— — Iodidi Rubri 79.
— — Nitratis 79.
— — — Dilutum 80.
— — Oleati 80.
— — Oxidi Flavi 80.
— — — Rubri 80.
— — Subchloridi 80.
— Iodi 80.
— Iodoformi 80.
— Lanae Compositum 80.
— Myrobalani 80.
— — cum Opio 80.
— Paraffini 80.
— Picis Liquidum 81.
— Plumbi Iodidi 81.
— — Subacetatis 81.
— Potassii Iodidi 81.
— Resinae 81.
— Staphisagriae 81.
— Sulphuris 81.
— Zinci 81.
— — Oleatis 81.
Unze 2.
Urgincacessig 32.
Urginea 81.
— Oxymel of 57.
— Pill, Compound 59.
— Syrup of 68.
— Tincture of 75.
— Vinegar of 32.
Uvae Ursi Folia 31.

Valerian, Ammoniated Tincture of 75.
— Rhizome 31.
Valerianae Indicae Rhizoma 81.
— Rhizoma 31.
Vaselinum 27.
Viburnum 82.
Vinegar of Cantharidin 31.
Vinegar of Squill 31.
Vinegar of Urginea 32.
Vinum Antimoniale 82.

Vinum Aurantii 82.
— Colchici 82.
— Ferri 82.
— — Citratis 82.
— Ipecacuanhae 82.
— Quininae 82.
— Xericum 82.
Virginian Prune Bark 60.
— — Syrup of 67.
— — Tincture of 74.
Vokabularium 149.
Volatile Oil of Mustard 26.
Vorschriften zu englischen Handverkaufsartikeln 132.

Wacholderteer 57.
Warming Plaster 37.
Water, Distilled 20.
Weak Tincture of Iodine 72.
Wheat Starch 20.
White Beeswax 21.
— Bismuth 17.
— Precipitate 24.
— — Ointment 79.
Wild Cherry Bark 60.
— — Syrup of 67.
— — Tincture of 74.
Wine of Iron Citrate 82.
Wintergreen, Oil of 57.
Witch Hazel Bark 46.
— — Jelly 143.
— — Leaves 46.
Wood Charcoal 21.
Wool Fat 19.
— — Hydrous 33.
— — Ointment, Compound 80.

Yard 8.
Yellow Beeswax 22.
— Mercurial Lotion 55.
— Mercuric Oxide 23.
— — Oxide Ointment 80.
— Wash 55.
Yolk of egg 18.

Zeichen für Gewichte und Maße 2.
Zeitbestimmungen 88.
Zimtwasser 33.
Zinc Acetate 82.
— Carbonate 82.
— Chloride 31.
— — Solution of 54.
— Ointment 81.
— Oleate Ointment 81.

Zinc Oleostearate 82.
— Oxide 31.
— Sulphate 31.
— Valerianate 82.
Zinci Acetas 82.
— Carbonas 82.
— Chloridum 31.
— Oleostearas 82.

Zinci Oxidum 31.
— Sulphas 31.
— Valerianas 82.
Zingiber 31.
Zitronensaures Lithium 55.
Zitronenschale 49.
Zitronensaft 64.

Verlag von Julius Springer, Berlin

Englisches Konversations-Buch für Pharmazeuten. Von Dr. Th. D. Barry. Dritte, vermehrte und verbesserte Auflage, herausgegeben von Franz Capelle. IV, 66 Seiten. 1903.
Kartoniert RM 1.—

Spanisches Konversationsbuch für die Pharmazie und ihr verwandte Gebiete. Manual Practico de Conversacion en Español para el uso de la Clase Farmaceutica y de las que con élla se relacionan. Von F. Cañas und A. Krabbenhöft. VI, 122 Seiten. 1912.
Kartoniert RM 2.50

Italienisches Konversations-Buch für Pharmazeuten. Von J. Durst. Zweite Auflage. VIII, 39 Seiten. 1909. Kartoniert RM 1.—

Mylius-Brieger, Grundzüge der praktischen Pharmazie. Von Dr. phil. Richard Brieger, wissenschaftlichem Redakteur an der Pharmazeutischen Zeitung, Berlin. Sechste, völlig neubearbeitete Auflage der „Schule der Pharmazie", Praktischer Teil von Dr. E. Mylius. Mit 160 Textabbildungen. VIII, 358 Seiten. 1926. Mit Ergänzungsheft nach dem Stande vom 1. April 1931 (II, 34 Seiten).
Gebunden RM 16.—

Pharmazeutisch - chemisches Praktikum. Herstellung, Prüfung und theoretische Ausarbeitung pharmazeutisch-chemischer Präparate. Ein Ratgeber für Apothekenpraktikanten. Von Dr. D. Schenk, Apotheker und Nahrungsmittelchemiker. Zweite, verbesserte und erweiterte Auflage. Mit 49 Abbildungen im Text. VI, 223 Seiten. 1928.
RM 10.—; gebunden RM 11.—

Pharmazeutisches Tier-Manual. Von Fr. A. Otto. Zweite, durchgesehene und durch viele Vorschriften ergänzte Auflage von Dr. H. Haefelin, Apotheker und Nahrungsmittelchemiker in Denzlingen (Breisgau). VII, 58 Seiten. 1931.
Kartoniert RM 4.—

Pharmazeutisch-chemisches Rechenbuch. Von Professor Dr. O. Anselmino, Oberregierungsrat und Mitglied des Reichsgesundheitsamts, und Dr. phil. Richard Brieger, wissenschaftlichem Redakteur der Pharmazeutischen Zeitung, Berlin. IV, 73 Seiten. 1928. RM 3.75

Die kaufmännische Apothekenführung und die Spezialitätenfabrikation. Von Dr. phil. Richard Brieger, wissenschaftlichem Redakteur der Pharmazeutischen Zeitung, Berlin. IV, 148 Seiten. 1926.
RM 6.75; gebunden RM 7.50

Verlag von Julius Springer, Berlin

Neue Arzneimittel und pharmazeutische Spezialitäten einschließlich der neuen Drogen-, Organ- und Serumpräparate, mit zahlreichen Vorschriften zu Ersatzmitteln und einer Erklärung der gebräuchlichsten medizinischen Kunstausdrücke. Von Medizinalrat **Georg Arends**, Chemnitz. Siebente, vermehrte und verbesserte Auflage. Neu bearbeitet von Professor Dr. **O. Keller**. X, 648 Seiten. 1926. Gebunden RM 15.—

Spezialitäten und Geheimmittel aus den Gebieten der Medizin, Technik, Kosmetik und Nahrungsmittelindustrie. Ihre Herkunft und Zusammensetzung. Eine Sammlung von Analysen und Gutachten. Achte, vermehrte und verbesserte Auflage des von E. Hahn und Dr. J. Holfert begründeten gleichnamigen Buches. IV, 564 Seiten. 1924. Gebunden RM 12.—

Die Tablettenfabrikation und ihre maschinellen Hilfsmittel. Von Medizinalrat Georg Arends, Chemnitz. Dritte, durchgearbeitete Auflage. Mit 31 Textabbildungen. IV, 64 Seiten. 1926. RM 3.75

Fabrikationsmethoden für galenische Arzneimittel und Arzneiformen. Von **Josef Weichherz** und **Julius Schröder**. (Technisch-gewerbliche Bücher, Bd. 5). Mit 344 Abbildungen im Text. VI, 350 Seiten. 1930. Gebunden RM 28.50

Manual der Pharmazeutischen Zeitung. Im Auftrage der Redaktion der Pharmazeutischen Zeitung herausgegeben von Dr. phil. **Richard Brieger**, wissenschaftlichem Redakteur der Pharmazeutischen Zeitung, Berlin. IV, 234 Seiten. 1931. Gebunden RM 11.—

Volkstümliche Anwendung der einheimischen Arzneipflanzen. Von Medizinalrat **Georg Arends**, Chemnitz. Zweite, vermehrte und verbesserte Auflage. VIII, 90 Seiten. 1925. RM 2.40

Volkstümliche Namen der Arzneimittel, Drogen, Heilkräuter und Chemikalien. Eine Sammlung der im Volksmunde gebräuchlichen Benennungen und Handelsbezeichnungen. Von Med.-Rat **Georg Arends**, Chemnitz. Elfte, verbesserte und vermehrte Auflage. IV, 298 Seiten. 1930. Gebunden RM 8.—

Pharmazeutische Synonyma. Unter Berücksichtigung des geltenden und älterer Deutscher Arzneibücher, pharmazeutischer Kompendien sowie fremdsprachlicher Arzneibücher zusammengestellt von Dr. phil. **Richard Brieger**, wissenschaftlichem Redakteur der Pharmazeutischen Zeitung, Berlin. V, 276 Seiten. 1929. Gebunden RM 16.—

Verlag von Julius Springer, Berlin

Kommentar zum Deutschen Arzneibuch 6. Ausgabe 1926.
Auf Grundlage der Hager-Fischer-Hartwichschen Kommentare der früheren Arzneibücher unter Mitwirkung von Professor Dr. W. B r a n d t - Frankfurt a. Main, Dr. A. B r a u n †- Berlin, Dr. R. B r i e g e r - Berlin, Privatdozent Dr. H. D i e t e r l e - Berlin, Privatdozent Dr. R. D i e t z e l - München, Dr. W. M o e s e r - Darmstadt, Dr. Hans R. M ü l l e r - Berlin, Privatdozent Dr. P. N. S c h ü r h o f f - Berlin, Dr. F. S t a d l m a y r - Darmstadt, Dr. O. W i e g a n d - Miltitz-Leipzig herausgegeben von Professor Dr. O. Anselmino, Oberregierungsrat, Mitglied des Reichsgesundheitsamts, und Professor Dr. Ernst Gilg, b. a. o. Professor der Botanik und Pharmakognosie an der Universität, Kustos und Professor am Botanischen Museum Berlin-Dahlem. Mit zahlreichen in den Text gedruckten Abbildungen.

Erster Band. III, 857 Seiten. 1928.   Gebunden RM 58.—
Zweiter Band. II, 917 Seiten. 1928.   Gebunden RM 60.—

Die Untersuchung der Arzneimittel des Deutschen Arzneibuches 6.
Ihre wissenschaftlichen Grundlagen und ihre praktische Ausführung. Anleitung für Studierende, Apotheker und Ärzte. Unter Mitwirkung von Privatdozent Dr. phil. R. Dietzel, Ministerialrat Geh. Rat Professor Dr. med. Ad. D i e u d o n n é, Professor Dr. med. et phil. F. Fischler, Apothekendirektor Dr. phil. R. R a p p, Geh. Regierungsrat Professor Dr. med. E. R o s t, Konservator Dr. phil. J. S e d l m e y e r, Professor Dr. phil. H. S i e r p, Geh. Hofrat Professor Dr. med. W. S t r a u b, Privatdozent Dr. phil. K. T ä u f e l, Privatdozent Dr. phil. C. W a g n e r herausgegeben von Professor Dr. phil. et med. Theodor Paul, Geheimer Regierungsrat, Direktor des Pharmazeutischen Institutes der Universität München. Mit 5 Textabbildungen sowie 2 Anhängen über die chemische Untersuchung von Harn und Magensaft und die medizinalpolizeiliche Bedeutung des Deutschen Arzneibuches 6. IX, 324 Seiten. 1927.
Gebunden RM 18.50

Anleitung zur Erkennung und Prüfung der Arzneimittel des Deutschen Arzneibuches,
zugleich ein Leitfaden für Apothekenrevisoren. Von Dr. Max Biechele. Auf Grund der sechsten Ausgabe des Deutschen Arzneibuches neubearbeitet und mit Erläuterungen, Hilfstafeln und Zusammenstellungen über Reagenzien und Geräte sowie über die Aufbewahrung der Arzneimittel versehen von Dr. phil. Richard Brieger, wissenschaftl. Redakteur der Pharmazeutischen Zeitung, Berlin. Sechzehnte Auflage (Zweite Auflage der Neubearbeitung). IV, 754 Seiten. 1929.
Gebunden RM 17.40; durchschossen RM 19.50

Die chemischen und physikalischen Prüfungsmethoden des Deutschen Arzneibuches 6. Ausgabe.
Von Dr. J. Herzog, Direktor in der Handelsgesellschaft Deutscher Apotheker, Berlin, und A. Hanner, Regierungsrat im Reichsgesundheitsamt Berlin. Aus dem Laboratorium der Handelsgesellschaft Deutscher Apotheker. Dritte, völlig umgearbeitete und vermehrte Auflage. Mit 10 Textabbildungen. VI, 545 Seiten. 1928.   Gebunden RM 29.50

Verlag von Julius Springer, Berlin

Hagers Handbuch der pharmazeutischen Praxis
für Apotheker, Ärzte, Drogisten und Medizinalbeamte

Unter Mitwirkung von

Dr. phil. E. Rimbach, o. Hon.-Professor an der Universität Bonn / Dr. phil. E. Mannheim †, a. o. Professor an der Universität Bonn / Dr.-Ing. L. Hartwig, Direktor des Städt. Nahrungsmitteluntersuchungsamts in Halle a. S. / Dr. med. C. Bachem, a. o. Professor an der Universität Bonn / Dr. med. W. Hilgers, Privatdozent an der Universität Königsberg i. Pr.

Vollständig neu bearbeitet und herausgegeben von

Dr. G. Frerichs, o. Professor der Pharmazeutischen Chemie und Direktor des Pharmazeutischen Instituts der Universität Bonn; **G. Arends,** Medizinalrat, Apotheker in Chemnitz i. Sa.; **Dr. H. Zörnig,** o. Professor der Pharmakognosie und Direktor der Pharmazeutischen Anstalt der Universität Basel.

Erster Band: Mit 282 Abbildungen. XI, 1573 Seiten. 1925. Erster berichtigter Neudruck 1930.   In Halbleder gebunden RM 63.—

Zweiter Band: Mit 426 Abbildungen. IV, 1579 Seiten. 1927. Erster berichtigter Neudruck 1930.   In Halbleder gebunden RM 63.—

Pharmazeutische Zeitung

Zentral-Organ für die gewerblichen und wissenschaftlichen Angelegenheiten des Apothekerstandes

Begründet von **H. Mueller** in Bunzlau
Leitender Redakteur **Ernst Urban** in Berlin

Erscheint wöchentlich zweimal.   Vierteljährl. RM 9.90; Einzelheft RM —.50

MIX
Papier aus verantwortungsvollen Quellen
Paper from responsible sources
FSC® C105338

If you have any concerns about our products,
you can contact us on
ProductSafety@springernature.com

In case Publisher is established outside the EU,
the EU authorized representative is:
**Springer Nature Customer Service Center GmbH
Europaplatz 3, 69115 Heidelberg, Germany**

Printed by Libri Plureos GmbH
in Hamburg, Germany